医師が実践する
おいしい糖質オフレシピ216

監修

灰本クリニック院長
灰本 元

管理栄養士
渡邉志帆

料理

松村眞由子
小島佐紀子

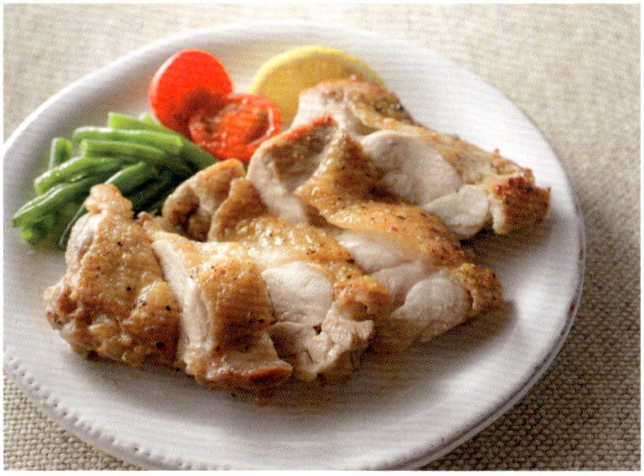

西東社

はじめに

やせたい、健康になりたい、そんな人たちにとても人気のある食事療法が、米やパン、麺、お菓子など糖質を多く含む食べ物をゆるやかに制限する、「糖質オフ」です。

これまでの糖質オフは、主食を抜くことで厳しく糖質を減らすものがほとんどで、すぐに効果が出るものの、続かない、リバウンドしてしまう、といった悩みがありました。

本書で紹介するのは

空腹感なしで、我慢しないから続けられる！
おいしいから続けられてリバウンドしない！

という、「糖質オフ」です。

初めて糖質オフにトライする人はもちろんのこと、一度チャレンジしたものの、挫折してしまった、リバウンドしてしまった、そんな皆さんに、ぜひ、手にとってほしい1冊です。

監修の灰本クリニック・灰本元先生は、糖質オフの食事療法を糖尿病治療に早くから取り入れ、自身でも糖質オフを長年実践しています。
その経験から、無理なく、一生続けられる、ゆるやかな糖質オフにたどりつきました。

本書で提案する「糖質オフ」のテーマは、「一生おいしく食べて、健康に長生き！」です。

■糖質量は、自分にあった目標値で！

■必ずしも米、パン、麺などの主食から減らさなくても、ジュースやお菓子、餃子など、減らせるところからでOK！

■糖質を制限した分、脂質を増やす。海外ではハイファットダイエット（高脂肪食）と呼ばれている。

■主食から減らすなら、夕食で実践すると一番効果的！

長く続けても効果的で安全な
〝ゆるやかに制限〟、〝脂質を上手に増やす〟、〝やせすぎはダメ〟
にくれぐれも注意して日常生活に〝ゆるやかな糖質オフ〟を組み込んでいただければ本望です。

！ こんな人は糖質オフをしてはダメ！

- ■医師にかかっている方、服薬している方は、始める前に必ず主治医に相談してください。
- ■とくに糖尿病の薬を服薬しながら糖質オフを実行すると低血糖を起こすことがしばしばあり危険です。
- ■本書で紹介しているレシピは、糖尿病治療のためのものではありません。
- ■BMI値が男性なら23.0未満、女性なら21.0未満の人。▶20ページ

もくじ

8 ゆるやかな糖質オフ成功のポイント
10 そもそも糖質ってなに？
11 糖質をとりすぎるとどうなるの？
12 糖質はどれくらい制限すればいい？
13 糖質が多い、主な食品を覚えましょう
14 さっそく実践！ まずは目標値を知る
16 正しい糖質オフは脂質を上手にとる

17 そんなに脂質をとって大丈夫？
18 主食でオフするなら夕食がおすすめです
19 厳しい糖質オフを長く続けるのはダメ
20 やせすぎはダメ！ 適正体重を守ること
21 ゆるやかな糖質オフ体にいい6つのこと
22 この本のレシピの使い方

この本のルール

- 小さじ１＝5mℓ、大さじ１＝15mℓです。
- 電子レンジの加熱時間は600Wを基準にしています。500Wなら1.2倍の加熱時間にしてください。
- フライパンはフッ素樹脂加工のものを使用しています。
- 「だし」は昆布とかつおの削り節でとったものを使用しています。
- 固形スープ、顆粒スープはコンソメ、ブイヨンなど好みで使用してください。

1 肉と魚メインで作る 主菜と副菜

鶏肉

24 チキンソテー
25 鶏肉のさっぱりお酢煮
26 ほうれん草のチキンチーズロール
27 鶏肉とカリフラワーのクリーム煮
28 鶏のフワッと揚げ
29 鶏ごぼう鍋
30 鶏肉とセロリの中国風
31 鶏肉とカシューナッツの辛味炒め

鶏肉

32 ピリ辛バンバンジー
33 チキン南蛮
鶏のふんわりピカタ
34 ささみとブロッコリーの簡単レンジ蒸し
35 ささみのたらこはさみ焼き
36 ささみのアーモンド焼き
37 ささみのごまつけ焼き
38 鶏となすのこっくり煮
チキンのトマトポトフ
39 タンドリーチキン
40 手羽先スープカレー
41 手羽先のゆずこしょう焼き
オイスターから揚げ

豚肉

42 豚肉のねぎ塩炒め
43 豚バラもやしのレンジ蒸し
44 冷しゃぶおろし
45 豚肉と野菜のソテー韓国風
46 ゴーヤチャンプル
47 豚こまともやしのお好み風
48 豚こま肉巻き鍋
49 豚肉のオイスター炒め
豚ともやしの韓国風炒め
50 豚肉のマスタードソテー
51 豚肉のわさびマヨ照り焼き
52 カリカリ豚とかぶのソテー
53 アスパラの肉巻き
54 キャベツと豚肉のみそ炒め
55 豚レバニラ炒め

56 ミラノ風カツレツ
57 豚肉ときのこのクリームソース
58 簡単レンジチャーシュー
59 豚の梅煮
60 ポーククリームシチュー
61 **カレーをどうしても食べたいときには！**
自家製ルウで糖質オフカレー

牛肉

62 牛肉のソテーわさびソース
63 焼き肉おかずサラダ
64 フライパンすき焼き
チンジャオロウスー
65 牛肉とトマトのカレー炒め
牛肉と長いもの炒め物
66 糖質オフビーフシチュー
67 牛肉と大根のスープ煮

ひき肉

68 ピーマンの肉詰め焼き
69 まん丸ロールキャベツ
70 おからしっとりハンバーグ
71 白菜ロール煮
72 ひき肉とたけのこの中国風炒め煮
73 しいたけしゅうまい
マーボー豆腐

魚介

74 サーモンの豆腐タルタルソース
75 さけのグラタン
さけのみそ漬け
76 かじきのソテー
かじきのトマトカレー煮
77 たらのチゲ鍋
たらのチーズムニエル
78 あじのソテー青じそソース
あじの中華刺身サラダ
79 いわしのにんにく風味かば焼き
いわしのマリネ
80 かつおの漬け　香味野菜ソース
81 さばのねぎごまソース
さばのカレー竜田揚げ
82 さんまの南蛮漬け
さんまのオーブン焼き
83 さわらのマヨネーズ焼き
さわらのみそバター
84 まぐろのたたき薬味のせ
まぐろのサイコロステーキ
85 すずきの紙包み焼き
すずきのハーブソテー
86 たいのアクアパッツァ
87 きんめだいのレンジ蒸し
88 ぶりとかぶのステーキ
あっさりぶり大根
89 かきのコンフィ
90 いかと春菊のチヂミ
いかとアスパラのバター風味
91 えびとズッキーニのマヨネーズ炒め
えびチリ
92 ほたてとアスパラのアヒージョ
ほたてとかぶのカルパッチョ
93 たことセロリのしょうがあえ
たこのピリ辛トマト煮
94 Column 1 **無理なく脂をオンするには**

2 野菜メインで作る副菜

葉茎菜

96 白菜とベーコンのピリ辛ソース炒め
97 白菜とグレープフルーツのサラダ
ゆず白菜漬け
98 コールスローサラダ
キャベツのアンチョビカレー炒め
99 グリーンリーフとツナのおひたし
レタスとねぎのごま油がけ
100 ほうれん草のおかかポン酢
ほうれん草のやわらか中国風
101 小松菜のしょうゆ漬け
チンゲン菜のひき肉炒め煮
102 春菊とたこの香りサラダ
103 水菜のじゃこサラダ
水菜とちくわの煮びたし

104 にらの卵とじ
にらとささみのピリ辛あえ
105 アスパラとエリンギの韓国風
焼きアスパラの七味生姜醤油
106 セロリの辛子マヨネーズあえ
セロリのさっと煮
107 オニオンスライス中国風
玉ねぎと豚肉のマヨあえ
108 ブロッコリーのわさびあえ
ブロッコリーとウインナーの
バターソース炒め
109 カリフラワーの煮びたし
カリフラワーの卵マヨあえ
110 たけのこピリッと炒め
111 たけのこと高野豆腐の煮物

果菜類

112 トマトとハムのソテー温泉卵のせ
113 トマトとわかめのおひたし
トマトのレモンマリネ
114 ピーマンきんぴら
ピーマンの赤じそ炒め
115 オクラのハムソテー
オクラといかのねばねばあえ
116 なすの中華煮
蒸しなすとわかめの辛子あえ
117 ゴーヤ炒め煮
ゴーヤのサラダ
118 ズッキーニのサラダ
ズッキーニのチーズ焼き
119 きゅうりのピリ辛漬け
きゅうりとまぐろのサラダ
120 アボカドとまぐろののりわさび
121 もやしとハムのサラダ
もやしのナムル

根菜

122 大根とほたてのわさびサラダ
大根の赤じそあえ
123 かぶのレモンサラダ
かぶと厚揚げの煮物
124 にんじんのリボンサラダ
にんじんと卵のツナ炒め

豆・きのこ

125 スナップエンドウときのこの白あえ
126 スナップエンドウとのトマトのマヨ玉
スナップエンドウのたらこクリームがけ
127 さやいんげんの塩昆布あえ
さやいんげんのアーモンドバターソテー
128 枝豆のマヨ白あえ
枝豆のにんにく風味
129 きのこのペペロンチーノ風
まいたけのから揚げ
130 焼きエリンギのしょうゆがけ
しいたけのひと口ピザ
131 手作りなめたけの大根おろし
にらとえのきのあえもの

卵・豆腐・大豆製品

132 ブロッコリーとベーコンの皮なしキッシュ
133 オムキャベツ
小松菜の巣ごもり卵風
134 厚揚げとチンゲン菜のうま煮
135 厚揚げのキムチ炒め
厚揚げのねぎみそ焼き
136 油揚げときのこのさっと煮
焼き油揚げのおろしあえ
137 納豆のせトースト
にら納豆
138 豆腐ステーキピザ風
139 温豆腐のなめこあんかけ
冷奴明太マヨソース
140 おからサラダ
141 中華風うの花
おから明太ディップ野菜添え
142 高野豆腐の豆乳鍋
143 高野豆腐の揚げだし
高野豆腐と菜の花のガーリック炒め

加工品

144 こんにゃくステーキ
145 こんにゃくとひじきのピリ辛炒め
かみなりこんにゃく
146 しらたきチャプチェ
147 しらたき炒めなます
148 切り干し大根のペペロンチーノ
149 ひじきの梅煮
ひじきとツナのわさびあえ
150 ツナのアボカドココット

ツナと小松菜のナムル
151 さば缶のレモン風味サラダ
さば缶のトマト煮込み
152 Column 2 油断大敵！ とりすぎ注意の食品 果物&ジュース編

3 栄養バランスを整える 汁もの

154 レタススープ
155 きゅうりの冷や汁
156 豚こまサンラータン
157 わかめのスープ
158 落とし卵のみそ汁
切り干し大根のみそ汁
159 冬瓜と鶏肉のスープ煮
160 Column 3 油断大敵！ とりすぎ注意の食品 アルコール&ソフトドリンク編

4 ランチにもぴったり 麺とごはん

162 鶏としらたきのフォー風
163 トマトとモッツァレラのしらたきパスタ
164 しょうゆラーメン
冷やし中華
165 ソース焼きそば
桜えびと春菊のパスタ
〈ごほうびごはん〉
166 牛そぼろのビビンバ丼
鶏とキムチのスープかけごはん
167 野菜たっぷりタコライス
なすのドライカレー
168 レタスときのこたっぷりチャーハン
169 きのこのリゾット
170 Column 4 ノンカロリーの人工甘味料はダメ！

5 人工甘味料を使わない おやつ

172 レモン風味のヨーグルトムース
173 おからチーズケーキ
174 抹茶豆腐ティラミス
175 コーヒーゼリー
豆乳寒天の葛きり風黒蜜がけ
176 おから入りチーズパンケーキ
りんごの白ワイン煮
177 ごまきな粉
おからせんべい風
178 リバウンドしない！ 実践！ 糖質オフ生活
182 糖質オフの悩み 解決アドバイス
184 迷ったらどっちを選ぶ？ おやつ編／コンビニ編／ファミリーレストラン編／居酒屋編
188 食品別糖質量一覧
190 おわりに

ゆるやかな糖質オフ成功のポイント

しっかり成果をあげることが実証されている「ゆるやかな糖質オフ」。次の7つのポイントで必ず成功します。

1 自分にあった糖質量で無理なく続ける

本書では、1日の糖質摂取量を一律に設定していません。皆さんが無理なく続けられるように、今、食べている糖質量から、50～１００ｇマイナスして、目標設定値を決めます。この方法で必ず成果はあがります。▼12ページ

2 糖質が多いどの食品から減らしてもよい

糖質オフは米から減らさなければ、と思う人が多いようですが、1日のうち、自分が食べている食品のなかで、もっとも糖質の多いものから減らせばいいのです。それは、米やパン、麺などの主食からでも、お菓子や甘いソフトドリンク、餃子やお好み焼きなどの副食からでもかまいません。▼13ページ

3 主食から減らすなら夕食がよい

米や麺、パンなどの主食から減らすなら夕食時に実践すると効果的。本書で紹介している脂質をしっかりとる糖質オフのおかずは、1日に1回、できるなら夕食時に主食を抜いて食べるためのレシピです。朝食や昼食では、主食を食べすぎないよう、パンは1枚から1枚半、ごはんは1杯（約１５０ｇ）程度を目安に。▼18ページ

4 1日の糖質摂取量200g以下はダメ

苦行のような厳しい制限食では、結局は長続きしません。減らす量に個人差はありますが、様々な研究結果から、本書では1日の糖質摂取量の最低ラインを200gとしています。

▼12ページ

5 糖質オフは高脂肪食と心得る

糖質オフは、糖質を減らすだけの食事ではありません。減らした糖質のカロリー分を脂質（脂と油）で補う「低糖質高脂肪食」です。糖質量ばかりを気にして脂質も減らしてしまう間違った糖質オフでは、カロリーが不足して体調不良になりますし、お腹がすくので続きません。

▼16ページ

6 やせすぎはダメ！

実は、やせすぎると死亡リスクが高まる、早死にすることが様々な研究からわかっています。やせているかどうかはBMIで表し、本書では、男性はBMI23未満、女性はBMI21未満の人は、やせすぎてしまう危険があるので糖質オフをお薦めしません。

▼19、20ページ

7 最初の3カ月が勝負！

目に見えて、確実に、大きな効果をあげられるのが最初の3カ月です。そして、大切なのはやりすぎないこと。体重が落ちたからといってうれしくなり、糖質量をどんどん厳しくする人が少なくありませんが、早死にするリスクが高くなります。右記の1～6を必ず守って実践してください。

そもそも糖質ってなに？

近年、人気の糖質オフですがそもそも「糖質」とは、また「糖質オフ」とはなんなのでしょう。ここでは、その基本を説明します。

糖質＝炭水化物－食物繊維

米、パン、麺、甘いソフトドリンク、菓子、
いも類などに多く含まれる

糖質は3大栄養素のひとつ

人間が生きるための主要栄養素は糖質、脂質、たんぱく質の3つ。「糖質オフ」では、糖質を減らす分、脂質を増やしてエネルギー源をカバーする。たんぱく質は特に制限しなくてよい。

糖質

あらゆる内臓と細胞のエネルギー源となる。「糖質オフ」では減らす。

脂質

あらゆる内臓、細胞のエネルギー源となる。「糖質オフ」では増やす。

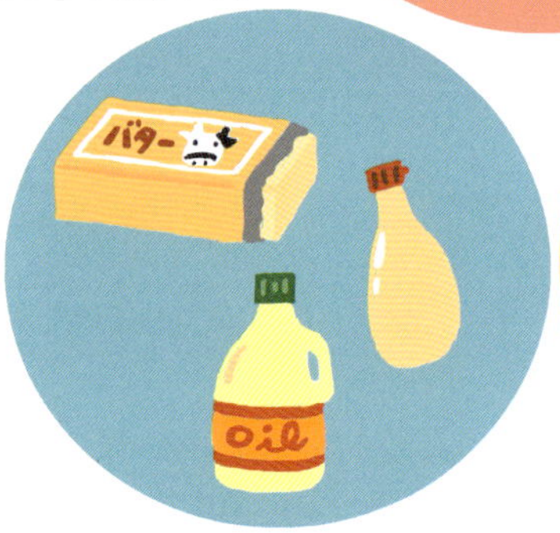

たんぱく質

細胞を作るための材料となる。

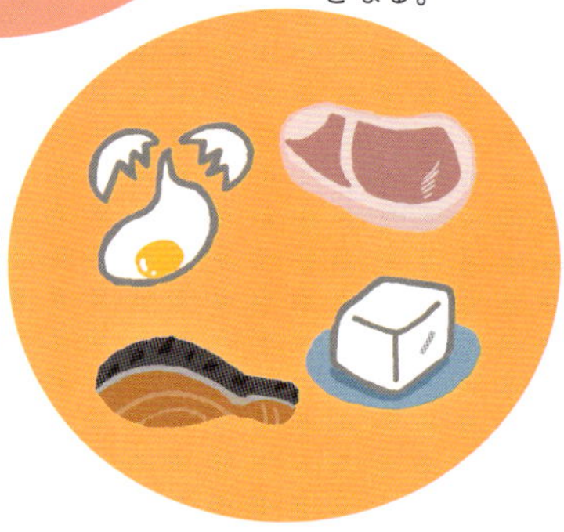

糖質は炭水化物です

糖質とは、米やパン、麺類など私たちが主食としている炭水化物から食物繊維を抜いたもののこと。食物繊維はわずかな量なので、糖質＝炭水化物ともいえます。糖質オフは、ふだんとりすぎている糖質を制限し、脂質をたっぷりとる食事療法です。海外では高脂肪食（high-fat diet）とも言われています。

ところで、なぜ、糖質オフが近年ここまで注目されているのでしょうか。理由は、便利な生活になって身体活動量や運動量が減ったので、肥満、糖尿病、脂質異常症が増え続けていることにあります。

それらを改善するには、従来のカロリーオフを基本とする食事療法より、糖質オフの方が効果が得られやすかったからです。

糖質をとりすぎるとどうなるの？

糖質をとりすぎると、体に何が起こるのでしょうか？ その鍵は「インスリン」、別名「肥満ホルモン」にありました。

糖質を摂取すると起こる体の変化

①糖質を食べる

↓

②血糖値が上がる

↓

③膵臓からインスリンが分泌される

↓

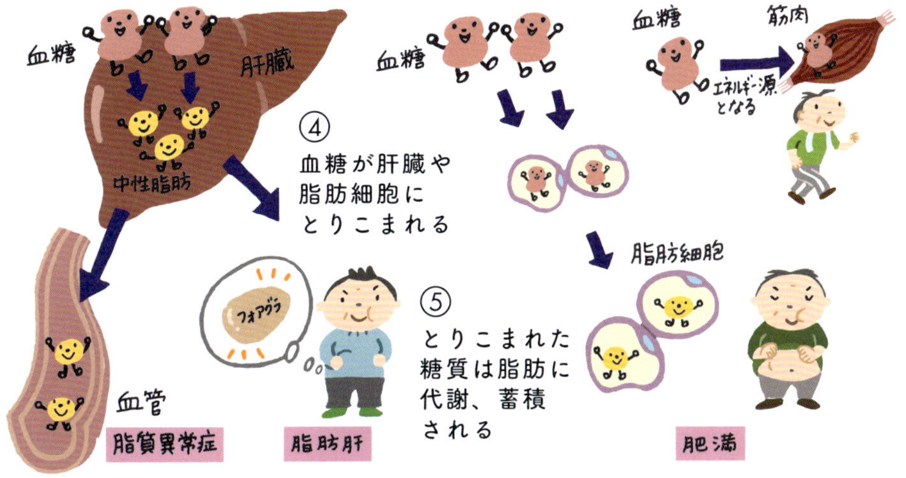

↓

⑥糖尿病、脂質異常症、脂肪肝、肥満などが発症

インスリン＝肥満ホルモンと知る

糖質をとると、血糖値が上がります。血糖値が上がると膵臓《すいぞう》からインスリン（別名肥満ホルモン）が分泌され、血糖を肝臓や脂肪細胞にいったん取り込み、血糖値を下げます。取り込まれた血糖は、インスリンにより中性脂肪に代謝され、血液中にも放出され、肝臓や脂肪細胞に蓄積されます。

つまり、糖質をとりすぎると、糖尿病だけでなく血液中の中性脂肪が増え、肥満や脂肪肝などの健康障害を引き起こすのです。

問題は、3大栄養素のなかで糖質だけが脂肪を合成する働きを持つインスリンを分泌させるということ。

だからこそ糖質オフが求められているのです。

糖質はどれくらい制限すればいい？

一言に糖質オフといっても、糖質をどれくらい制限するべきなのかは、人それぞれ目標値が異なります。その根拠について、解説します。

目標値は個人で異なり、1日に50～100ｇを制限します

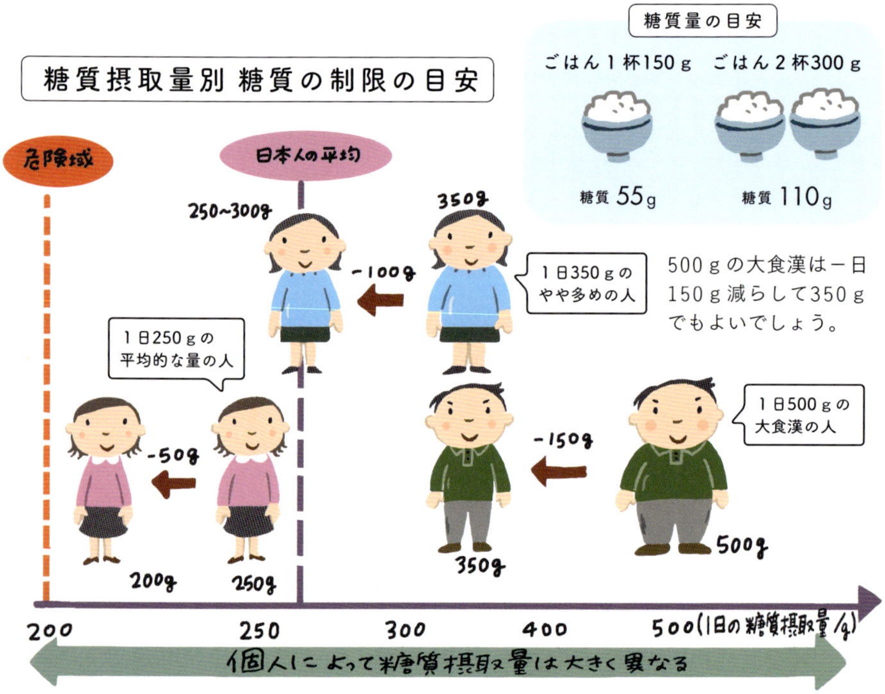

1日の糖質摂取量200ｇ以下はダメ！

糖質の割合が減りすぎるとがんや心筋梗塞の死亡リスクが上がることがわかっているので、1日にとったカロリーのうち糖質の割合が45％を安全ラインとしている。1日200ｇはそれに相当している。

自分にベストな糖質量を割り出す

制限する糖質量は、一律に何ｇまでにしましょうとは言えません。これは日本人の糖質摂取量の個人差が大きいからです。灰本クリニックの調査では、140ｇから610ｇまで非常に幅広いことがわかっています。毎日610ｇも糖質を食べている人が200ｇまで、ごはん8杯分にあたる約400ｇも減らすのは大変です。本書では、健康のために無理なく安全に続けられるよう、今の摂取量から50～100ｇの制限が妥当としています。

また灰本クリニックでは、糖尿病患者でない場合、糖質摂取量は1日200ｇ以上に設定しています。200ｇ以下に制限したまま厳しい糖質オフを長期間続けると死亡リスクが高まります。

糖質が多い、主な食品を覚えましょう

米、麺、パンなどの主食と甘いソフトドリンクやお菓子など、糖質の多い副食を減らすことで、糖質オフを上手に実行できます。

主な食品の糖質量

ごはん
普通盛り（150ｇ）
糖質 55g

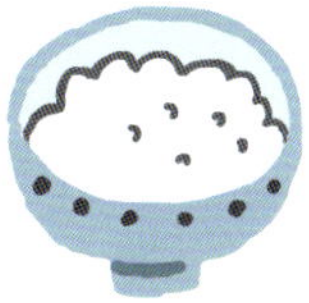

食パン
１枚（６枚切り）
糖質 30g

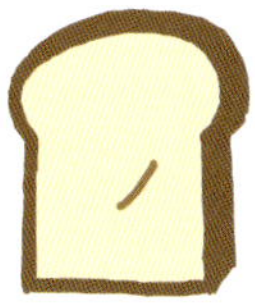

ラーメン
１杯（130ｇ）
糖質 70g

ゆでうどん
１袋（200ｇ）
糖質 40g

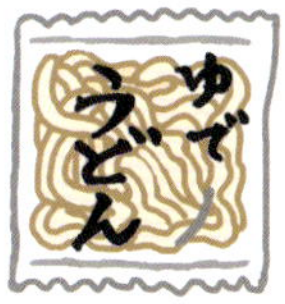

餃子
10個
糖質 35g

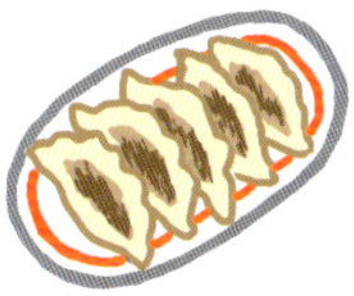

お好み焼き
１枚
糖質 40g

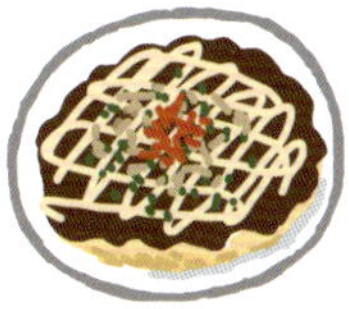

ショートケーキ
１切れ
糖質 40g

まんじゅう
１個（50ｇ）
糖質 35g

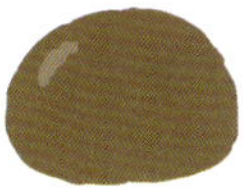

甘いソフト
ドリンク500mℓ
糖質 60g

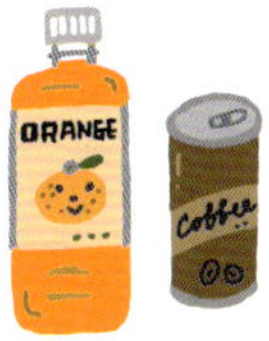

減らしやすい食品から減らす

糖質を多く含む食品のうち、どの食品から制限するのが効率的かについて、実は、はっきりとした研究はまだありません。

ただ、糖質含有量が多い米、麺、パンなどの主食か、まんじゅうやケーキなどのお菓子、餃子やお好み焼きなどの粉もの、甘いソフトドリンクなどの副食から制限すると続けやすいでしょう。

とくに甘いソフトドリンクは、血糖やインスリンの上昇が激しいので真っ先に制限するべきです。人工甘味料入りの食品もお薦めしません。▼170ページ

糖質オフを長続きさせるコツは、糖質を多く含む主な食品の糖質量を覚えて、よく食べるものから制限するなど、自分の生活に合わせて調整することです。

さっそく実践！ まずは目標値を知る

糖質オフの基本知識を整理してきました。これからは実践編です。難しいことはありません、すぐに自分の目標値が割り出せます。

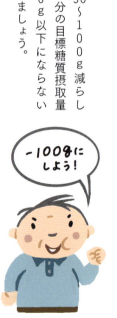

灰本クリニック式 糖質目標値の出し方

自分にとって無理のない、そして確実に成果を出せる糖質量を割り出すためには、まず自分を知ることです。そこで食事日記をつけてみましょう。これは、灰本クリニックオリジナルの方法です。

Step 1 書き込む

食事記録表（P15）に3日分の食事内容を例にならって書き込みましょう。巻末（P188〜189）の食品別糖質量一覧や、市販の糖質量ハンドブックなどを参考にして、大体でよいので糖質量も書き込みます。

例

献立名	糖質量
ごはん1杯（120ｇ）	44ｇ
だし巻き卵2切れ	5ｇ
ほうれん草のみそ汁1杯	3ｇ
のりの佃煮10ｇ	2ｇ
オレンジジュース200mℓ	21ｇ

Step 2 今自分がとっている糖質量を知る

「3日分の合計」を3で割り、自分が摂取している「1日あたりの糖質量」の平均値を出します。

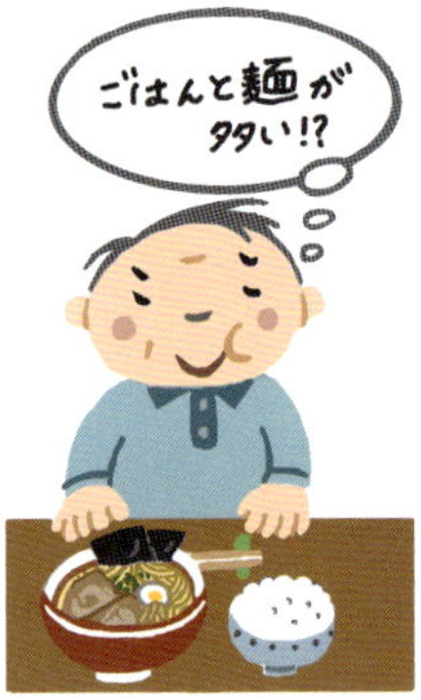

Step 3 自分の糖質量の目標値を知る

そこから、50〜100ｇ減らした数値が、自分の目標糖質摂取量です。200ｇ以下にならないように注意しましょう。

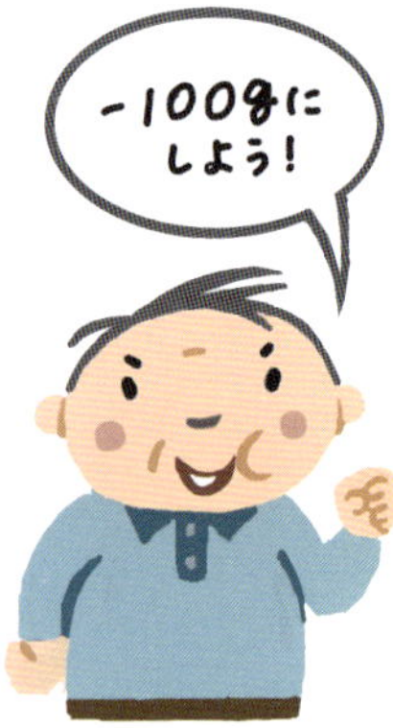

① 3日分の食事記録をつけてみよう

糖質量の小数点以下は四捨五入してよい。
神経質になりすぎないのも、長続きさせるコツ。

	1日目		2日目		3日目	
	献立名	糖質量	献立名	糖質量	献立名	糖質量
朝食						
間食						
昼食						
間食						
夕食						
間食						
	合計	g	合計	g	合計	g

② 摂取している糖質量の平均値を出す

1日目（　　）g＋2日目（　　）g＋3日目（　　）g＝（計　　）g÷3＝（　　）g

自分の糖質摂取量

③ 自分の糖質目標値を出す

50〜100 g の間でどれくらいマイナスにするか、自分にとって無理のないよう減らす量を決める。

自分の糖質摂取量　　　目標値決定！

（　　）g－50 g（〜100 g）＝（　　）g

正しい糖質オフは脂質を上手にとる

糖質を減らして失ったカロリーをなぜ脂質（脂と油）で補う必要があるのか。また、どれくらいの脂質で補うべきかを紹介します。

糖質オフで減った分のカロリーを油で補う！

糖質50ｇをオフする場合は
22ｇの油＝
大さじ２杯分増やす

糖質100ｇをオフする場合は
44ｇの油＝
大さじ４杯分増やす

血糖値を上げインスリンを分泌するのは糖質だけ！　脂質は上げないから太らない

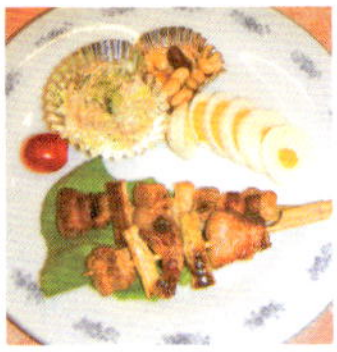

糖質オフの食事（高脂肪食）
500kcal←
糖質（9ｇ）
脂質（42ｇ）
たんぱく質（23ｇ）

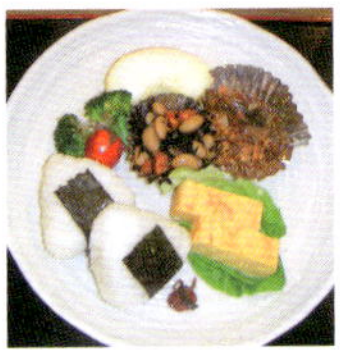

カロリーオフの食事（低脂肪食）
500kcal←
糖質（73ｇ）
脂質（12ｇ）
たんぱく質（23ｇ）

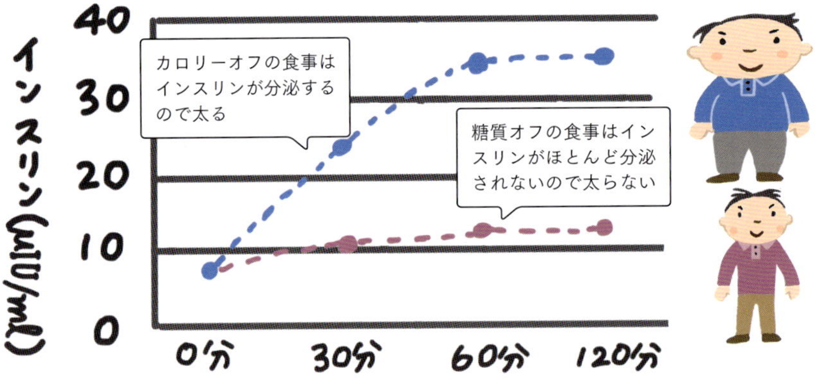

出典：Haimoto H et al., Nutr Metab 2009

＊糖尿病患者31人のデータ

糖質オフは高脂肪食と理解する

糖質オフでは、減らした糖質のカロリー分を、必ず脂質（脂と油）で補います。

糖質で減らしたカロリー分を脂質で補わなかったらどうなるのか。身体活動に必要なエネルギーが不足して脳も体も正常に働かず、体調不良になりますし、お腹がすくので、糖質オフ生活も挫折します。

ただし、脂質は糖質といっしょに大量摂取してはダメ。確実に太ります。糖質を食べるとインスリン（肥満ホルモン）が分泌され、糖質を代謝し、たちまち中性脂肪が合成されるからです。

でも糖質を夕食で20g以下に抑えて脂質を上手に使った食事なら、インスリンはほとんど分泌されないので太りません！

そんなに脂質をとって大丈夫？

脂質（脂と油）を多く摂取すると不健康になるという常識はもはや間違い。世界中の研究で、まったく逆だったことが証明されました。

日本人は脂肪をもっと食べた方が長生きする！

岐阜大で２万８千人を対象に16年間調査したグラフです。

脂質摂取量と死亡リスクの関係

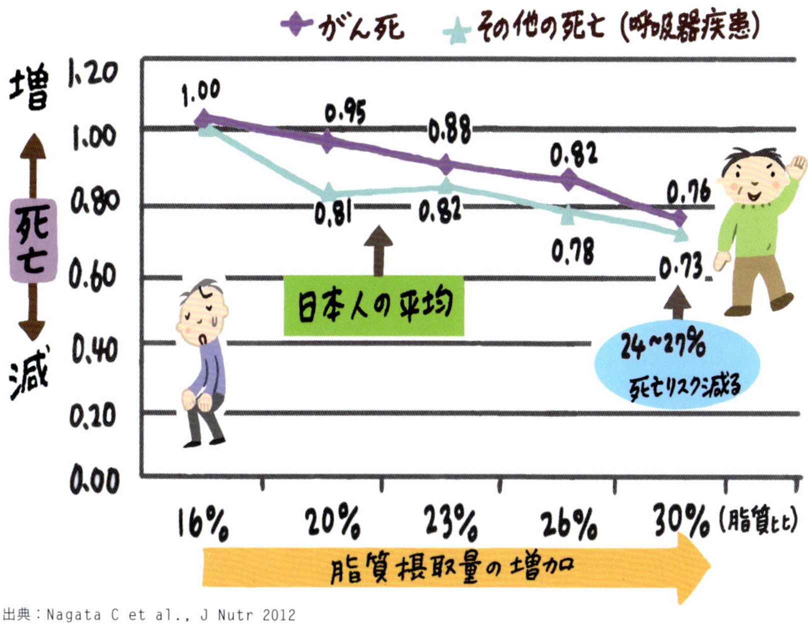

出典：Nagata C et al., J Nutr 2012

まとめ

この研究ともうひとつの日本の大規模な脂質摂取と死亡リスクの研究結果から、日本人の平均的な脂質摂取量よりも、およそ10〜20ｇ（大さじ１〜２杯分）多く食べても死亡リスクは増えないどころか、むしろ減ることが分かりました。

脂質の摂取＝不健康はもう古い！

脂質には、脂と油があります。脂は食材に含まれる脂肪で、油はサラダ油など調味料の油のこと。

ひと昔前まではこれらの脂質、とくに動物性脂肪を多く食べることは不健康の代名詞でした。その理屈は、血液中の悪玉コレステロールと、中性脂肪が増えるからというもの。しかし世界中で大規模な研究が進められ、２０１４年までに従来とはまったく違った結論となりました。グラフのように、脂肪摂取が増えるほどすべての疾患での死亡リスクは変わらない、もしくは減るというものに。

この結果を受けて、現在、日本人の食事摂取基準が総摂取カロリーの30％まで脂質を増やしてよいことになったのです。

主食でオフするなら夕食がおすすめです

どうせやるなら、効率よく実践したいもの。いったい、どのタイミングで糖質オフを実践するのが一番効果的なのでしょうか。

「夕食で糖質オフ」のいいところ

長時間インスリン（肥満ホルモン）が出ないので内臓脂肪はたまりません

食事のタイミングとインスリンの分泌の関係

夕食のみ糖質オフにした場合

夕方から次の日の朝までインスリン（肥満ホルモン）が分泌されないので、やせる

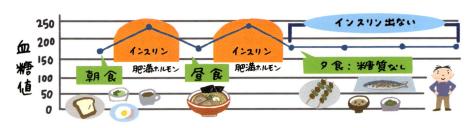

3食とも糖質ありの場合

1日3回インスリン（肥満ホルモン）が分泌されるため太りやすくなる

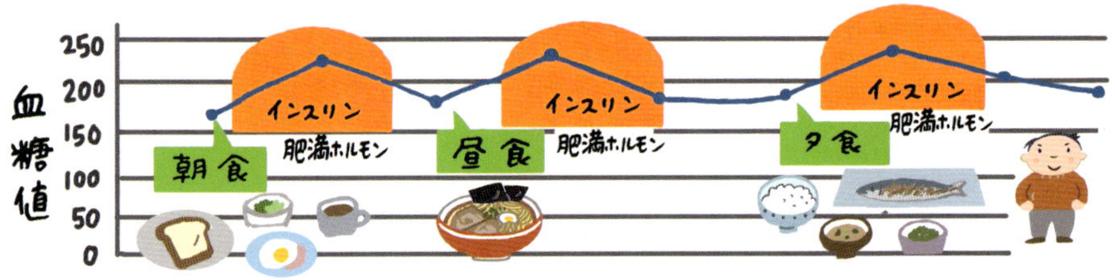

1日のうち、どこで糖質オフするべき？

1日のうち、どこで糖質オフを行うのが一番効果的かについて、わかっていません。まずは自分が実践しやすいタイミングで取り入れるのがよいでしょう。

灰本クリニックでは、患者さんと相談して個々に決めていますが、脂質の多いおかずを複数作ることを考えると、やはり夕食時に実行しやすいという方が多いようです。

夕方に糖質を食べない場合、翌朝まで12時間もインスリンは分泌されないまま。そのため、中性脂肪が分解されるので内臓脂肪は減っていきます。夕食の糖質オフは理にもかなっています。

そんな理由から、本書でも1日1食、夕食での糖質オフをすすめています。その場合、夕食の糖質は20g以下に抑えてください。

厳しい糖質オフを長く続けるのはダメ

「もっとやせたい！」と糖質量を減らし続ける人もいますが、とても危険！　糖質を減らした分だけ体重が減るわけではありません。

厳しい糖質オフを長く続けるとがん死や心血管死が増える

糖質摂取量と死亡リスクの関係を調べた最大規模のハーバード大学の研究。13万人、20〜26年間追跡調査したものです。

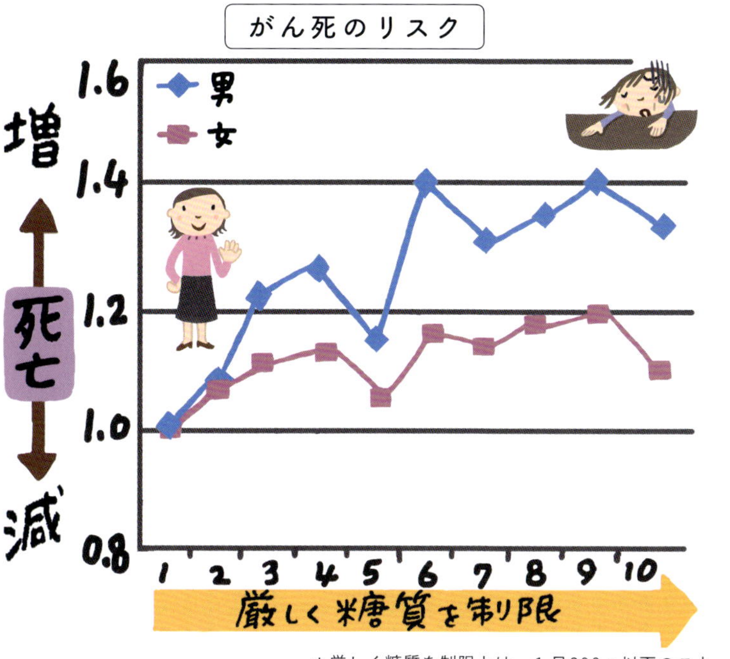

＊厳しく糖質を制限とは、１日200ｇ以下のこと。

出典：Fung TT et al., Ann Intern Med 2010

まとめ　グラフ横軸の１は１日３食とも糖質を制限しない人、10は１日２食糖質を制限する人。１から10に向かって厳しく制限するとがん死や心筋梗塞死が増えることが分かりました。

糖質を厳しく制限すると早死にする

欧米人と日本人の糖質摂取量と死亡リスクの関係を調べた大規模研究の結果から、糖質の摂取量を減らしすぎると死亡リスクが高まり、がん死や心筋梗塞死が増えることがわかりました。

なぜ糖質を制限するほど早死にするのか、とくにがん死が増えるのでしょうか？　実はまだ、はっきりしたことは分かっていません。

人類も含めて生命の長い進化の過程で、主なエネルギー源となってきたのは糖質でした。それを厳しく制限したときに体に与える影響については、まだまだ解明には至らないのが現状です。しかし、もともと体に必要なものを制限することは、体にとってよい影響ばかりではないことは、容易に想像ができます。

やせすぎはダメ！適正体重を守ること

正しい糖質オフをすると、結果として体重が落ちます。しかし、「やせすぎると早死にする」ことが最近わかってきました。

あなたはやせてる？それとも太ってる？

肥満かやせているかの指標は体重ではなく、BMIで表すのが一般的です。BMIとは手軽な計算でわかる肥満度のことを言います。

日本人のBMIと死亡リスクの関係を調査した研究によると（上のグラフ参照）、驚くことに最も長生きだったのは男性でBMI23・0～29・9、女性では21・0～26・9でした。今まで信じられてきたBMI22ではなく、それよりも太っている方がよかったのです。165cmの男性なら、62・6～81・4kgですから、小太りの方が長生きということになります。

糖質オフを実行する前に、必ず、BMIを計算して、自分が今、グラフのどの位置にいるか把握しましょう。

やせすぎると早死にする

以下は日本人35万人を12.5年追跡し、BMIと死亡の関係を調査したグラフです。これによると、小太りくらいのほうが長生きであるとわかります。

BMI値と死亡リスクの関係

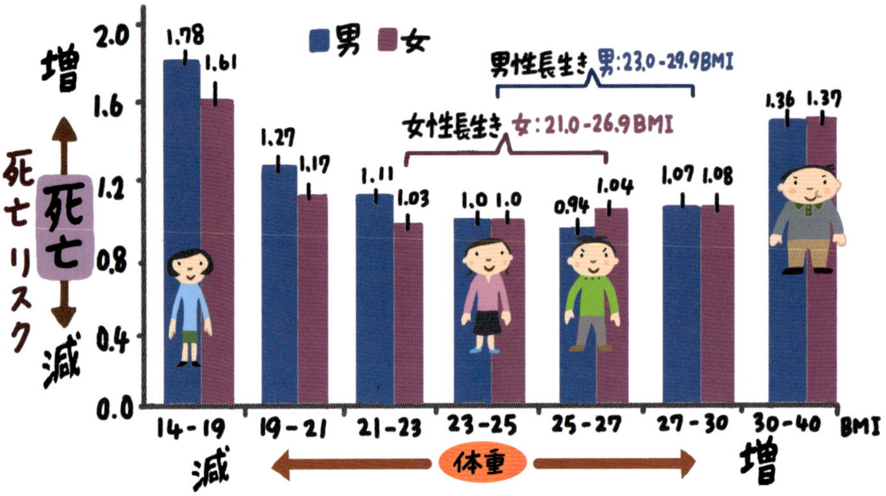

出典：Sasazuki S et al., J Epidemiol 2011

糖質オフを実践する前にBMIを計算してみよう

BMI値の出し方　体重kg÷身長m÷身長m＝BMI値

身長165cm、体重64kgの男性の場合

64kg÷1.65m÷1.65m＝23.5

以下のBMIの人は、糖質オフをやってはダメ！

- 男性ならBMI値23.0未満の人
- 女性ならBMI値21.0未満の人

ゆるやかな糖質オフ 体にいい6つのこと

本書でお薦めする糖質オフを続けると体にうれしい変化が起こります。その代表的な6つのことをご紹介しましょう。

① 体重が減る

灰本クリニックでは、3カ月で平均的に3～5kg体重が減っています。ただし、糖質を減らせば減らすほど体重が減るわけではありませんので注意してください。

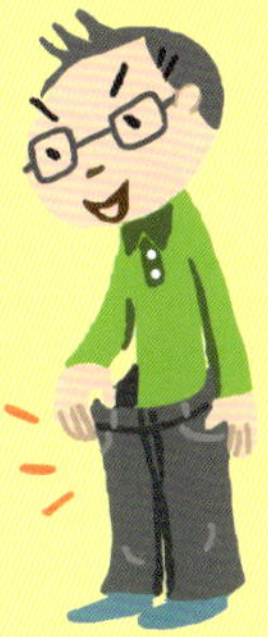

② 食欲が落ちる

正しい「糖質オフ」を実践すると、食欲ホルモンの分泌低下を介して食欲が自然に落ちます。この点は「カロリーオフ」の食事と大きく異なります。

③ 血糖値が下がる

血糖値が高い状態が持続すると、糖尿病、肥満、脂質異常症などの病気にかかるリスクが高くなります。糖質オフを実践することにより、これらの病気の予防につながります。

④ 中性脂肪が減る

糖質を控えることで血糖値が上がりません。血糖値が上がらないと、血糖を中性脂肪へ代謝する役割があるインスリン（肥満ホルモン）の分泌も抑制されるので、おのずと血中の中性脂肪も減ります。

⑤ 善玉コレステロールが増える

糖質オフで善玉（HDL）コレステロール値が上がり、その結果、動脈硬化を予防し、心筋梗塞の発症を減らします。

⑥ 悪玉コレステロールが少し減る

悪玉（LDL）コレステロールが増えすぎると狭心症や心筋梗塞などを引き起こすリスクが高まります。糖質オフの効果は、報告によって一定しませんが、灰本クリニックのデータでは、糖質オフを続けることで少し減ることがわかっています。

この本のレシピの使い方

① 1日1回を主食抜きの食事に

本書のレシピは１日１回だけでOK。できれば夕食に実行！（▶18ページ）。主食の米、パン、麺や糖質の多い餃子やお好み焼きなど粉ものを抜くだけでも１日の糖質摂取量を50～100ｇ制限することができます。

② 主食を抜いた1食の糖質量は合計20g以下に

主食なしの食事は、主菜１～２品、副菜１～２品を組み合わせて作ります。その際、合計の糖質量は20ｇ以下になるようにしましょう。自分の目標糖質量に合わせて、また腹持ちの具合に合わせて調整してもよいでしょう（▶178ページ）。

献立例

主菜 ＋ 副菜 ＋ 副菜 ＝ 糖質20ｇ以下

チキン南蛮

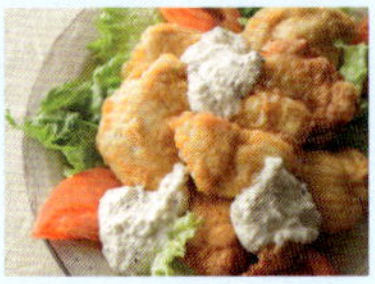

糖質 9g

＋

小松菜の巣ごもり卵風

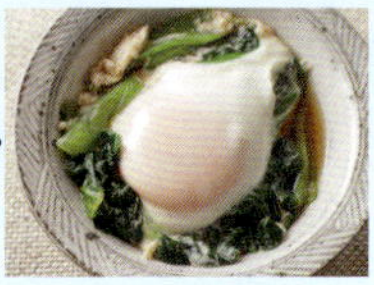

糖質 3g

＋

焼きアスパラの七味生姜醤油

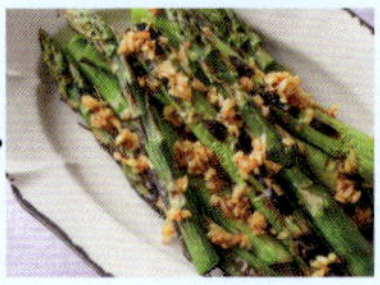

糖質 2g

＝ 14g

献立の総糖質量が20g以下なら主菜や副菜のおかずを増やしてもよいし、お酒を組み合わせることもできます（▶178、180ページ）。

ゆるやかな糖質オフ、結果を出すコツ！

■ レシピ通りに作る！

- 本書のレシピは健康においしく糖質オフを続けられるよう素材や調味料の分量を決めています。目分量では作らず、なるべくレシピ通りに作りましょう。
- 糖質を減らした分、脂質（脂と油）でカロリーを補うので一般的なレシピに比べて油の量は多くなっています。油の分量には幅をもたせていますが、まずは多い量で作ってみてください。そのあと、自分の腹持ちの具合い（空腹感）に合わせて調整してください。

■ お腹がすいたらゆで卵やするめを食べる

食後にもしお腹がすいてしまったら、マヨネーズをつけたゆで卵やツナマヨ、するめ、ナッツ、チーズなど低糖質・高脂肪のものを食べましょう（▶179ページ）。

1

肉と魚メインで作る

主菜と副菜

糖質オフ成功の秘訣は、糖質をカットした分のカロリーをしっかり脂質で補うこと。

ですから、この本の料理は、一般的なレシピに比べて油多め。

もちろん、ただ油を増やすのではなく、下味として食材にからめたり、炒め煮にしたり、2回に分けて加えたりと、おいしく仕上がるよう研究しています。

食材は、脂肪多めの鶏もも肉や豚バラ肉から、さっぱりしたささみや白身魚まで幅広く使っていますし、料理も和食、洋食、中華と豊富なので、毎日、飽きずに使えます。

おいしく、お腹いっぱい食べて、しっかり結果を出す！

そんな糖質オフの食卓が実現する、うれしいメニューがいっぱいです。

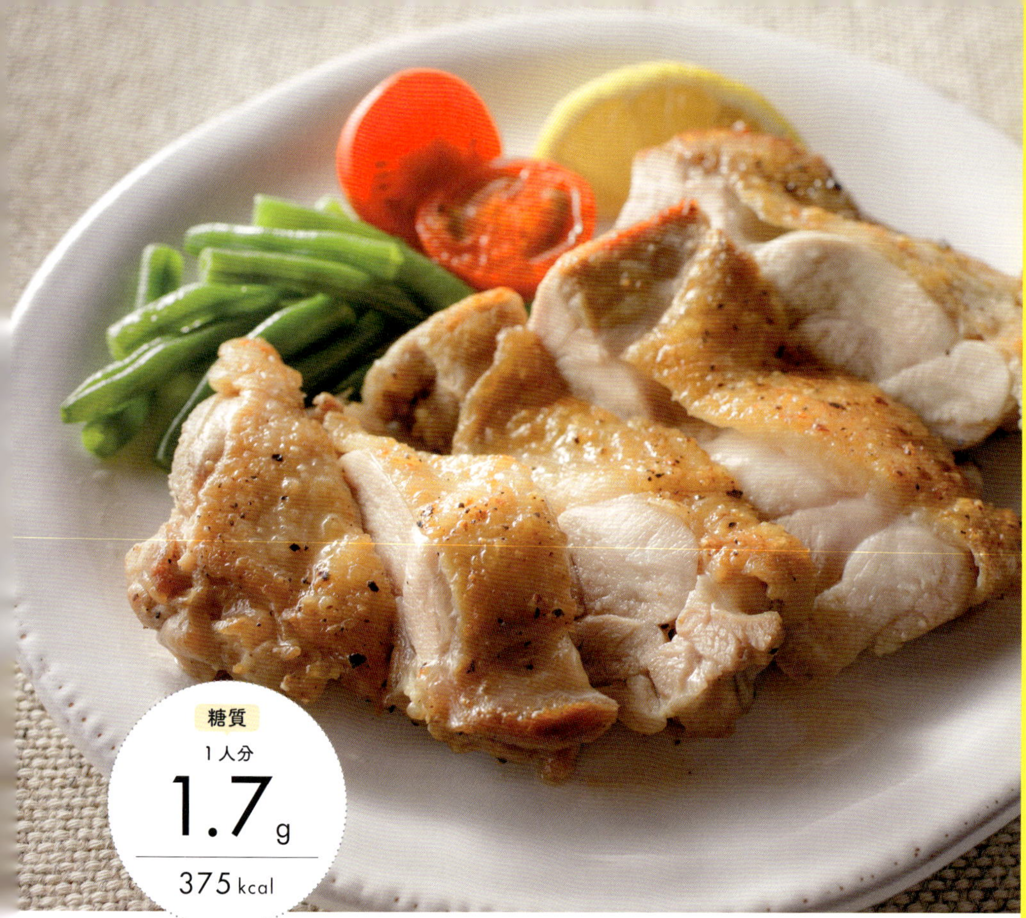

糖質

1人分

1.7g

375kcal

手間いらずでおいしい、糖質オフの王道メニュー！

チキンソテー

材料（２人分）

鶏もも肉…１枚（250ｇ）
さやいんげん…５本
ミニトマト…２個
レモン…1/4個
塩、こしょう…各少々
サラダ油…大さじ２
Ⓐ塩…小さじ1/2
　こしょう…少々
　にんにく（すりおろす）
　　…1/4片分

脂をオンポイント

肉から出た油をすくって肉にかけながら焼くと、皮がパリッと焼き上がります。器には、フライパンの油ごと盛りつけて。

作り方

1. 鶏肉は竹串で皮に穴をあけ、裏返して厚みのあるところに浅い切り込みを入れる。Ⓐをすり込み、10分おく。
2. いんげんはへたをとり４㎝長さに、ミニトマトは半分に切る。
3. フライパンに半量の油を温め、2をさっと炒める。とり出し、塩、こしょうをふる。
4. 残りの油を足し、1の皮面を下にし、弱めの中火で約５分焼く（身が厚いときは適宜ふたをする）。焼き色がついたら裏返し、さらに５～６分、ふたはせずに火が通るまで焼く。粗熱がとれたらそぎ切りにし、器に盛り、3、くし形に切ったレモンを添える。

鶏肉

脂質が多いもも肉、手羽元肉は、腹持ちがよくおすすめ。むね肉、ささみは脂質が少ないので、油や乳製品と合わせてコクを出します。

手羽元肉

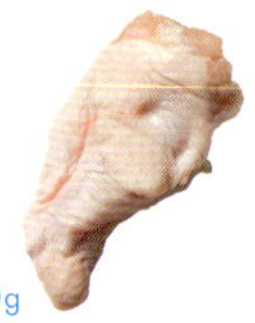

100g
糖質 0.0g　脂質 12.8g
コクがあり、骨つき肉で旨みが出る

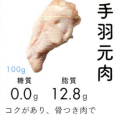

鶏もも肉

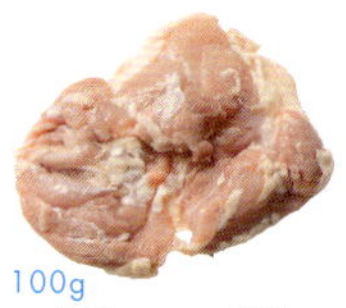

100g
糖質 0.0g　脂質 14.2g
しっかりとした肉質で旨みがある

鶏むね肉

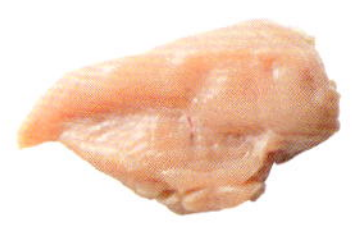

100g
糖質 0.1g　脂質 5.9g
パサつきがちなので加熱しすぎないこと

ささみ

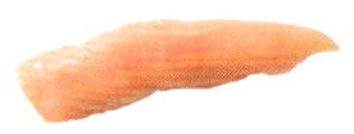

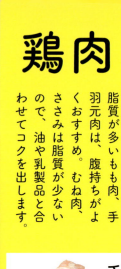

100g
糖質 0.0g　脂質 0.8g
脂質が少ないので油で調理し、補って

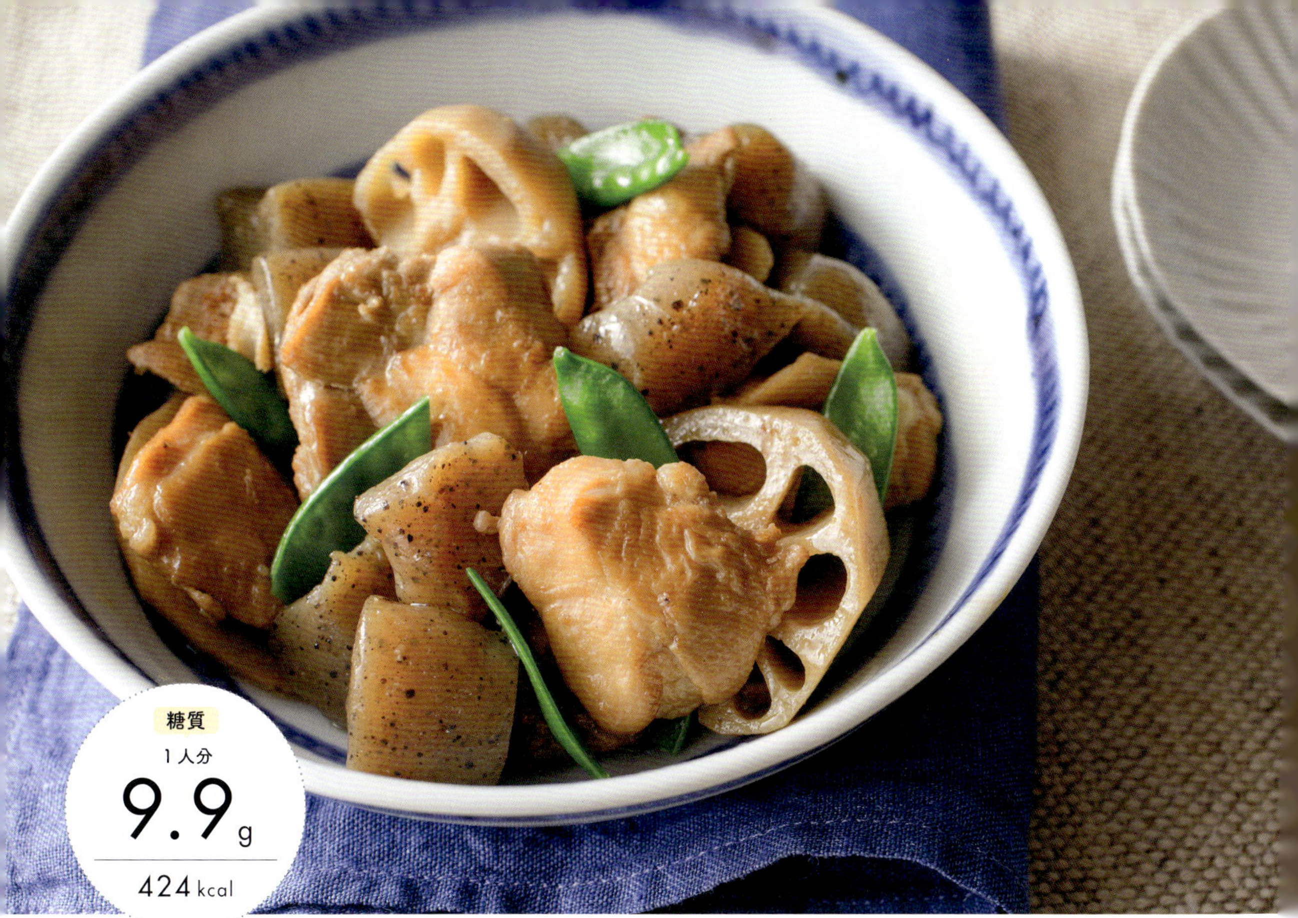

糖質
1人分
9.9g
424kcal

酢で肉がやわらかくなり味もしっかりつく

鶏肉のさっぱりお酢煮

材料（２人分）

鶏もも肉…１枚（250ｇ）
れんこん…60ｇ
絹さや…３枚
こんにゃく…１枚（200ｇ）
しょうが…1/2かけ
サラダ油…大さじ２
Ⓐ塩…少々
　酒…大さじ1/2
Ⓑだし…200mℓ
　砂糖…小さじ２
　酢…大さじ２
　しょうゆ
　　…大さじ１と1/2

作り方

1. れんこんは乱切りにし、水につけ、水けをきる。しょうがは皮をむき薄切りにする。鶏肉はひと口大に切り、Ⓐで下味をつける。
2. 絹さやはへたと筋をとり、１～２分ゆで、斜め半分に切る。ひと口大にちぎったこんにゃくを同じ湯でゆでてアク抜きする。
3. 鍋に油を温め、①、こんにゃくを炒める。油が回ったらⒷを加えてアクをとり、落としぶたをし、ふたをずらしてのせる。
4. 中火で約20分、煮汁が少なくなるまで煮る。途中、１～２回上下を返す。器に盛り、絹さやをちらす。

糖質オフポイント

低糖質のこんにゃくをたっぷり使って食べごたえアップ。糖質多めのれんこんは控えめに。

脂をオンポイント

和食の献立は、特に油が不足しがちです。煮物は一度炒めてから煮ると脂質を増やすことができるうえ、料理にもコクが出ます。

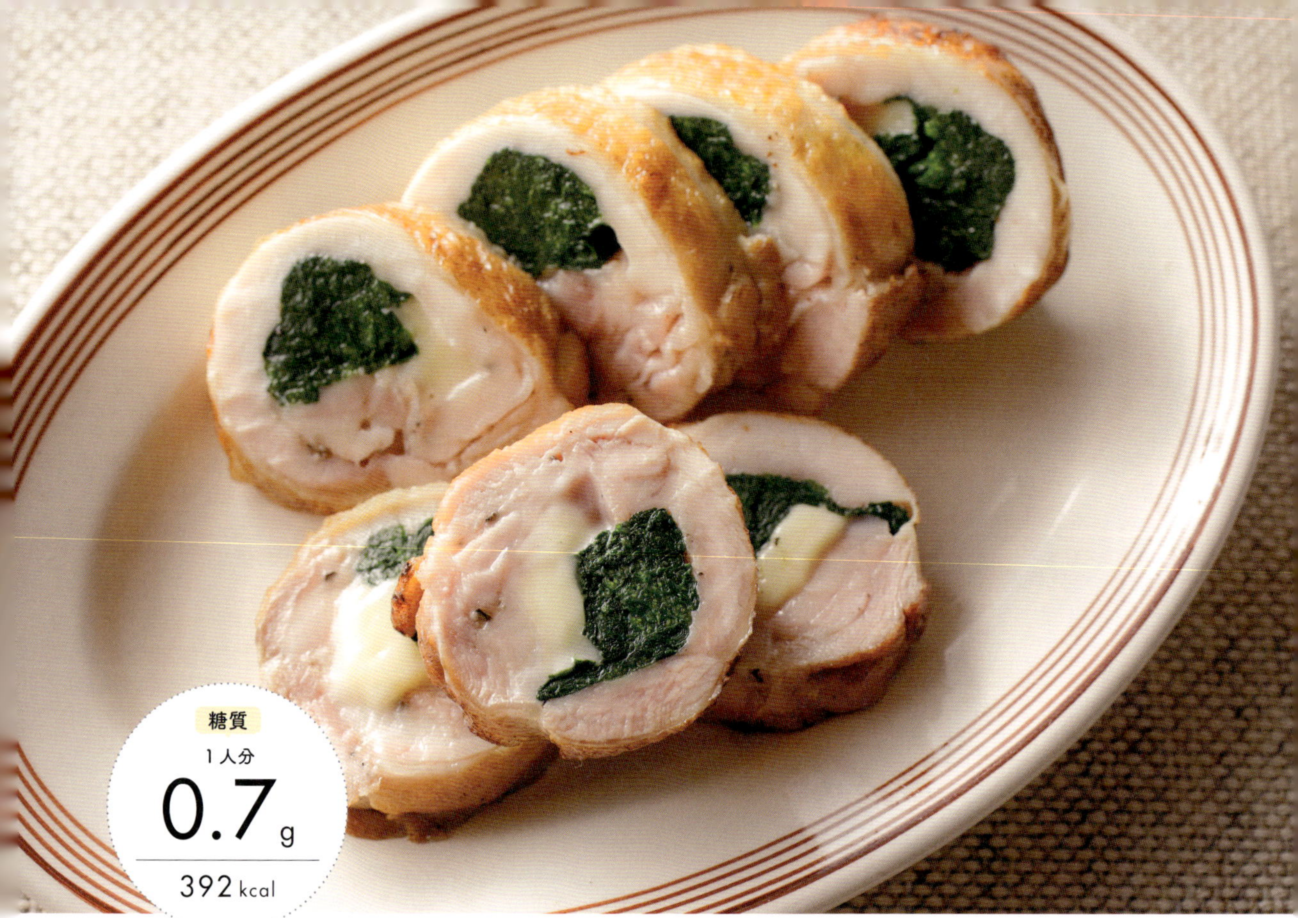

糖質
1人分
0.7g
392kcal

とろけたチーズでボリュームアップ！

ほうれん草のチキンチーズロール

材料（2人分）

鶏もも肉…1枚（250g）
ほうれん草…1/2袋（100g）
プロセスチーズ
（ブロックタイプ）…40g
しょうゆ…小さじ1
サラダ油…大さじ2〜4
Ⓐ塩…小さじ1/3
こしょう…少々
酒…小さじ1

作り方

1. ほうれん草はさっとゆで、しょうゆをかけてなじませ、水けをしぼる。根元を切る。プロセスチーズは1cm角の棒状にする。
2. 鶏肉は余分な脂をとり除き、観音開きにして平らにする。Ⓐをふって下味をつける。
3. ②に①をのせてしっかり巻く。さらにタコ糸でグルグル巻き、しばる。
4. フライパンに油を温め、③を転がしながらこんがりと焼く。全体に焼き色がついたら、ふたをし、弱火で7〜8分焼く。火を止め、粗熱がとれるまで、そのまま5分ほどおく。1.5cm厚さに切る。

糖質オフ ポイント

青菜、チーズ、鶏肉と糖質低めの食材ばかりを使ったごちそうメニューです。ほうれん草を小松菜にかえても。

脂をオン ポイント

プロセスチーズは油っぽさを感じさせず効率よく脂質をとることができる食材です。物足らなさを感じたら、次回は大きめの鶏肉を使ってチーズの量を増やしてみて。

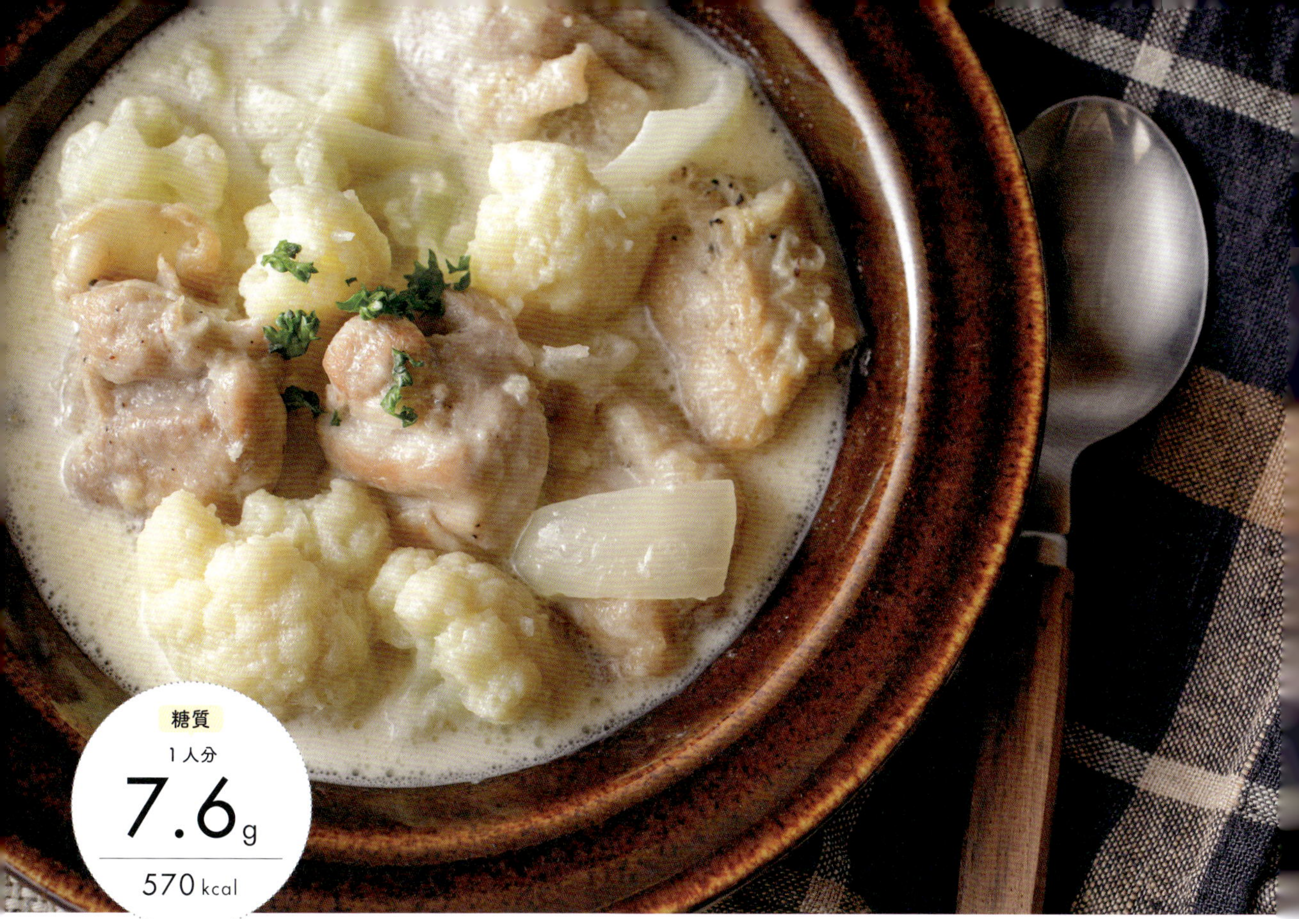

糖質
1人分
7.6g
570kcal

やわらかく煮込んだカリフラワーがホクホク

鶏肉とカリフラワーのクリーム煮

材料（2人分）

鶏もも肉…1枚（250g）
カリフラワー
…1/4株（150g）
玉ねぎ…1/4個（50g）
パセリ（みじん切り）
…小さじ1
生クリーム…100mℓ
塩、こしょう…各少々
小麦粉…大さじ1/2
オリーブ油…大さじ1
Ⓐ水…150mℓ
固形スープの素…1個
塩…小さじ1/6
こしょう…少々

作り方

1. カリフラワーは小房に分ける。玉ねぎは長さを半分にし、1cm幅のくし形に切る。
2. 鶏肉はひと口大に切り、塩、こしょうをふって下味をつけ、小麦粉を茶こしでふって薄くまぶす。
3. 鍋に油を温め、2を炒める。こんがりと焼き色がついたら1を加えて混ぜる。全体に油が回ったら、Ⓐを加えてふたを少しずらしてのせ、弱めの中火で15～20分煮る。
4. 生クリームを加え、沸騰直前に火を止める。器に盛り、パセリをふる。

脂をオン ポイント

小麦粉少なめで作るホワイトソースは、とろみが少ないため、乳脂肪分の高い生クリームを使います。料理にコクが出て、口あたりなめらかなクリーム煮になります。さらに、腹持ちもアップ。

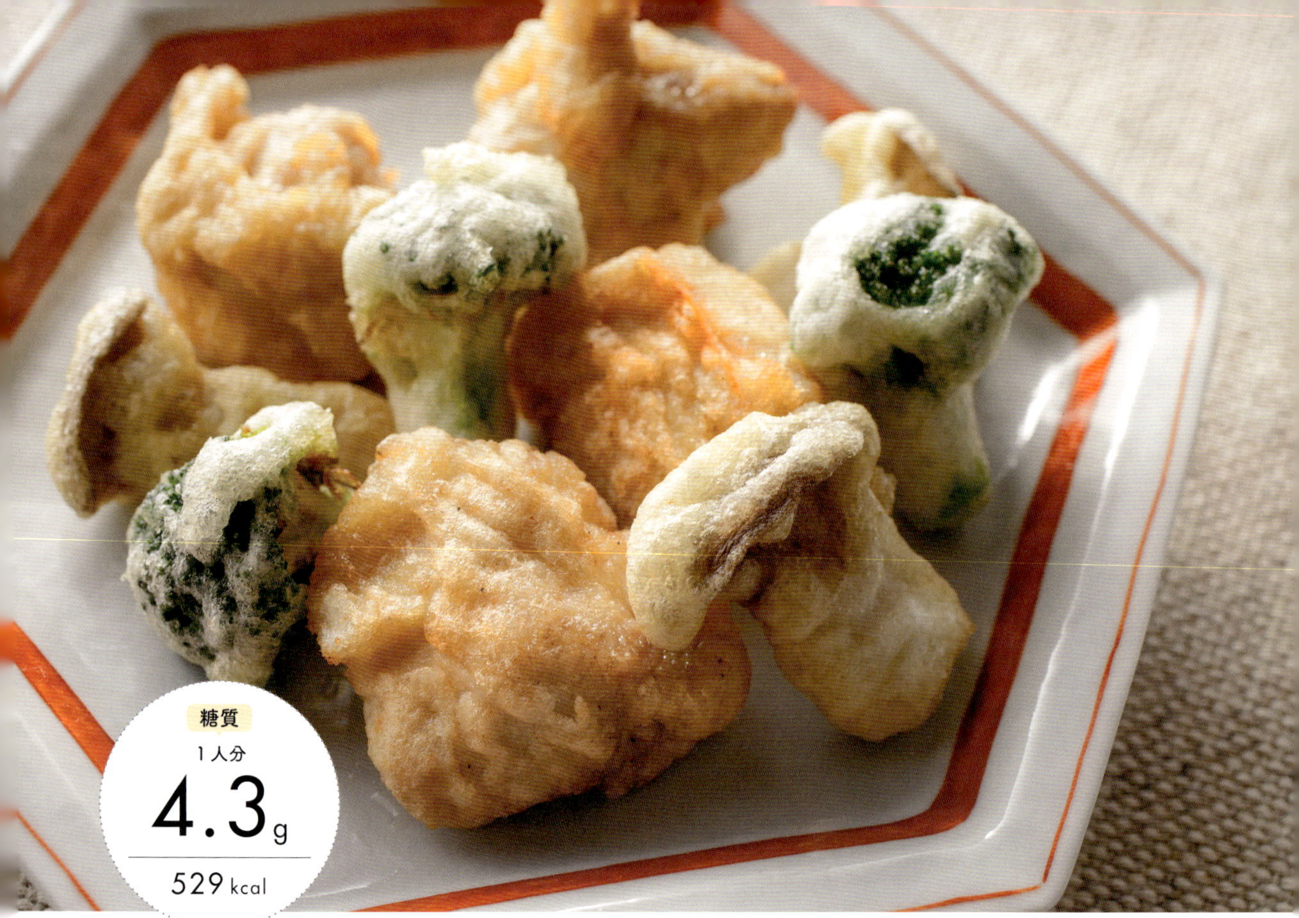

糖質
1人分
4.3g
529 kcal

中はしっとりジューシーに、外はカリッと!

鶏のフワッと揚げ

材料（2人分）

鶏もも肉…1枚（250g）
エリンギ…小1本（30g）
ブロッコリー
…1/8株（25g）
卵白…1個分
揚げ油…適量
Ⓐ塩、こしょう…各少々
にんにく（すりおろす）
…1/4片分
Ⓑ塩…小さじ1/4
小麦粉…大さじ1/2
片栗粉…大さじ1/2

作り方

1. エリンギは縦2～4つ割りにする。ブロッコリーは小房に分ける。
2. 鶏肉は4㎝角のそぎ切りにし、Ⓐをもみ込む。
3. ボウルに卵白を入れ、泡立て器で白っぽくなるまで混ぜる。Ⓑを加えて混ぜる。
4. 揚げ油を170℃に温める。1、2に3の衣をつけ、カリッとするまで揚げる（野菜は2～3分、肉は4分程度で火が通る）。

脂をオンポイント

卵白を泡立てた衣は、粉が少なくてもカリッと揚がり、油を吸った揚げたてが美味です。油をきらずに器に盛ってください。

おいしいメモ

170℃程度の中温で揚げ始めるとよくふくらみます。

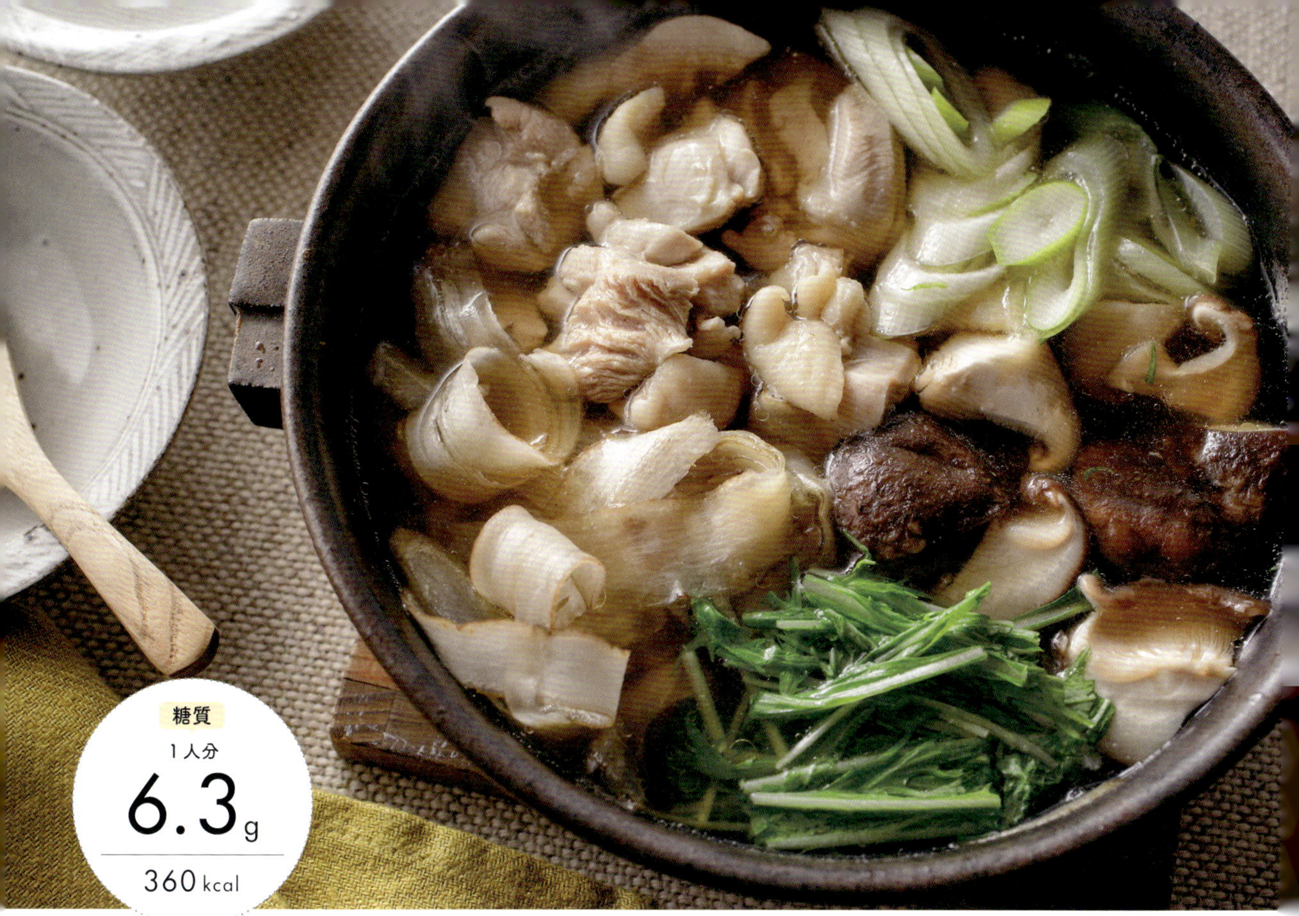

糖質

1人分

6.3g

360 kcal

ごぼうの旨みが染み渡る、滋味あふれる一品

鶏ごぼう鍋

材料（2人分）

鶏もも肉…1枚(250ｇ)
しいたけ…4個
長ねぎ…1/2本(50ｇ)
ごぼう…1/3本(60ｇ)
水菜…1/3袋(75ｇ)
Ⓐ塩、こしょう…各少々
　ごま油…大さじ1
Ⓑ湯…800mℓ
　鶏がらスープの素
　　…小さじ2
　塩…小さじ1/2
　しょうゆ…大さじ1
　酒…大さじ1

作り方

1. しいたけは2～4つのそぎ切りにする。長ねぎは斜め切りに、ごぼうはピーラーで薄く10～15cm長さに切り、水につけて水けをきる。水菜は4cm長さに切る。
2. 鶏肉はひと口大に切る。Ⓐをもみ込む。
3. 鍋にⒷを入れ、沸騰したら水菜以外の材料を加える。アクをとり、肉に火が通ったら水菜を加える。

糖質オフ ポイント

市販の鍋の素はみりんや砂糖が入っているものが一般的。ここでは塩やしょうゆのみで味つけします。ごぼうは糖質多めの食材なので少なめに使います。

脂をオン ポイント

あっさりした鍋物は腹持ちが悪いので、油を補うひと工夫が必要。肉の下味にごま油をまぶすと風味が加わり、肉もやわらかくなります。

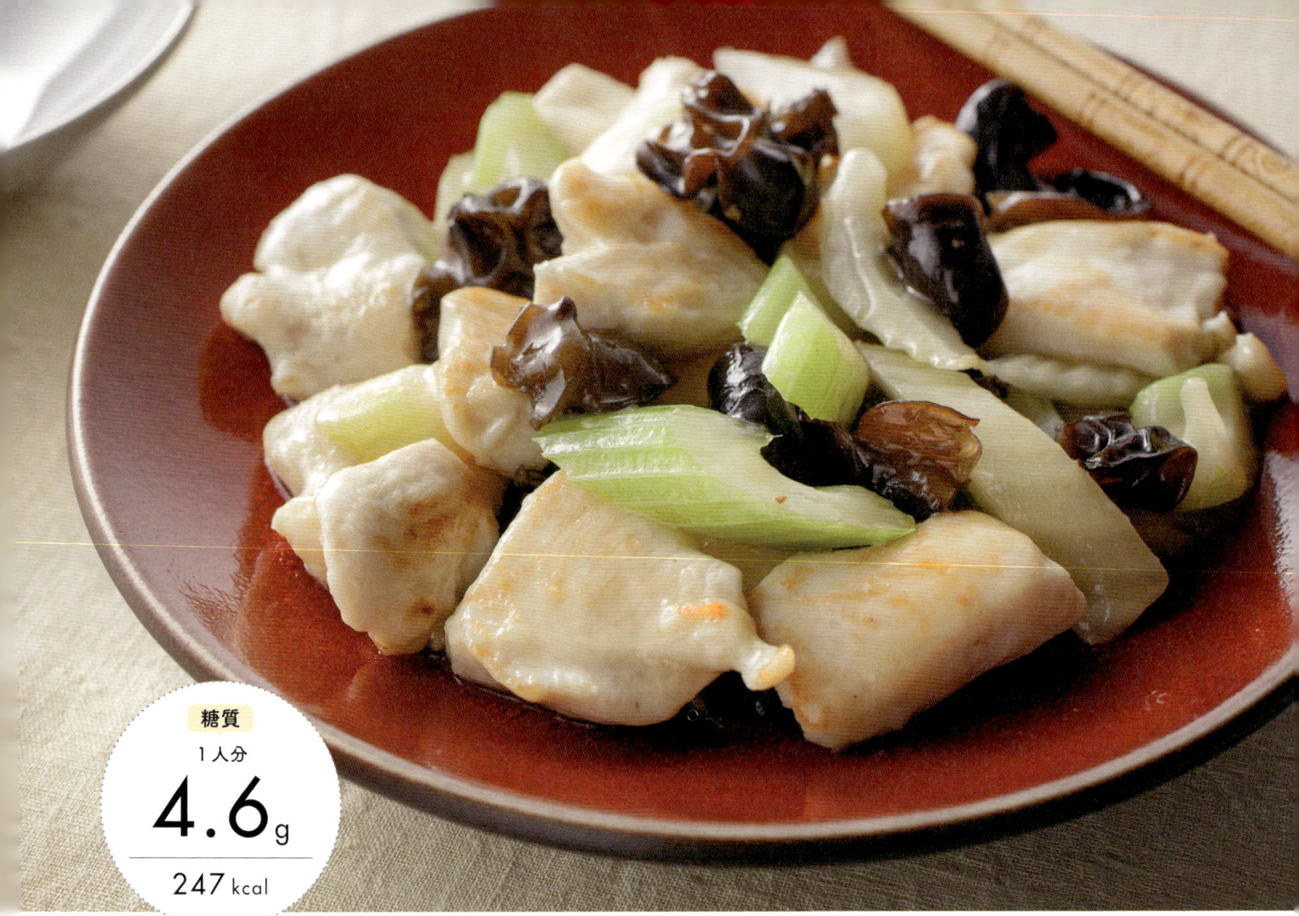

糖質
1人分
4.6g
247 kcal

ジューシーな鶏肉とシャッキリとしたセロリの炒め物

鶏肉とセロリの中国風

材料（2人分）

鶏むね肉…1/2枚（150ｇ）
セロリ…１本（100ｇ）
きくらげ…3ｇ
ごま油…大さじ１～2
Ⓐ塩…小さじ1/6
　しょうが汁…小さじ1
　酒…大さじ1/2
　サラダ油…大さじ1
　片栗粉…小さじ1
Ⓑ水…70mℓ
　スープの素（顆粒）
　　…小さじ1
　塩、こしょう…各少々
　片栗粉…小さじ1

作り方

1. セロリは筋をとり、１cm幅の斜め切りにする。きくらげはさっと洗い、水に15分程度つけて戻す。石づきをとり、ひと口大にちぎる。
2. 鶏肉はひと口大のそぎ切りにし、Ⓐをもみ込む。
3. フライパンに油を温め、2を炒める。肉の色が変わったら1を加えて強火で炒める。
4. 火を弱め、混ぜ合わせたⒷを加える。中火にし、混ぜながら沸騰させ、とろみがついたら火を止める。

脂をオン ポイント

鶏むね肉は脂質が少ないので、意識して油を補いましょう。下味に片栗粉と油を加えると肉がパサつかず、しっとりジューシーに仕上がります。

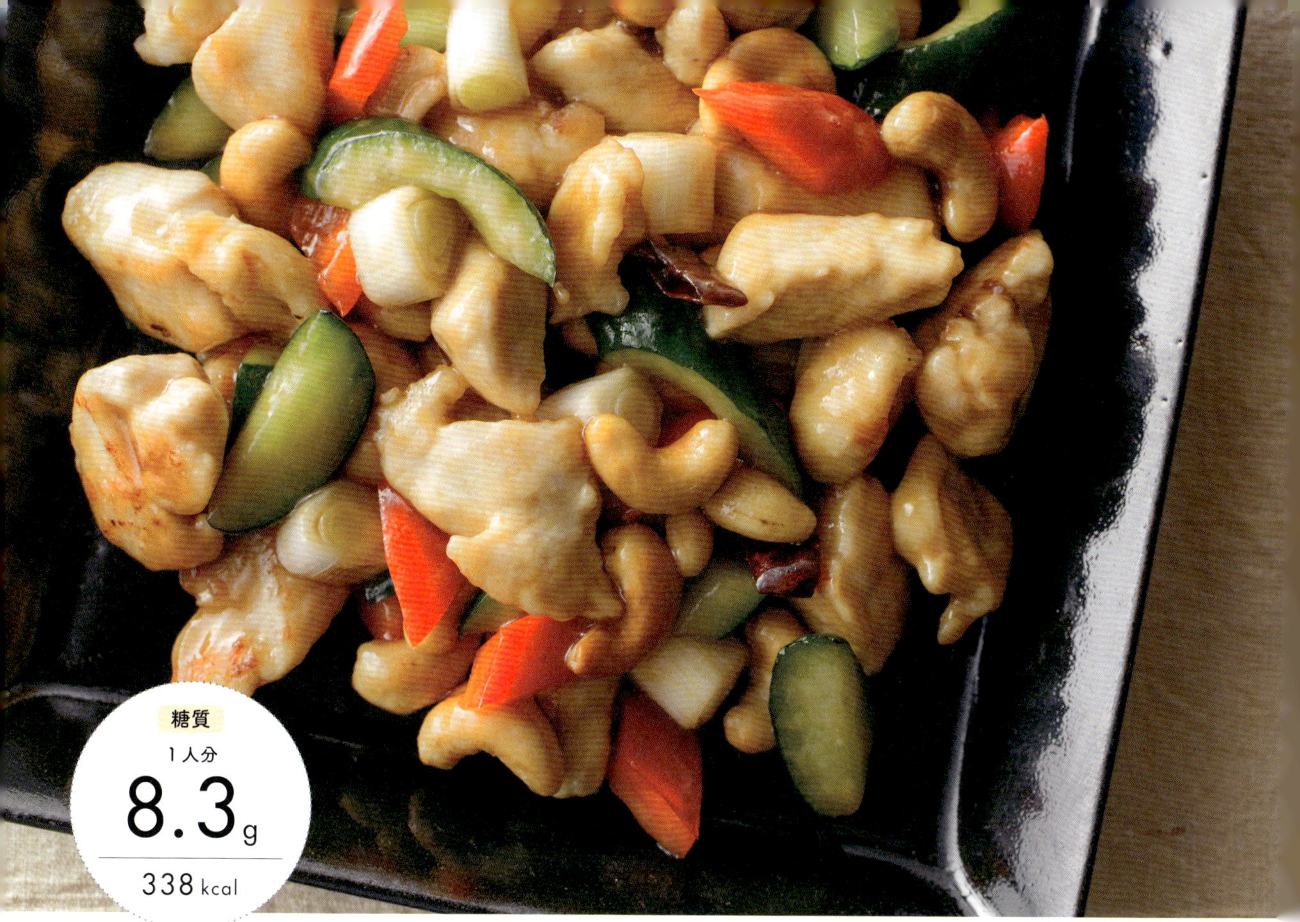

糖質
1人分
8.3g
338kcal

辛みと歯ごたえがやみつきに

鶏肉とカシューナッツの辛味炒め

材料（2人分）

鶏むね肉…1/2枚（150g）
きゅうり…1/2本（50g）
赤ピーマン…1/2個（20g）
長ねぎ…10cm（20g）
カシューナッツ…30g
赤唐辛子…1/2～1本
花椒《ホワチャオ》（あれば）…小さじ1/2
ごま油…大さじ1と1/2
Ⓐ塩…小さじ1/6
　酒…大さじ1/2
　サラダ油…大さじ1/2
　片栗粉…小さじ1
Ⓑ砂糖、片栗粉、酢
　　…各小さじ1/2
　しょうゆ…大さじ1/2
　水…大さじ1

作り方

1. きゅうりは縦半分に切り、種の部分をスプーンでくりぬき、1cm幅の斜め切りにする。塩少々（分量外）をふって約10分おき、水けをしぼる。赤ピーマンはへたと種をとり、1cm幅の斜め切りに、長ねぎは1cm長さに切る。
2. 鶏肉は2cm角に切り、Ⓐをもみ込む。Ⓑは混ぜ合わせておく。
3. フライパンにごま油大さじ1を温め、カシューナッツを炒める。こんがりしたらとり出し、鶏肉を炒め、火が通ったらとり出す。残りのごま油、へたと種を除いた唐辛子、花椒、1を加え、強火で炒める。
4. 全体に油が回ったら、鶏肉、カシューナッツを戻し入れ、Ⓑを加えて炒め合わせる。

脂をオン ポイント

ナッツ類は低糖質で、脂肪を多く含み、糖質オフに欠かせない食材。炒め物などに使うと、コクが出て、おいしさもボリュームも増します。

おいしいメモ

きゅうりは塩をふってから炒めると水っぽくなりません。豚肩ロース肉（とんかつ用）を使ってもOK。

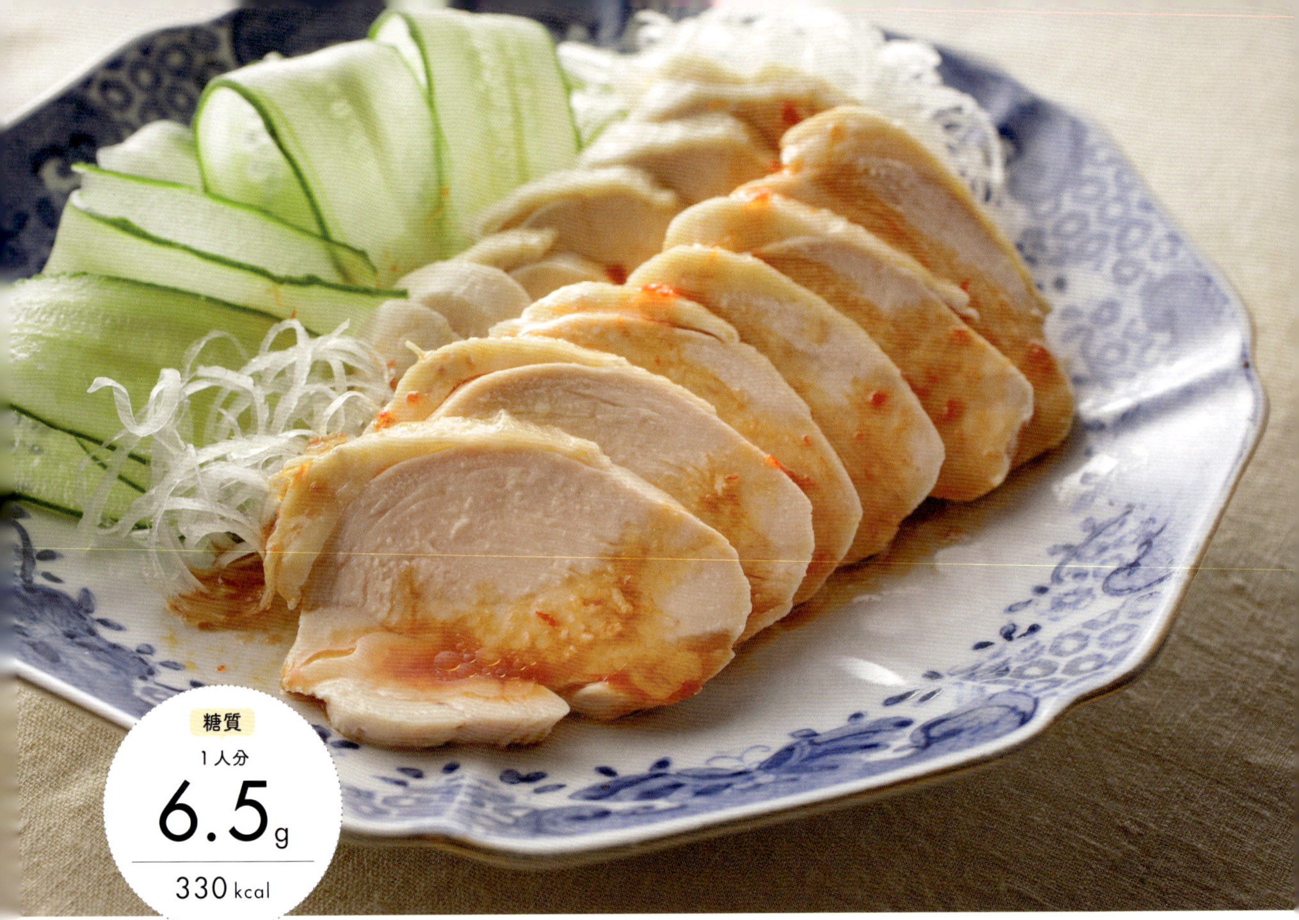

糖質

1人分

6.5g

330kcal

たんぱく質もたっぷりとれる糖質オフの定番！

ピリ辛バンバンジー

材料（2人分）

鶏むね肉…1枚（250ｇ）
きゅうり…1本
長ねぎ（白い部分）…10cm
塩…小さじ1/2
サラダ油…大さじ1
Ⓐ水…800mℓ
　長ねぎ（緑の部分）…10cm
　しょうが（薄切り）
　　…1/2かけ分
Ⓑ豆板醤
　　…小さじ1/4～1/2
　はちみつ…大さじ1/2
　しょうゆ…大さじ1
　酢…大さじ1/2
　ごま油…大さじ2

作り方

1. 鶏肉は塩、油をもみ込み、室温に20分おく。Ⓐのねぎは軽くつぶす。
2. 鍋に鶏肉とⒶを入れて中火にかける。沸騰したらアクをとり、ふたをずらしてのせ、弱火で5分ゆでる。裏返し、さらに5分ゆでたら、ゆで汁につけたまま冷ます。
3. きゅうりは薄く長くピーラーで切る。ねぎの白い部分は5cm長さのせん切りにし、水にさらす。
4. 2を6mm厚さに切り、3とともに盛る。混ぜ合わせたⒷをかける。

脂をオン ポイント

鶏むね肉は脂質が少ないので、ごま油たっぷりのたれをかけて補って。脂質の多い鶏もも肉で作っても。

おいしいメモ

鶏むね肉は、弱火でゆっくりゆでるとやわらかく仕上がります。残ったゆで汁はスープにするといいでしょう。「わかめのスープ」（P157）にも使えます。

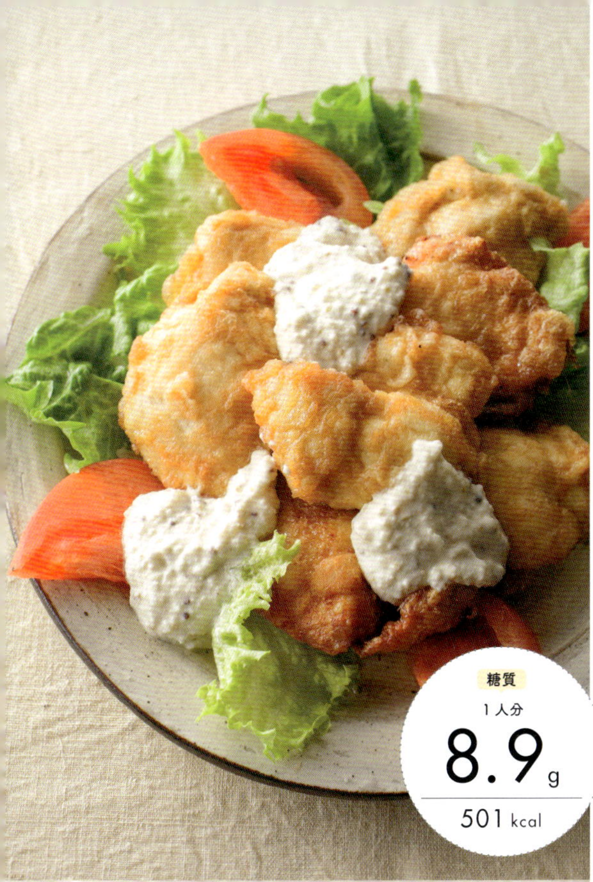

糖質
1人分
8.9g
501kcal

豆腐タルタルソースがおいしさの決め手

チキン南蛮

材料（２人分）

鶏むね肉…１枚（250ｇ）
絹ごし豆腐…50ｇ
プリーツレタス…２枚
トマト…1/2個
塩、こしょう…各少々
小麦粉…大さじ１
溶き卵…1/2個分
揚げ油…適量

Ⓐはちみつ…大さじ1/2
しょうゆ、酢…各大さじ１
Ⓑマヨネーズ…大さじ１
粒マスタード…大さじ1/2
玉ねぎ（みじん切り）
…大さじ１
塩、こしょう…各少々

作り方

1. 豆腐はペーパータオルで包み、電子レンジで30秒加熱し水きりする。粗熱がとれたら泡立て器でつぶし、なめらかにする。Ⓑと混ぜ合わせる。
2. 鶏肉はひと口大に切り、塩、こしょうをふる。
3. ②に小麦粉をまぶす。溶き卵にくぐらせ、170℃の揚げ油で３〜４分揚げる。混ぜ合わせたⒶにつける。器にちぎったレタス、くし形に切ったトマトとともに盛り、①をかける。

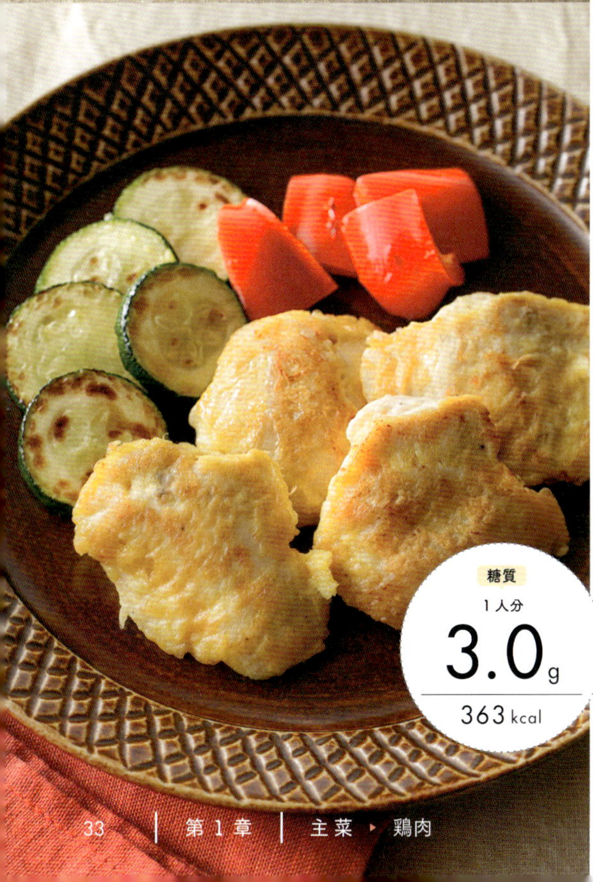

糖質
1人分
3.0g
363kcal

衣のチーズは好みで増やしても

鶏のふんわりピカタ

材料（２人分）

鶏むね肉…１枚（250ｇ）
ズッキーニ…1/2本
パプリカ（赤）…1/2個
塩、こしょう…各少々
オリーブ油
…大さじ２

Ⓐ塩…小さじ1/3
こしょう…少々
白ワイン…小さじ１
Ⓑ溶き卵…１個分
粉チーズ…大さじ１

作り方

1. ズッキーニは輪切りに、パプリカは３㎝角に切る。
2. 鶏肉は４㎝角のそぎ切りにし、Ⓐで下味をつける。Ⓑは混ぜ合わせておく。
3. フライパンに半量の油を温め、①を焼く。塩、こしょうをふり、器に盛る。
4. 残りの油を足し、Ⓑに肉をくぐらせ中火で焼く。卵がかたまり、焼き色がついたら裏返し、ふたをして弱火で３〜４分焼き、火を通す。③の器に盛る。

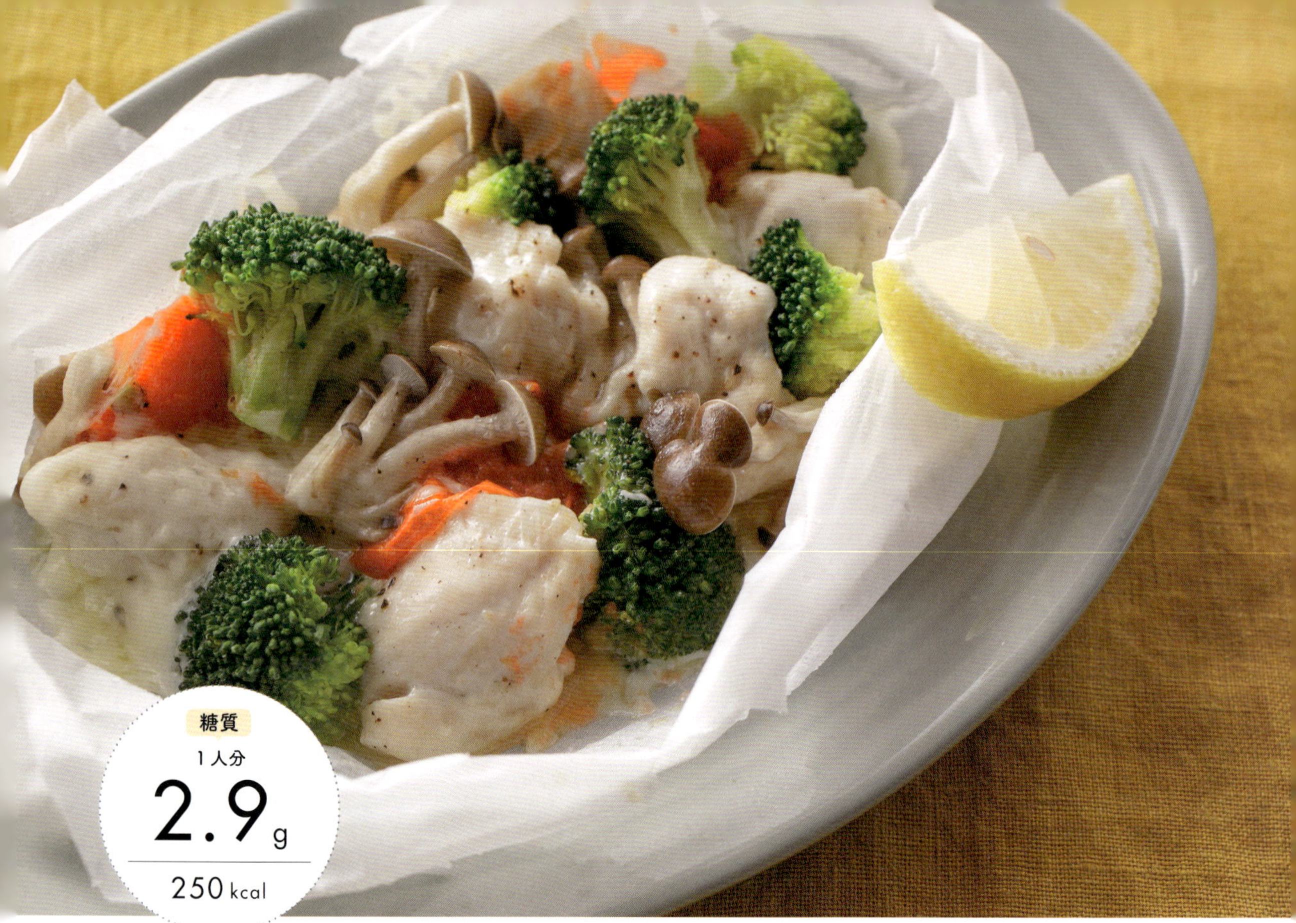

糖質
1人分
2.9g
250kcal

脂質が少ないささみにはチーズをたっぷり加えて

ささみとブロッコリーの簡単レンジ蒸し

材料（2人分）

鶏ささみ…3本（150g）
ブロッコリー
…1/4株（50g）
しめじ…1/2パック（50g）
ミニトマト…4個（50g）
ピザ用チーズ…80g
レモン（くし形切り）
…1/4個分
塩、こしょう…各少々
Ⓐ塩…小さじ1/4
｜白ワイン…大さじ1/2

作り方

1. ブロッコリー、しめじは根元を切り、小房に分ける。ミニトマトはへたをとり半分に切る。ささみは筋をとり、ひと口大のそぎ切りにし、Ⓐで下味をつける。
2. クッキングシート（30×25㎝）2枚に1を半量ずつのせ、塩、こしょうをふる。チーズを半量のせ、二つ折りにして口を閉じる。残りも同様にする。
3. 耐熱皿に2をのせ、電子レンジで5分加熱する（1人分ずつ加熱する場合は約3分）。レモンを添える。

糖質オフ ポイント

ピザ用チーズは糖質オフで不足しがちな脂質とたんぱく質を補う名脇役。とろけたチーズが味にコクを出し、ささみのパサつきを防ぎます。

おいしいメモ

朝、準備して包んで冷蔵庫に入れておき、食べる直前に温めてもOK。帰りが遅くなる日の食事に便利です。豚ヒレ肉、豚肩ロース肉、鶏もも肉でも作れます。

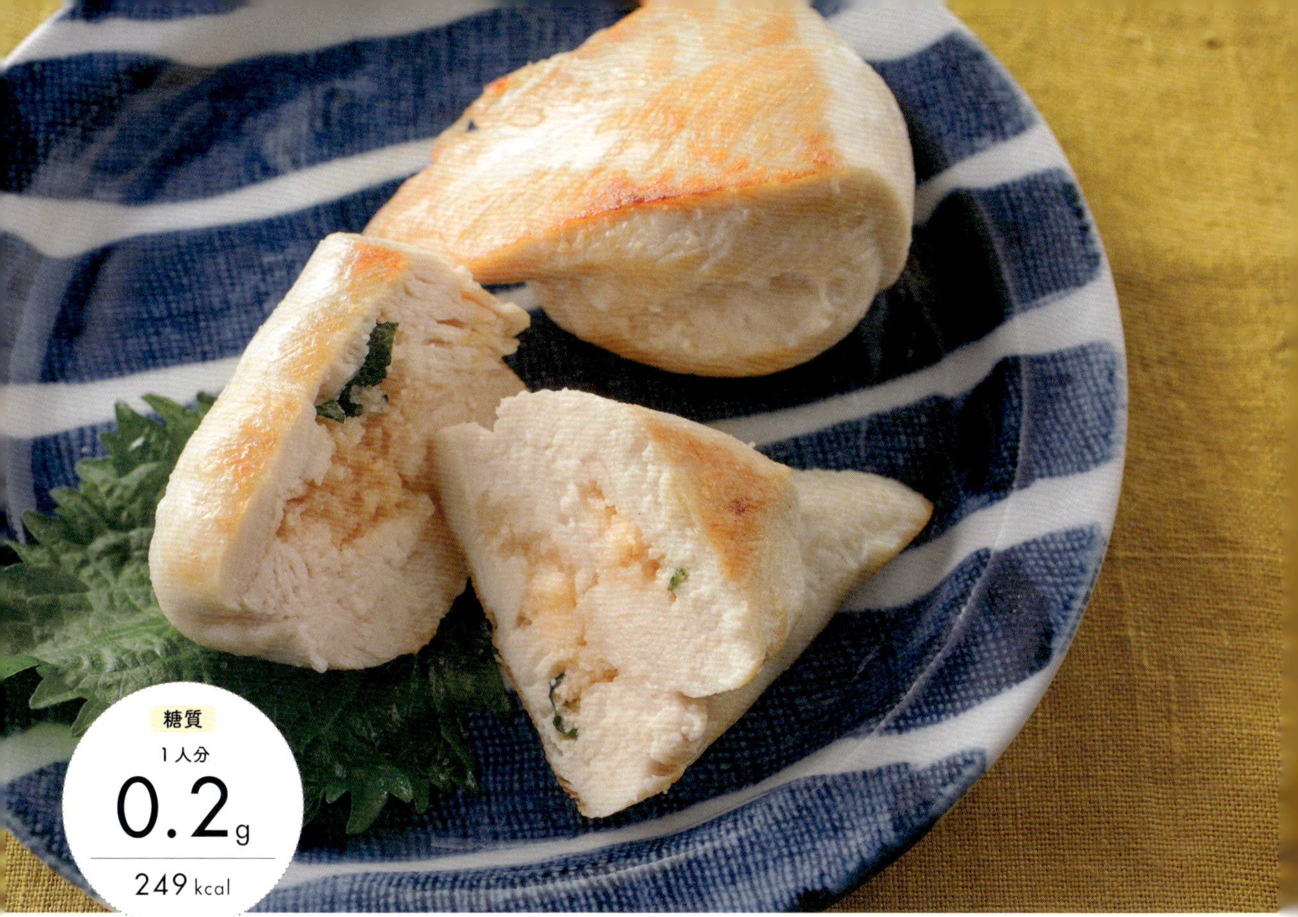

糖質
1人分
0.2g

249kcal

淡白なささみにはマヨネーズでコクをプラス

ささみのたらこはさみ焼き

材料（2人分）

鶏ささみ… 4本（200g）
たらこ…1/2腹（40g）
青じそ… 4枚
マヨネーズ…小さじ1
サラダ油…大さじ1
Ⓐ塩、こしょう…各少々
　酒…小さじ1
　サラダ油…大さじ1

作り方

1 ささみは筋をとり、観音開きにする。Ⓐをもみ込む。
2 たらこは腹に切り込みを入れ、しごいて薄皮をとる。マヨネーズを混ぜる。
3 青じそ2枚は縦半分に切り、①にのせる。②を塗り、開いたささみを閉じて元の形にし、さらに半分に折る。
4 フライパンに油を温め、③の細いほうを下にして並べる。ふたをして弱めの中火にかけ、3～4分焼き、色づいたら裏返し、同様に3～4分焼き、中まで火を通す。
5 器に青じそ2枚を敷き、ささみを盛る。

脂をオン ポイント

ささみは脂質が少ないので、「水菜のじゃこサラダ」（P103）など油をしっかり使った副菜に組み合わせて。マヨネーズや粉チーズをかけて脂質を増やしても。

おいしいメモ

生焼けを防ぐため、加熱するときはふたをしっかりしめてください。鶏むね肉でもおいしく作れます。

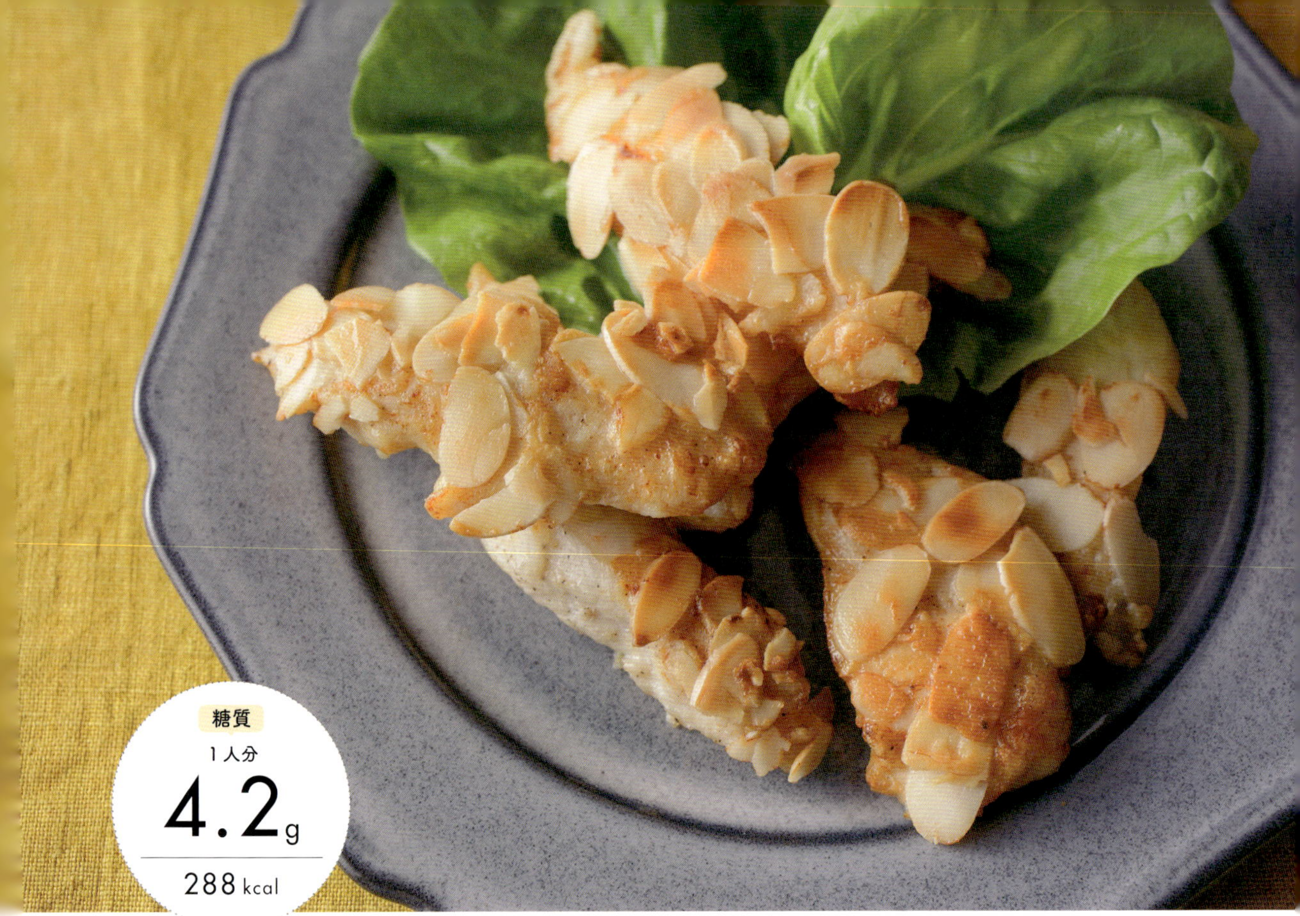

糖質
1人分
4.2g
288kcal

アーモンドの衣の食感も楽しい

ささみのアーモンド焼き

材料（2人分）

鶏ささみ…4本(200g)
スライスアーモンド…30g
サラダ油…大さじ3～4
Ⓐ塩…小さじ1/3
　こしょう…少々
　白ワイン…小さじ1
Ⓑ小麦粉…小さじ2
　牛乳…大さじ1/2
サラダ菜…4枚

作り方

1 ささみは筋をとり、1本を斜めに4等分する。Ⓐで下味をつける。
2 Ⓑは混ぜる。
3 フライパンに油を温める。1の片面にⒷを薄く塗り、アーモンドをつけ、アーモンドのついた面を下にして並べる。
4 中火で2～3分揚げ焼きにし、焼き色がついたら裏返し、さらに2～3分焼きつけ（ふたはしない）、中まで火を通す。器に盛り、サラダ菜を添える。

糖質オフ ポイント

パン粉ではなく、より糖質の低いアーモンドをまぶして。片面だけにつけることで余分な衣は極力つけないようにします。

脂をオン ポイント

フライパンに残った油は塩、こしょう少々を加えてサラダ菜にかけるなどするとソース代わりに。積極的に脂質をとりましょう。

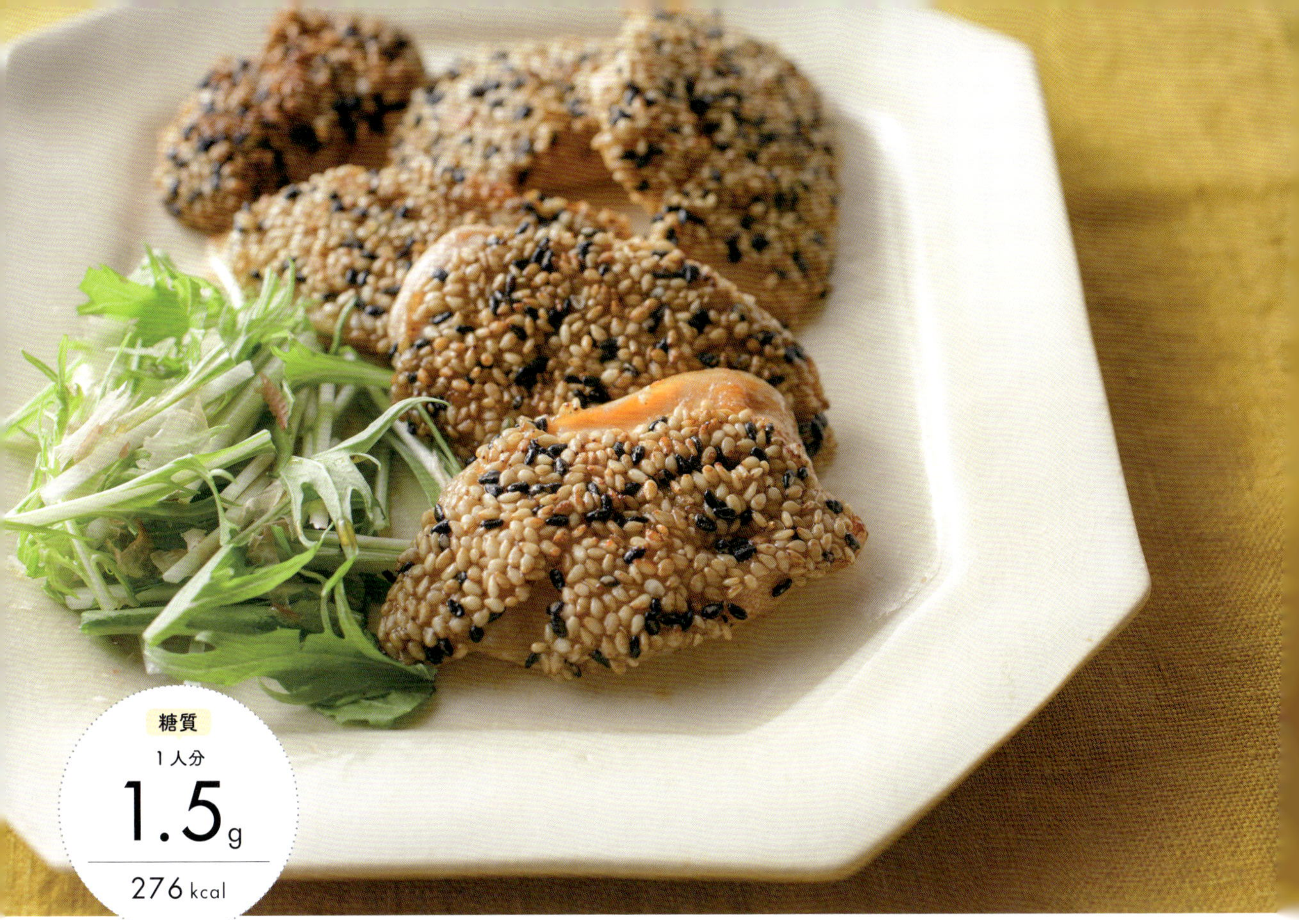

糖質
1人分
1.5g
276kcal

たっぷりのごまで香ばしさをプラス

ささみのごまつけ焼き

材料（2人分）

鶏ささみ…4本（200g）
水菜…1/2株（10g）
炒りごま（白・黒好みでOK）
…大さじ3
サラダ油…大さじ2
Ⓐしょうゆ…小さじ2
　酒…小さじ2
Ⓑポン酢しょうゆ
　…小さじ1/2
　削りがつお…少々

作り方

1. ささみは筋をとり、1本を3等分のそぎ切りにする。Ⓐをふって下味をつけ、10分おく。
2. フライパンに油を温める。1の片面にごまをつけ、ごまのついた面を下にして並べる。
3. 弱めの中火で2～3分焼き、焼き色がついたら裏返し、さらに3～4分焼き（ふたはしない）、中まで火を通す。
4. 水菜は3cm長さに切り、混ぜ合わせたⒷをかけ、あえる。器に3を盛り、水菜を添える。

脂をオン ポイント

カリッと仕上げたい料理の衣には、ごまやアーモンドなどの油の多い種実を活用して。油とともに、ビタミン、ミネラルもとることができます。

おいしいメモ

ごまをつけた面が焼きかたまるまで動かさないことが、きれいに焼くコツです。

炒めてから煮ることでコクを出す

鶏となすのこっくり煮

材料（2人分）

鶏手羽元…6本（350g）
なす…1本（70g）
さやいんげん…4本
塩…少々
酒…小さじ1
サラダ油…大さじ2

Ⓐだし…250mℓ
砂糖…小さじ1
しょうゆ…大さじ1と1/2
みりん…大さじ1/2

作り方

1. 手羽元は塩、酒をふり下味をつける。なすは縦半分に切り、浅い切り込みを縦に5mm間隔で入れ、長さを半分に切る。いんげんはゆでて4cm長さに切る。
2. 鍋に油を温め、なすをさっと炒めてとり出す。手羽元を入れ、全面に焼き色をつける。
3. 2にⒶを加え、アクをとり、落としぶたとふたをして、弱めの中火で15分煮る。途中、1〜2度混ぜる。
4. 3に2のなすを加え、煮汁が少なくなるまで約5分煮る。器に手羽元、なす、いんげんを盛る。

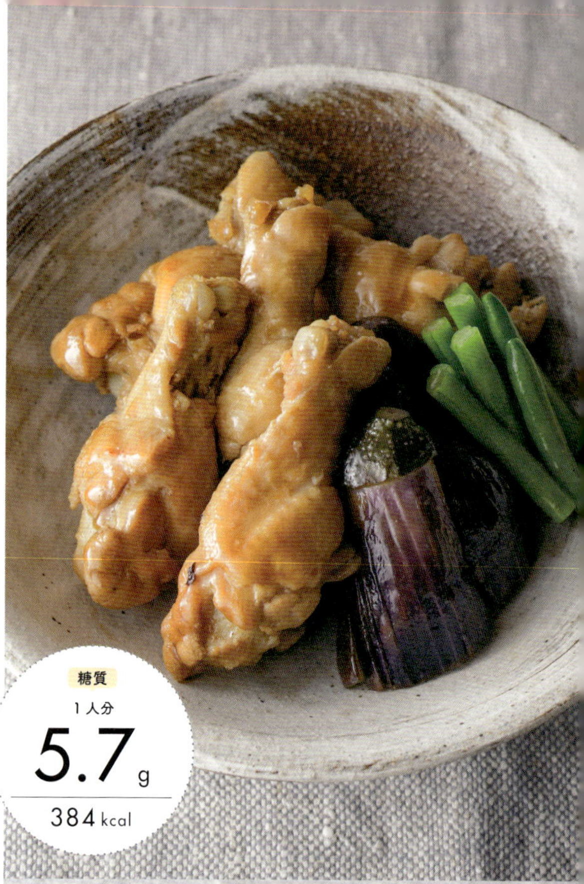

糖質
1人分
5.7g
384kcal

バターで味に深みを出す

チキンのトマトポトフ

材料（2人分）

鶏手羽元…6本（350g）
セロリ…1/2本（50g）
にんじん…4cm（40g）
かぶ…小2個（150g）
トマト…1/2個（75g）

Ⓐ水…400mℓ
固形スープの素…1個
白ワイン…大さじ1
塩、こしょう…各少々
バター…20g

作り方

1. 手羽元は塩小さじ1/2（分量外）をふり、5分おく。熱湯を回しかける。
2. セロリは4cm長さ、にんじんは縦半分に切る。かぶは皮をむき縦4つ割りにする。トマトは2つのくし形にし、斜め半分に切る。
3. 鍋にⒶ、1、2のセロリとにんじんを入れて、ふたをして弱めの中火で20分煮る。
4. 鍋の具材の上下を返したら、2のかぶとトマトを加え、さらに5分煮る。塩、こしょう、バターで味を調える。

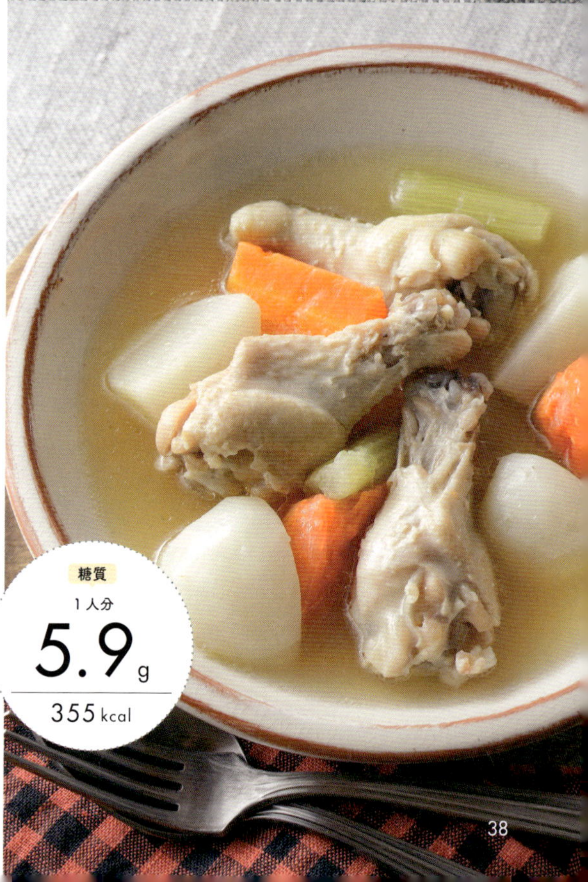

糖質
1人分
5.9g
355kcal

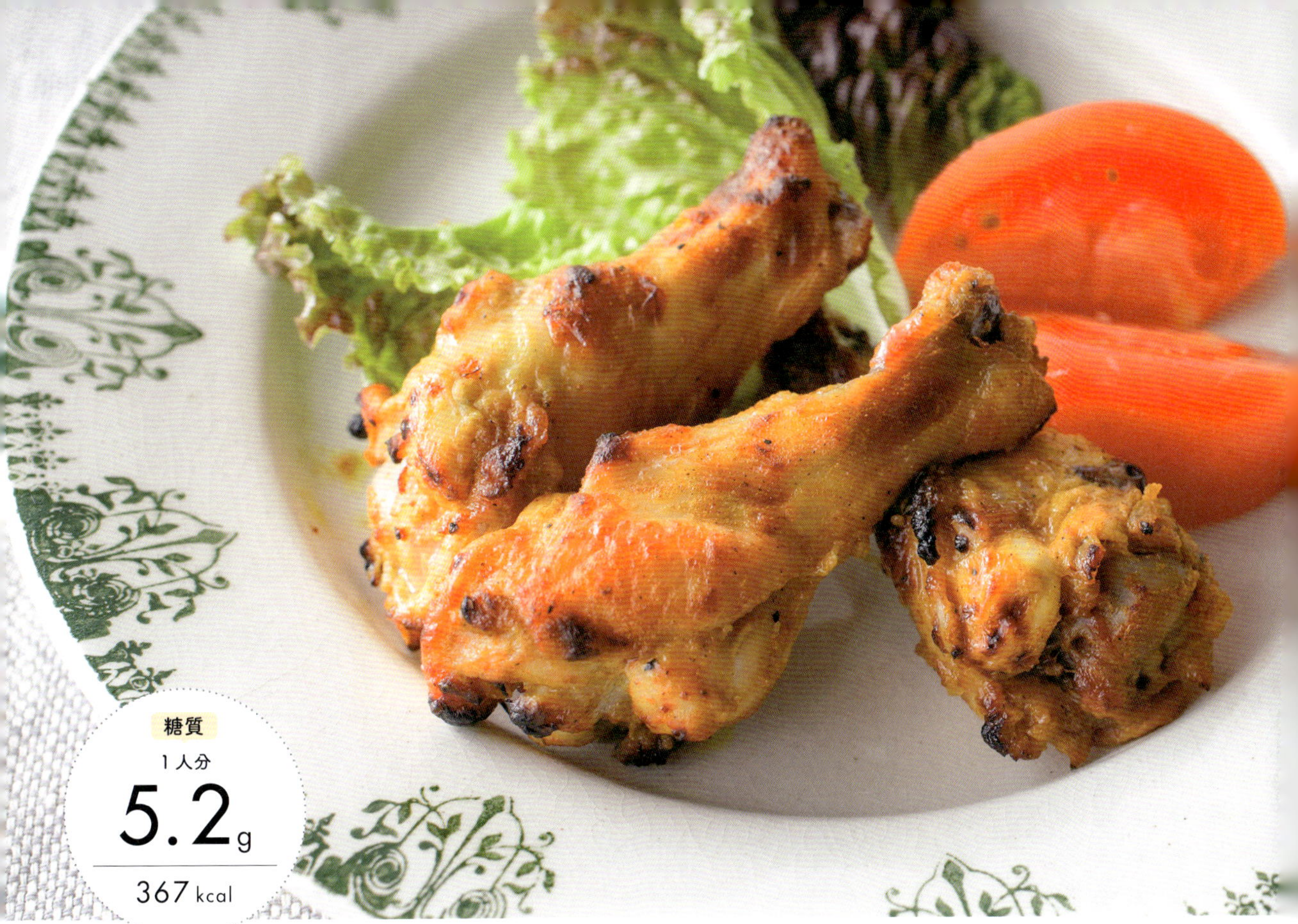

糖質
1人分
5.2g
367kcal

調味料の使い方がおいしさのポイント

タンドリーチキン

材料（2人分）

鶏手羽元…6本（350g）
サニーレタス…2枚
トマト…1/2個（75g）
塩…小さじ2/3
こしょう…少々
Ⓐプレーンヨーグルト
　（無糖）…1/2カップ
　マヨネーズ…大さじ2
　しょうが…1かけ分
　にんにく…1/2片分
　カレー粉…大さじ1
　トマトケチャップ
　…大さじ1/2

作り方

1. 手羽元は竹串で穴を数か所あけ、塩、こしょうをふる。Ⓐのしょうが、にんにくはすりおろす。
2. ポリ袋にⒶと1を入れて30分以上おく（冷蔵庫で前日からつけてもよい）。
3. 200℃に予熱したオーブンで20～25分焼く（または、ラップをし、電子レンジで2分加熱したら裏返して3分加熱。その後、オーブントースターで7～8分、焼き目がつくまで加熱でもよい）。
4. レタスはひと口大にちぎり、トマトは4つのくし形に切り、3とともに盛る。

糖質オフポイント

糖質の高いトマトケチャップは大さじ1/2のみにおさえていますが、それでも十分甘みを感じることができます。

おいしいメモ

焼き上がりは竹串を刺して、澄んだ肉汁が出ればOK。下味にマヨネーズを加えると、ジューシーに焼け、腹持ちもアップします。

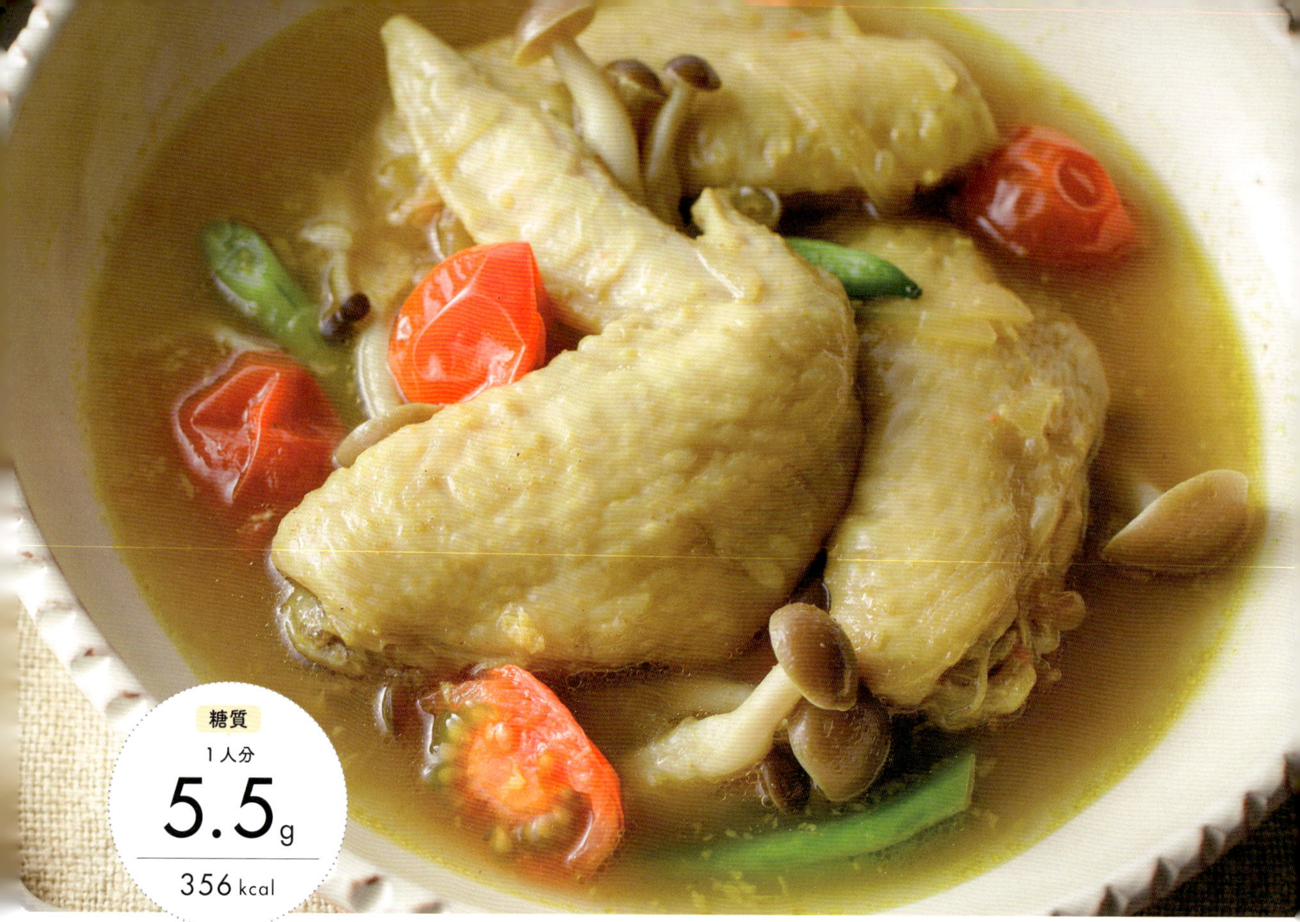

糖質
1人分
5.5g
356 kcal

市販のカレールウの代わりにカレー粉とスープの素を使って

手羽先スープカレー

材料（2人分）

鶏手羽先…6本（300ｇ）
玉ねぎ…1/4個（50ｇ）
しめじ…1/2パック（50ｇ）
ミニトマト…4個（50ｇ）
さやいんげん…4本
しょうが（すりおろす）
…1かけ分
サラダ油…大さじ2
カレー粉…大さじ1
Ⓐ水…600mℓ
固形スープの素…1個
ローリエ…1枚
Ⓑ塩…小さじ1/3
こしょう…少々

作り方

1. 玉ねぎは薄切りにし、しめじは根元を切り、小房に分け、ミニトマトは大きければ半分に切る。
2. 鍋に湯を沸かし、いんげんをゆでる。同じ湯で手羽先をさっとゆでる。
3. 鍋に油を温め、玉ねぎとしょうがを炒め、しんなりしたらカレー粉を加えてさっと炒める。
4. 3に手羽先とⒶを加え、ふたをずらしてのせて中火で20分煮る。しめじとミニトマトを加え、さらに5分煮る。
5. Ⓑを加えて味を調え、いんげんを4〜5cm長さに切って、加える。

糖質オフ ポイント

市販のカレールウは、小麦粉と砂糖が含まれて糖質が高いので、使わずに作れるスープカレーがおすすめです。

脂をオン ポイント

仕上げにバターを加えたり、ピザ用チーズをトッピングすると腹持ちがアップします。

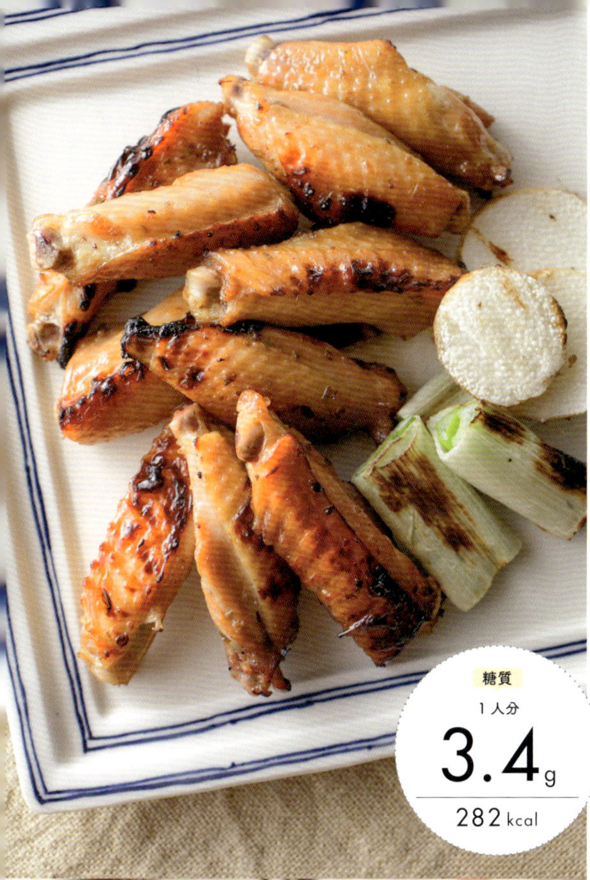

マヨネーズとゆずこしょうがよく合う

手羽先の ゆずこしょう焼き

糖質 1人分 3.4g 282kcal

材料（2人分）

- 鶏手羽中2つ割り（鶏スペアリブ）…250g
- 長いも…30g
- 長ねぎ…1/3本
- 塩…少々
- Ⓐマヨネーズ…大さじ2
- ゆずこしょう…小さじ1
- しょうゆ…小さじ1

作り方

1. ポリ袋に手羽中とⒶを入れてもみ込み、30分以上おく（冷蔵庫で前日からつけてもよい）。
2. 長いもは皮ごと1cm厚さ、長ねぎは4cm長さに切る。
3. 魚焼きグリルにアルミ箔を敷いて熱し、1と2を並べ、焼き上がった順からとり出し、器に盛る。出た油を全体にかけ、長いもと長ねぎに塩をふる。

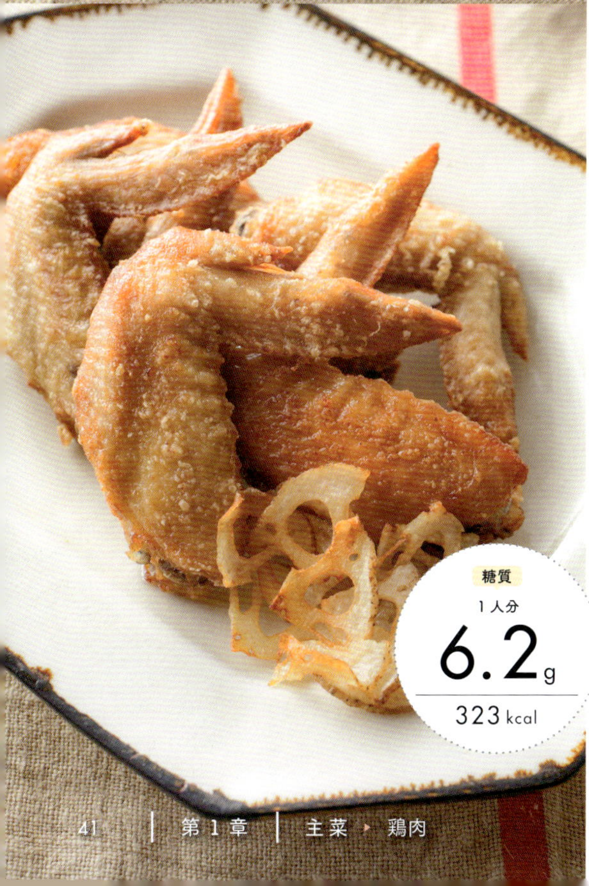

小麦粉は茶こしでふって最低限の量に！

オイスターから揚げ

糖質 1人分 6.2g 323kcal

材料（2人分）

- 鶏手羽先…6本（300g）
- れんこん…30g
- 小麦粉…大さじ1
- ＊大豆粉でもよい
- 塩…少々
- 揚げ油…適量
- Ⓐオイスターソース…大さじ1/2
- しょうゆ…大さじ1/2
- 酒…大さじ1/2
- にんにく（すりおろす）…1/4片分

作り方

1. 手羽先は裏側に切り込みを入れ、Ⓐをもみ込み10分以上おく。れんこんは皮ごと薄いいちょう切りにする。
2. フライパンに揚げ油を底から1cm程度入れ、160℃に温め、れんこんを揚げ焼きし、塩をふる。
3. 手羽先の汁けをふき、小麦粉を茶こしでふって薄くまぶす。2の油を170℃に温め、油をかけながら約7分揚げる。途中、上下を返す。器に2と盛り合わせる。

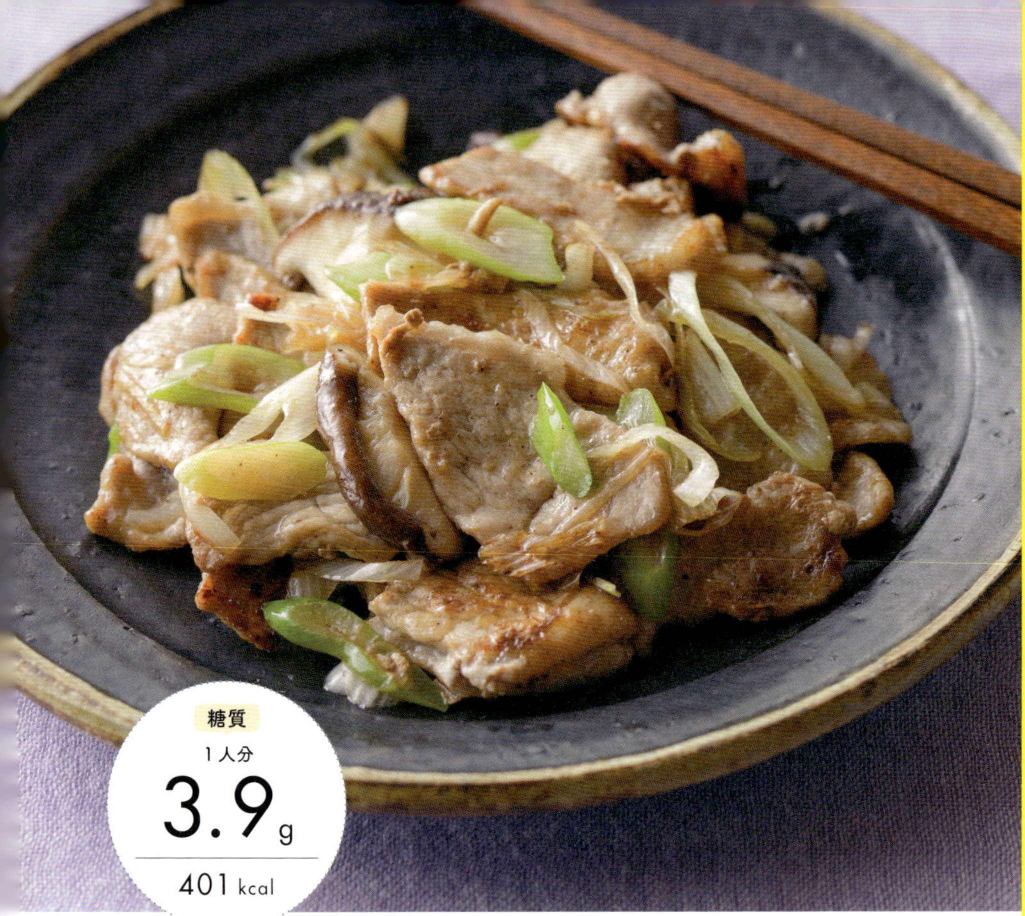

糖質

1人分

3.9g

401 kcal

片栗粉を少量まぶすことで肉をやわらかく

豚肉のねぎ塩炒め

材料（2人分）

豚ロース肉（しょうが焼き用）
…200ｇ
長ねぎ…1/2本（50ｇ）
しいたけ…3個
サラダ油…大さじ2～4
Ⓐ塩…小さじ1/4
　こしょう…少々
　片栗粉…小さじ1
Ⓑ水…50㎖
　酒…大さじ1
　鶏がらスープの素
　…小さじ1/2
　こしょう…少々

作り方

1. 長ねぎは斜め薄切りに、しいたけは2～4つのそぎ切りにする。
2. 豚肉は3㎝幅に切り、Ⓐで下味をつける。Ⓑは混ぜ合わせる。
3. フライパンに油を温め、中火で豚肉の両面を焼きつける。
4. 3に1を加えてしんなりするまで炒める。Ⓑを加え、強火にして汁けを飛ばし、さっと炒める。

豚肉

ヒレ肉以外は、どの部位も脂質が多く腹持ち抜群。部位を問わず使えます。おすすめは豚バラ肉。こま切れ肉も料理に活用しましょう。

バラ肉

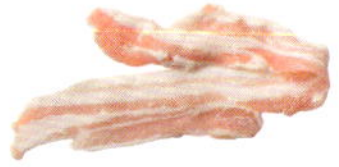

100g
糖質 0.1g　脂質 35.4g
脂肪が多く、旨みもたっぷり

肩ロース肉

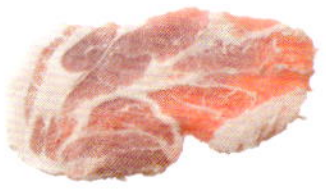

100g
糖質 0.1g　脂質 19.2g
赤身の中に脂肪が混ざってコクがある

ロース肉

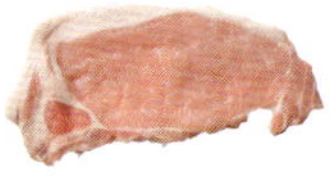

100g
糖質 0.2g　脂質 19.2g
肉のきめが細かく、やわらかい。外側に脂肪がある

ヒレ

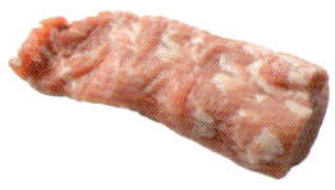

100g
糖質 0.3g　脂質 3.7g
やわらかい。脂肪が少なくあっさり味

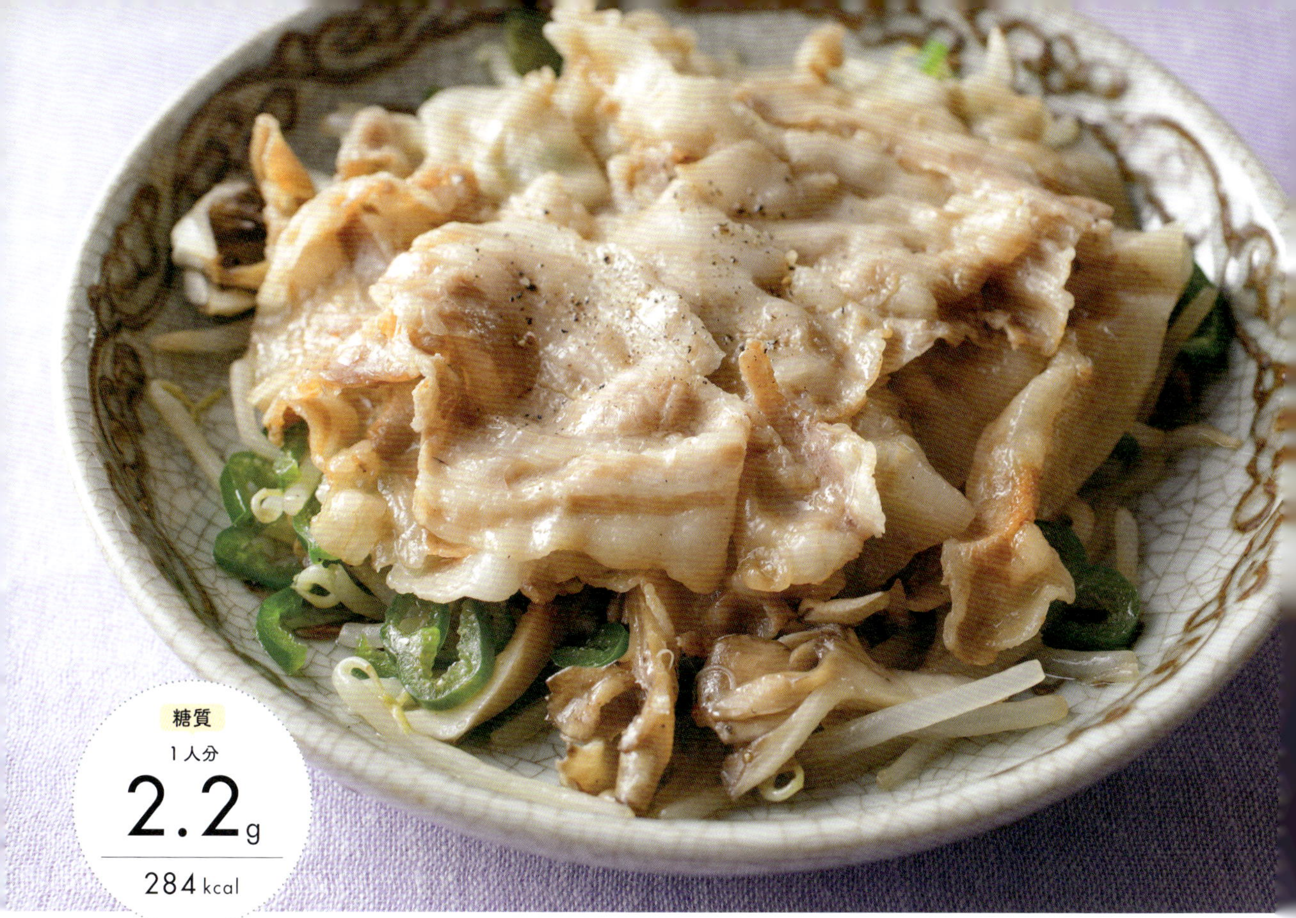

糖質
1人分
2.2g
284kcal

肉の旨みを野菜に染み込ませて余分な調味料をカット!

豚バラもやしのレンジ蒸し

材料(2人分)

豚バラ肉(しゃぶしゃぶ用)
…120g
もやし…1/2袋(100g)
まいたけ
…1/2パック(50g)
ピーマン…1個(40g)
鶏がらスープの素
…小さじ1/2
こしょう…少々
Ⓐしょうゆ…大さじ1/2
　ごま油…大さじ1/2〜1

作り方

1. もやしはひげ根をとる。まいたけは小房に分け、ピーマンはへたと種をとり、5㎜幅に切る。
2. 豚肉は5〜6㎝長さに切り、Ⓐで下味をつける。
3. 耐熱皿に1を並べ、スープの素をふる。2を1枚ずつ広げるようにのせ、ラップをふんわりとかける。
4. 電子レンジで4分加熱し、こしょうをふる。

糖質オフ ポイント

もやしは価格が手頃なうえに糖質は100gあたり1.3gと低いので、積極的に使いたい食材です。

脂をオン ポイント

豚バラ肉はカロリー制限食では避ける食材ですが、糖質オフ食では油をとるために欠かせません。油を味方につけることが正しい糖質オフを成功させるコツです。

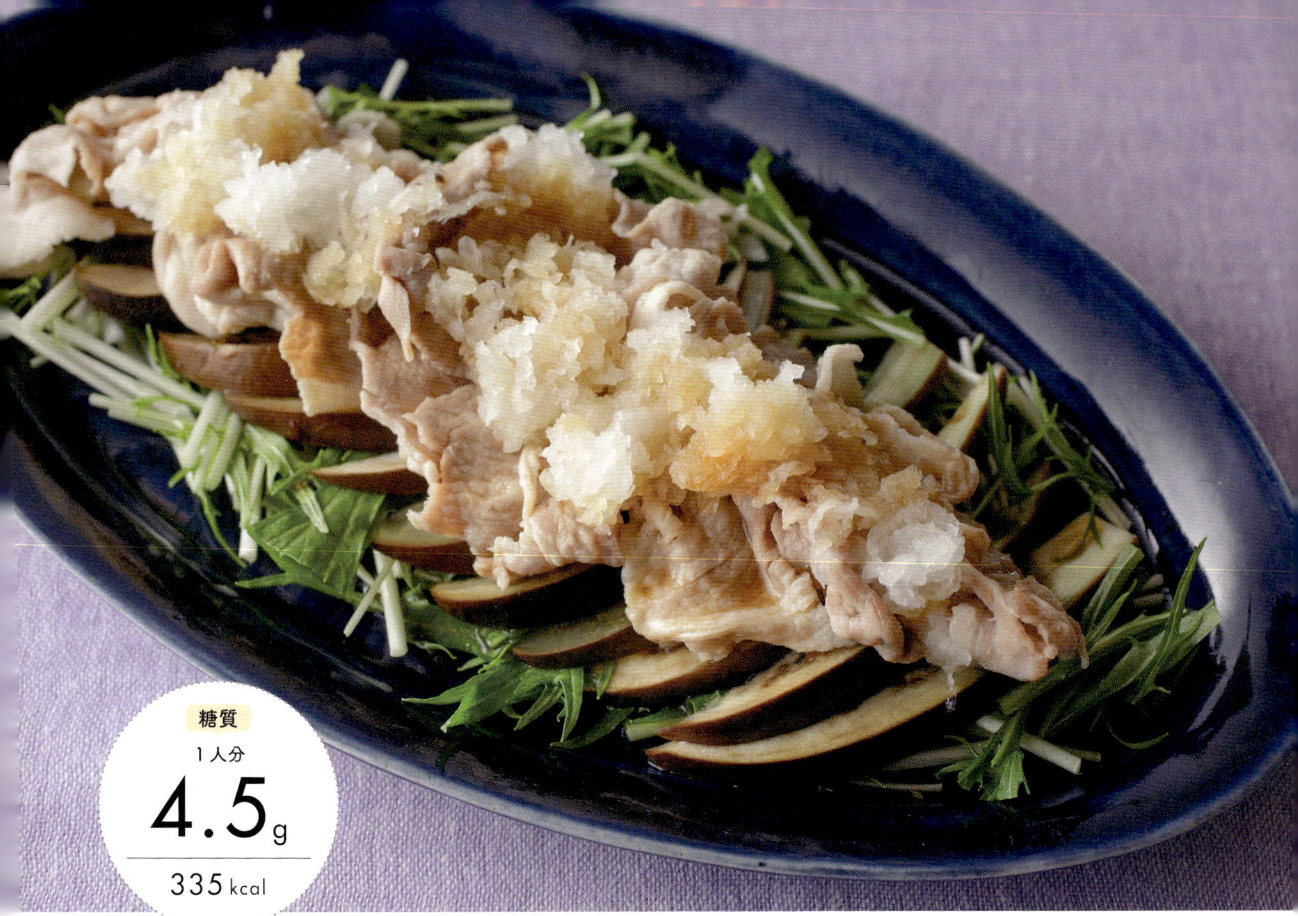

糖質
１人分
4.5g
335kcal

さっぱりした手作りポン酢でサラダ感覚に

冷しゃぶおろし

材料（２人分）

豚肩ロース肉
（しゃぶしゃぶ用）…150ｇ
なす…１本（70ｇ）
水菜…１株（20ｇ）
大根…２cm弱（80ｇ）
Ⓐしょうゆ…大さじ１
みりん…大さじ1/2
レモン果汁…大さじ1/2
サラダ油…大さじ３

作り方

1. 大根はすりおろして、ざるにあげ、水けを自然にきる。Ⓐは混ぜ合わせる。水菜は３cm長さに、なすは１cm幅のくし形に切る。
2. たっぷりの湯を沸かし、なすをさっとゆで、ざるにのせて冷ます（湯は捨てない）。
3. ２の火を弱め、豚肉を１枚ずつ入れる。肉の色が変わったらざるにとる。
4. 器に水菜、２、３を盛り、大根おろしをのせ、Ⓐをかける。

糖質オフ ポイント

市販のポン酢は糖類が多く入っていて糖質が高いものも多いので、手作りします。家にある材料を混ぜるだけで簡単にできます。

脂をオン ポイント

和食は油が不足しがちなので、意識して油をとりましょう。ポン酢に油を加えるほか、市販のドレッシングなら油が入ったものやごまをたっぷり使ったものをかけても。

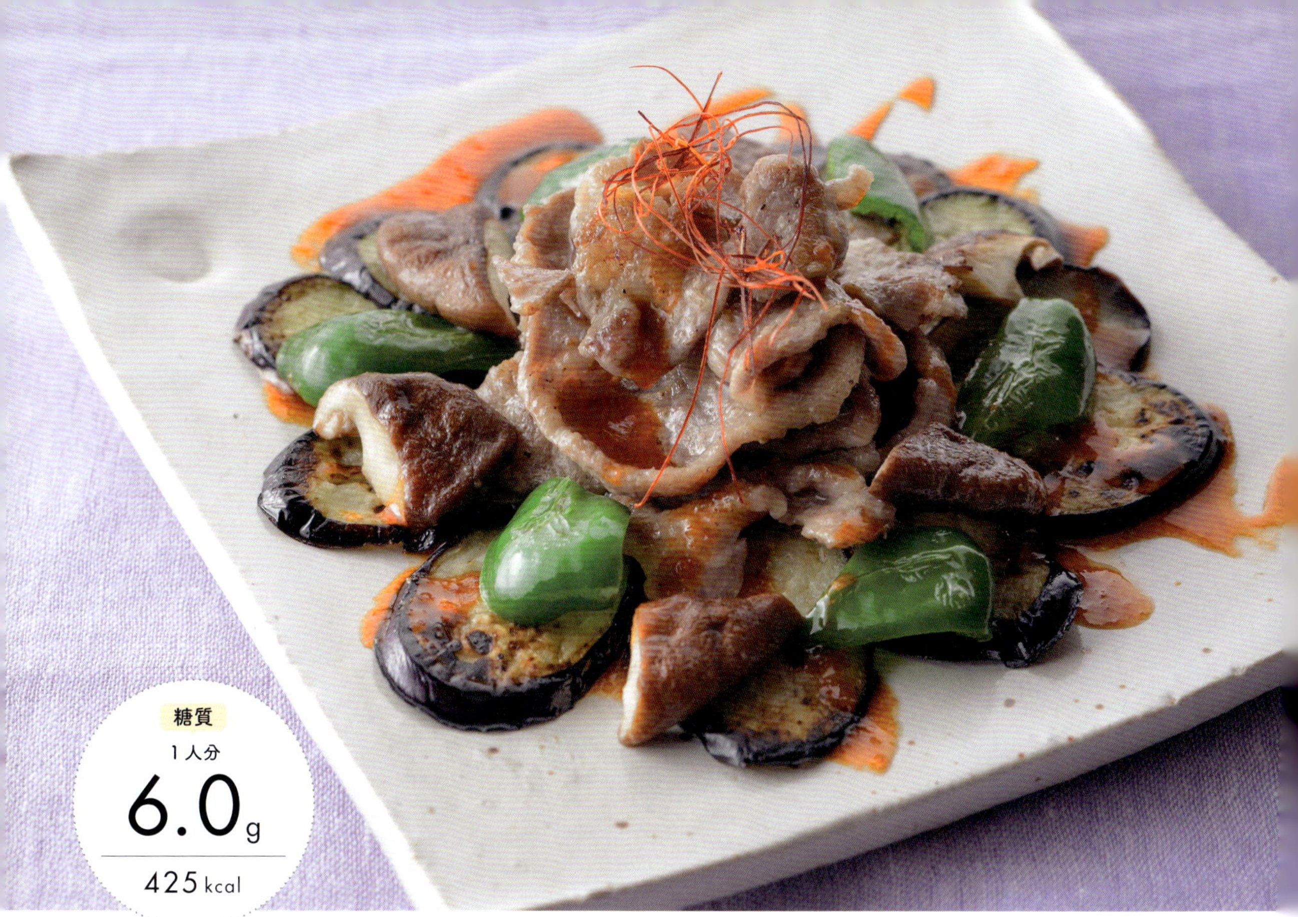

糖質
1人分
6.0g
425 kcal

糖質少なめの野菜をたっぷり合わせてボリュームある一品に

豚肉と野菜のソテー韓国風

材料（2人分）

豚肩ロース肉
（しょうが焼き用）…150ｇ
なす…2本(140ｇ)
ピーマン…1個(40ｇ)
しいたけ…2個
糸唐辛子(あれば)…少々
塩、こしょう…各少々
サラダ油…大さじ3
Ⓐにんにく(すりおろす)
…1/4片分
コチュジャン
…大さじ1/2
しょうゆ…小さじ1
酒…小さじ1
ごま油…大さじ1/2

作り方

1. なすは5㎜厚さの斜め切りにする。塩少々（分量外）をふって5分おき、水けをふく。
2. ピーマンはへたと種をとって8つ割りにし、斜め半分に切る。しいたけは2～4つのそぎ切りにする。
3. 豚肉は4～5㎝長さに切り、塩、こしょうをふる。
4. フライパンに油を温め、①と②を焼いてとり出す。同じフライパンで肉の両面を焼く。器に肉と野菜を盛り、混ぜ合わせたⒶをかける。糸唐辛子をのせる。

糖質オフ ポイント

なす、ピーマン、しいたけと、野菜の中でも比較的糖質の低い野菜をたっぷり使って。コチュジャンは糖質高めの調味料なので使いすぎないようにしてください。

脂をオン ポイント

なすは油と相性がよく、たっぷり吸ってくれるので多めの油で焼くと甘みが出ておいしくなります。

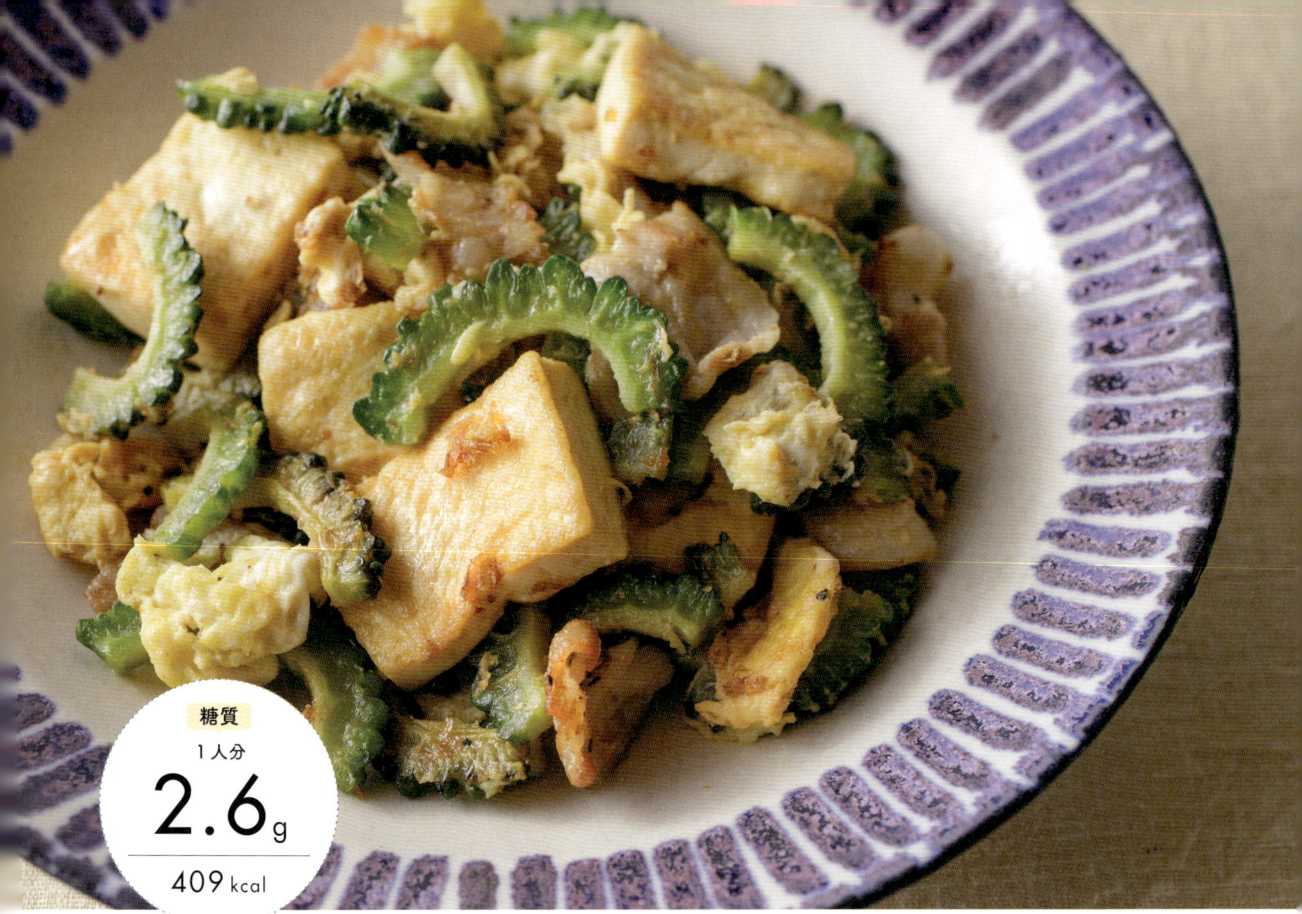

糖質

1人分

2.6g

409 kcal

ふわふわ卵でボリュームたっぷりに仕上げます

ゴーヤチャンプル

材料（2人分）

豚バラ肉（薄切り）
…100g
ゴーヤ…1/2本（60g）
木綿豆腐…200g
卵…1個
サラダ油…大さじ1/2〜1
削りがつお…2g
しょうゆ…小さじ2
こしょう…少々
ごま油…大さじ1

作り方

1. ゴーヤは縦半分に切り、種とわたをとって3〜4mm厚さに切る。豆腐は2cm厚さに切り、ペーパータオルではさみ、10分ほどおいて水きりする。
2. 豚肉は3〜4cm長さに切る。卵は溶きほぐし、サラダ油を加えて混ぜる。
3. 温めたフライパンにごま油をひき、豆腐を焼きつける。両面に焼き目がついたらとり出し、豚肉とゴーヤを入れて強火で炒める。肉の色が変わったら豆腐を戻し入れる。フライパンの端に具を寄せ、あいた部分に溶き卵を加え、手早く半熟にする。
4. 卵とほかの具を混ぜ、削りがつおとしょうゆ、こしょうで味を調える。

脂をオンポイント

野菜も肉も油もたっぷりとれ、腹持ちも抜群です。豚バラ肉は肉から出る油だけで炒めることもできますが、油を積極的にとるためにも炒める油は分量通りに作りましょう。卵に油を加えると油をオンできるだけでなく、ふわっと仕上がります。

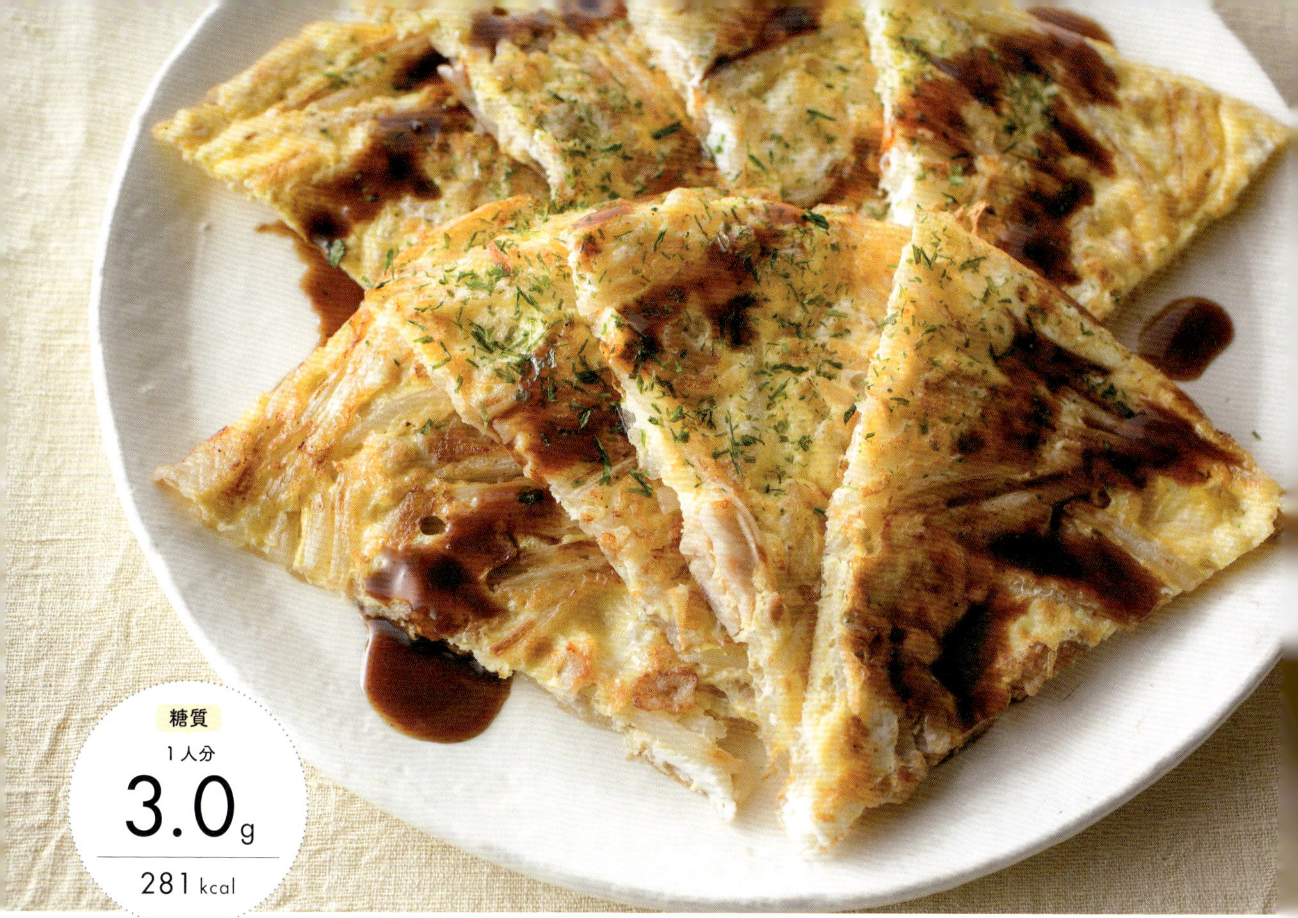

糖質

1人分

3.0g

281 kcal

もやしのシャキシャキ感を楽しんで

豚こまともやしのお好み風

材料（2人分）

豚こま切れ肉…80g
もやし…3/4袋（150g）
塩…小さじ1/4
こしょう…少々
サラダ油…大さじ2
中濃ソース…小さじ2
青のり…少々
Ⓐ溶き卵…2個分
　塩、こしょう…各少々

作り方

1. もやしはひげ根をとる。豚肉は1cm幅に切る。Ⓐを混ぜる。
2. 温めたフライパンに大さじ1の油をひき、①の豚肉を強火で炒める。肉の色が変わったら、もやしを加え、塩、こしょうをふって炒める。
3. ②にⒶを回し入れ、フライパンをゆすって平らにする。大さじ1/2の油を回し入れ、ふたをして弱めの中火で3～4分焼く。裏返し、残りの油を回し入れ、2～3分焼く。
4. ③を8等分に切って器に盛り、ソースをかけ、青のりをふる。

糖質オフ ポイント

小麦粉を使わないでお好み焼き風に。ソースは糖質多めなので、計量してかけましょう。しょうゆにかえてもOK。

脂をオン ポイント

具を先に炒めてから、さらに油を2回に分けてたっぷり回しかけることで、生地の表面がカリッと香ばしく、お好み焼き風の食感に。

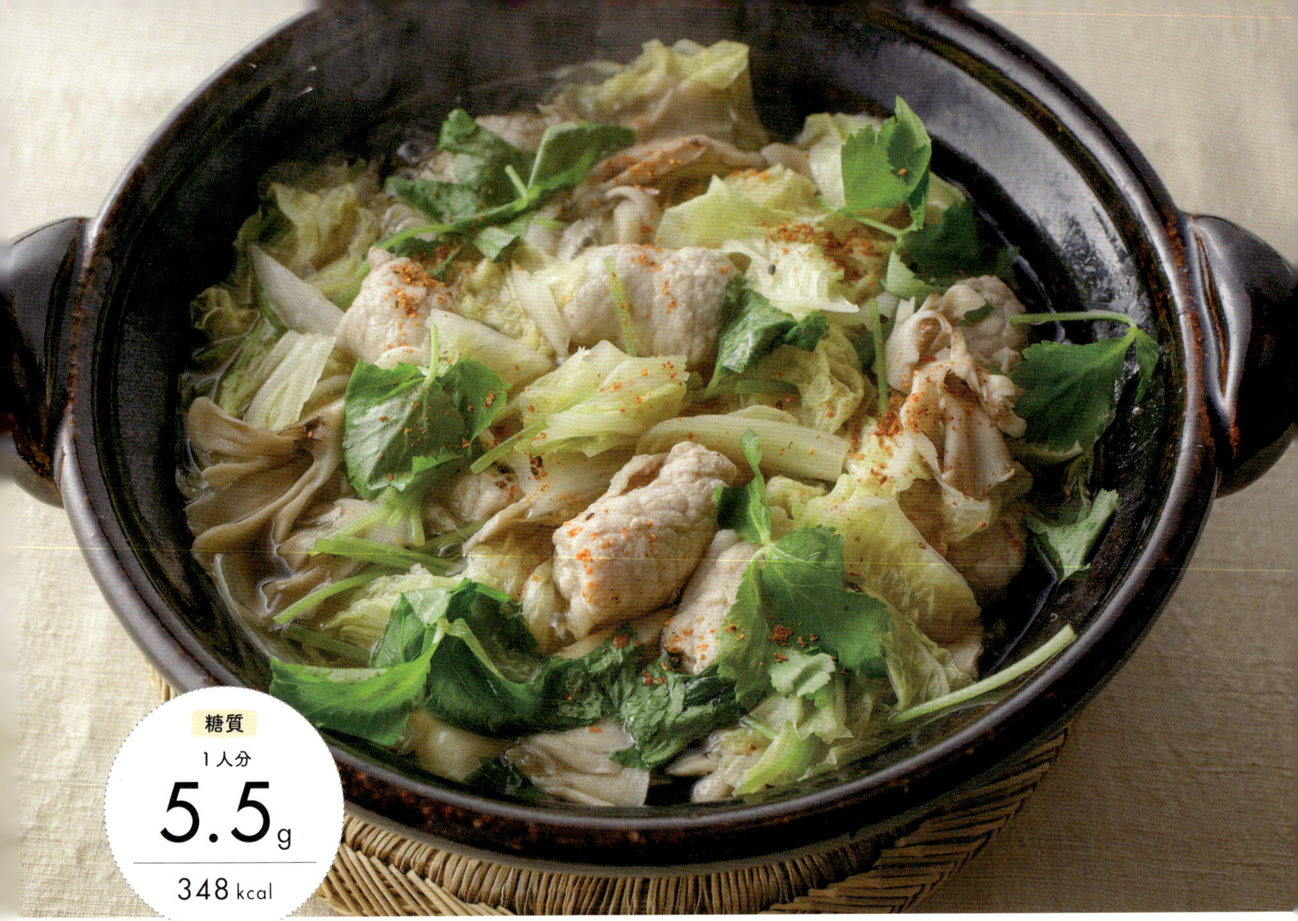

糖質
1人分
5.5g
348 kcal

白菜は少なめに、きのこでかさ増しして

豚こま肉巻き鍋

材料（2人分）

豚こま切れ肉…200ｇ
白菜…1～2枚
まいたけ…1パック（100ｇ）
三つ葉…1/2パック
片栗粉…大さじ1/2
Ⓐしょうが汁…1/2かけ分
　塩…小さじ1/3
　こしょう…少々
Ⓑだし…800mℓ
　塩…小さじ1/2
　しょうゆ…大さじ1
　酒…大さじ1
　バター…20ｇ
七味唐辛子…少々

作り方

1. 白菜は葉と軸に分け、軸はそぎ切り、葉はざく切りにする。まいたけは小房に分ける。三つ葉は4㎝長さに切る。
2. 豚肉を広げ、Ⓐで下味をつける。茶こしで片栗粉をふり、端から巻く。小さい肉を大きな肉で巻いてもよい。
3. 鍋にⒷを入れ、沸騰してから白菜、まいたけを入れる。煮立ったら2を加え、3～4分煮る。三つ葉を加え、七味唐辛子をふる。

糖質オフ ポイント

白菜などの葉物野菜でもたくさん食べれば糖質は高くなります。鍋の具はまいたけなどのきのこでボリュームを出します。

脂をオン ポイント

鍋物は油をとりにくいので、だしにバターを入れます。好みでもっと入れてもいいでしょう。

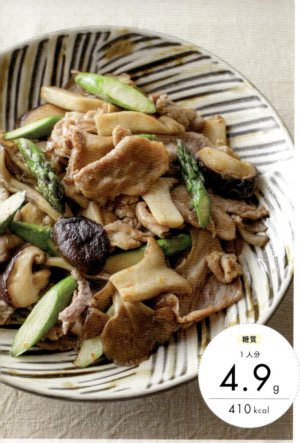

糖質
1人分
4.9g
410kcal

きのこたっぷりで糖質ダウン

豚肉のオイスター炒め

材料（2人分）

豚こま切れ肉…200g
エリンギ…1パック（100g）
まいたけ
…1/2パック（50g）
しいたけ…2個
グリーンアスパラガス
…2本（40g）
サラダ油…大さじ2
Ⓐ塩、こしょう…各少々
酒…大さじ1/2
片栗粉…小さじ1
Ⓑオイスターソース
…大さじ1/2
豆板醤…小さじ1/2
しょうゆ…小さじ1
水…大さじ1

作り方

1. きのこは食べやすく切る。アスパラガスは斜め切りにする。
2. 豚肉はⒶで下味をつける。Ⓑは混ぜる。
3. フライパンに油を温め、1を炒める。油が回ったら肉を広げるように加え、色が変わるまで炒める。Ⓑで味をつける。

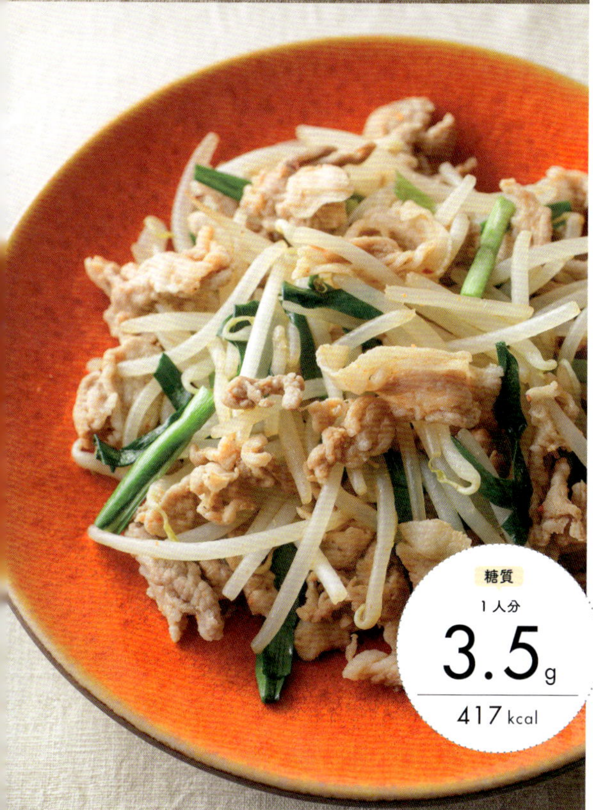

糖質
1人分
3.5g
417kcal

少しのコチュジャンで甘みと辛みをプラス

豚ともやしの韓国風炒め

材料（2人分）

豚こま切れ肉…200g
もやし…1袋（200g）
にら…1/5束（20g）
塩、こしょう…各少々
サラダ油…大さじ2
Ⓐコチュジャン…小さじ1
しょうゆ…小さじ1
ごま油…小さじ1

作り方

1. 豚肉は1cm幅に切る。Ⓐで下味をつける。もやしはひげ根をとる。にらは4cm長さに切る。
2. フライパンに油を温め、豚肉を入れて中火で炒める。肉の色が変わったらもやしを加え、強火にして約1分炒める。
3. にらを加え、混ぜる。塩、こしょうで味を調える。

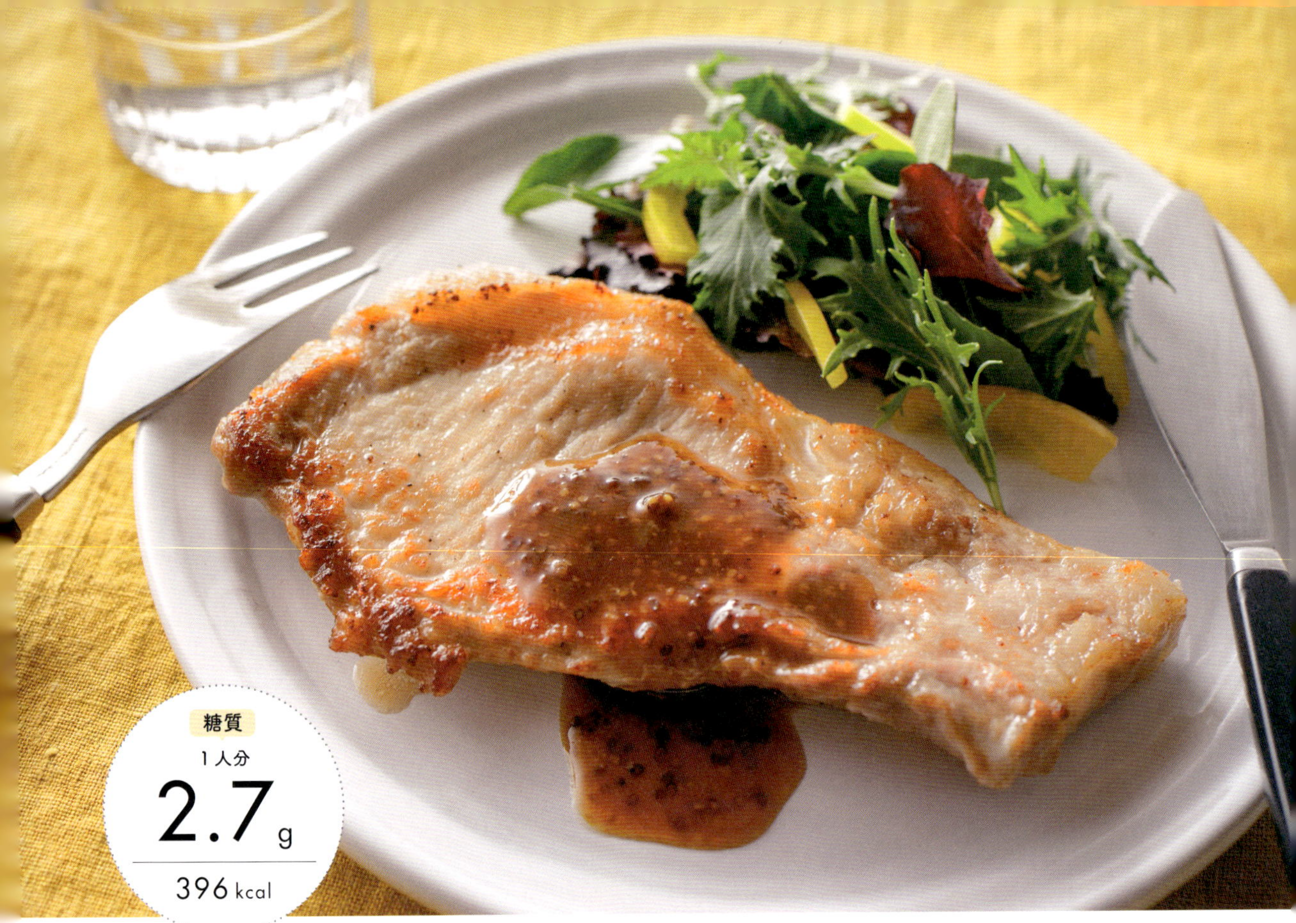

糖質
1人分
2.7g
396kcal

はちみつなら少量でもパンチのあるコクと甘みをプラス

豚肉のマスタードソテー

材料（2人分）

豚肩ロース肉（とんかつ用）
…2枚（250g）
塩、こしょう…各少々
パプリカ（黄）…少々
ベビーリーフ…1/2袋
オリーブ油…大さじ1〜2
Ⓐ粒マスタード
…大さじ1/2
白ワイン…大さじ1
はちみつ…小さじ1/2
しょうゆ…小さじ1

作り方

1 豚肉は筋切りし、塩、こしょうをふる。
2 フライパンに油を温め、肉を中火で2〜3分裏返して3〜4分焼き、器に盛りつける。
3 フライパンに混ぜ合わせたⒶを入れ、ひと煮立ちさせる。2にかける。
4 ベビーリーフに、へたと種をとって薄切りにしたパプリカを混ぜ、添える。

糖質オフ ポイント

酸味と辛みがおいしい粒マスタードに少しのはちみつを加えることでソースの味の輪郭がはっきりします。

脂をオン ポイント

フライパンに残った油は、肉の旨みが溶け込んでいます。残さず肉とつけ合わせの野菜にからめてしっかり味わってください。

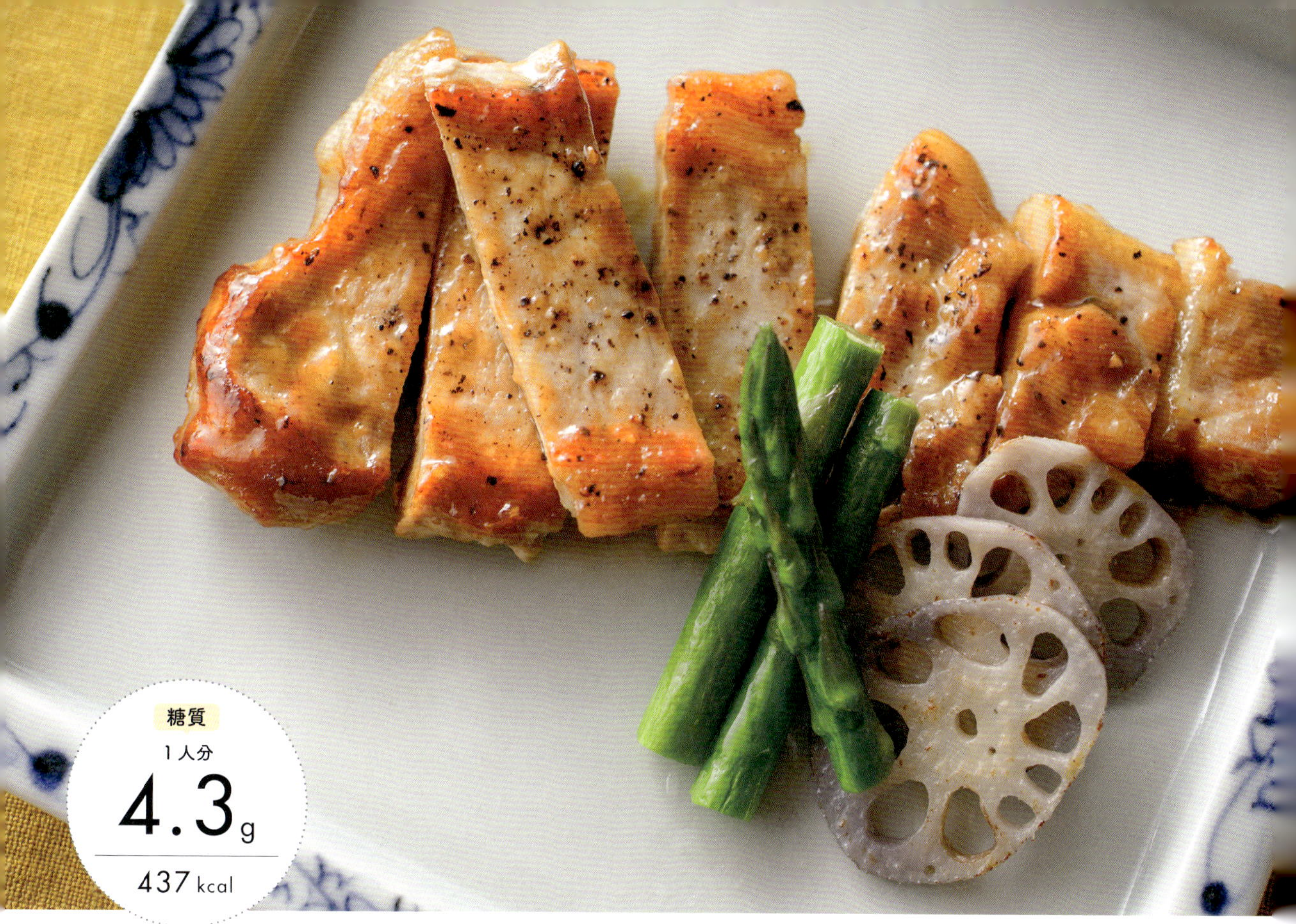

糖質

1人分

4.3g

437 kcal

糖質低めのマヨネーズでソースにコク出し

豚肉のわさびマヨ照り焼き

材料（2人分）

豚肩ロース肉（とんかつ用）
　…2枚（250g）
グリーンアスパラガス
　…2本（40g）
れんこん…2cm（20g）
塩、こしょう…各少々
サラダ油…大さじ1
Ⓐ練りわさび…小さじ1
　マヨネーズ…大さじ1
　しょうゆ…小さじ2
　みりん…小さじ1

作り方

1. アスパラガスは根元を1～2cm切り落とし、下から5～6cmピーラーで皮を向き、4～5cm長さに切る。れんこんは3mm厚さに切り、水にさらして、水けをきる。
2. 豚肉は筋切りし、塩、こしょうをふる。
3. フライパンに半量の油を温め、①を炒め、とり出す。
4. ③のフライパンに残りの油を足し、②を中火で2～3分焼き、裏返して3～4分焼く。とり出し、食べやすい大きさに切る。
5. フライパンに、混ぜ合わせたⒶと④を入れ、強火で煮からめる。器に盛り、③の野菜を添える。

糖質オフ ポイント

照り焼きには砂糖が欠かせませんが、ここでは少しのみりんに糖質の低いマヨネーズを加えて照り焼きだれを作ります。カロリーハーフタイプのマヨネーズは糖分を含むので、普通のものを使います。

脂をオン ポイント

焼き野菜にはマヨネーズを添えると、より油を多くとることができます。

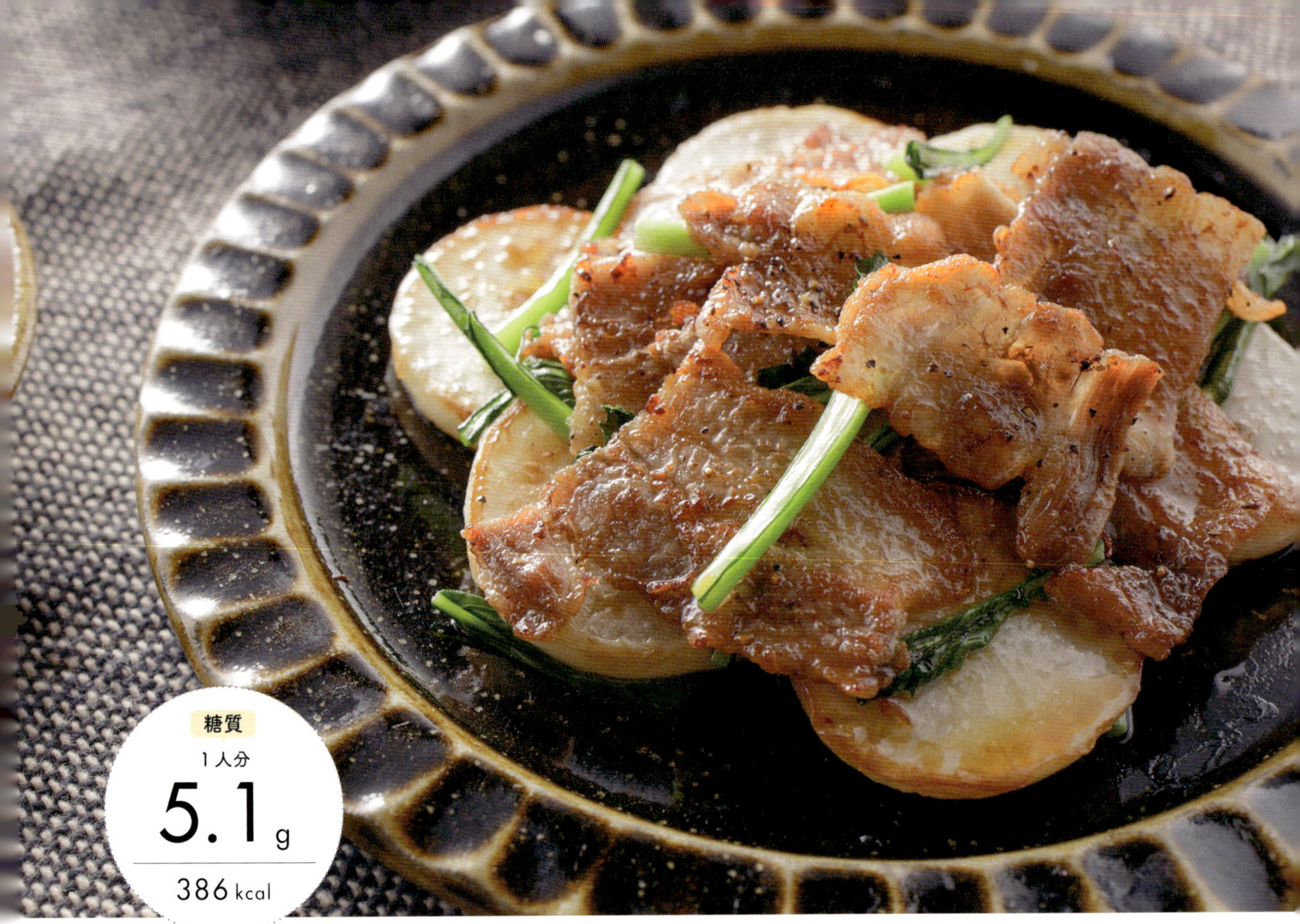

糖質
1人分
5.1g
386kcal

豚の旨みと油をかぶにしっかり吸わせて！

カリカリ豚とかぶのソテー

材料（2人分）

豚バラ肉（焼き肉用）
…150g
塩…小さじ1/4
こしょう…少々
かぶ…2個（200g）
サラダ油…大さじ1～2
Ⓐしょうが汁…小さじ1/2
しょうゆ…小さじ1
みりん…小さじ1
水…大さじ1

作り方

1 豚肉は塩、こしょうをふる。
2 かぶは葉と実に分ける。実は皮ごと1㎝厚さの輪切りにし、塩少々（分量外）をふって10分おき、水けをふく。葉は4㎝長さに切る。
3 フライパンに油を温め、1をカリッと両面焼いてとり出す。
4 かぶの実の両面をこんがりと焼く。葉を加え、さっと炒め、器に盛りつける。フライパンにⒶを入れ、ひと煮立ちしたら全体にかける。

糖質オフ ポイント

野菜の中では、やや糖質高めのかぶ。調味料の甘みは少量のみりんだけにしてバランスをとっています。

脂をオン ポイント

かぶは水分をしっかり出してから、豚バラ肉の脂を吸わせながら焼くと、コクが加わっておいしくなります。脂質を無駄なくとる工夫です。

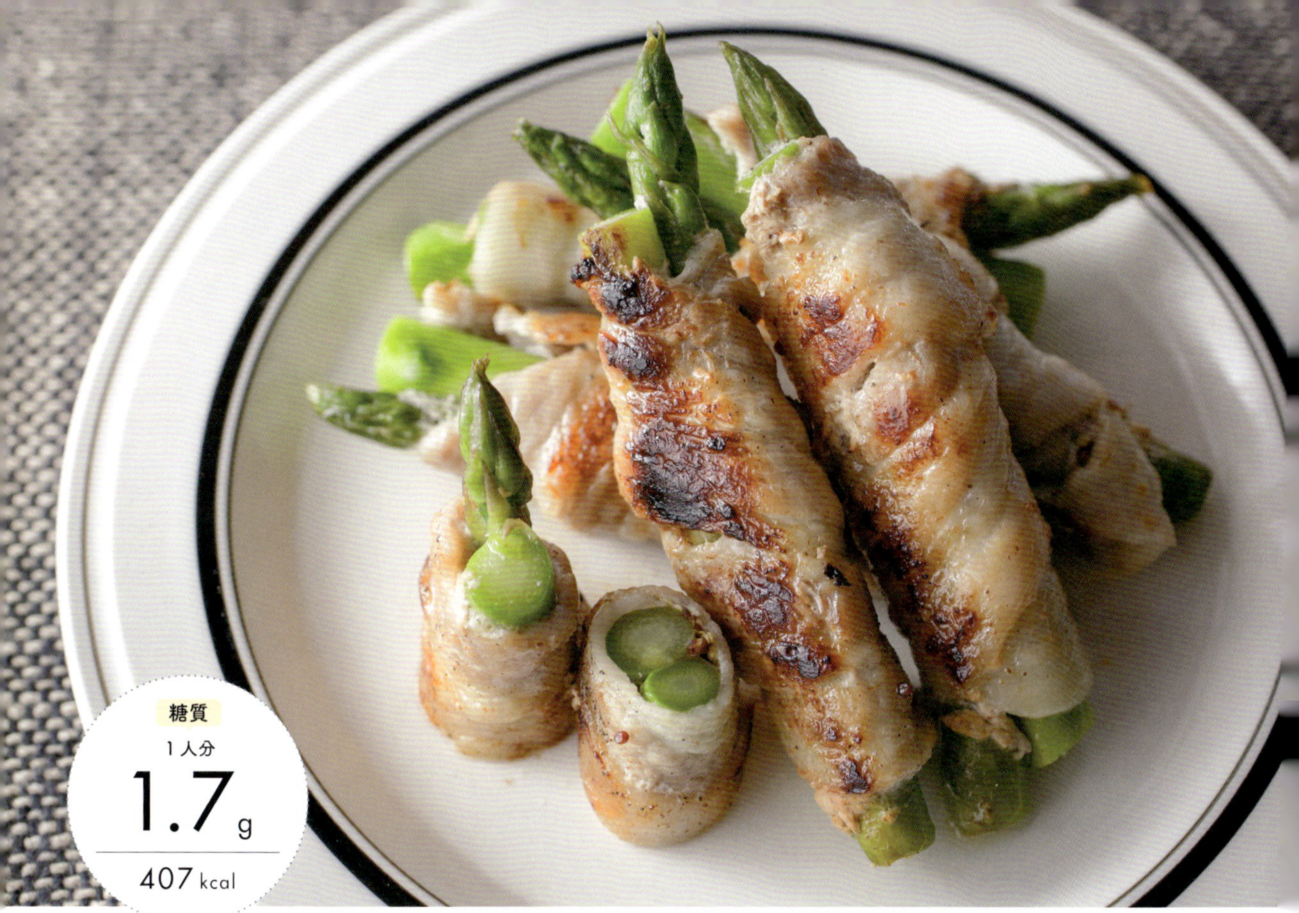

糖質

1人分

1.7g

407kcal

粒マスタードの酸味と食感がおいしさの決め手

アスパラの肉巻き

材料（２人分）

豚バラ肉（薄切り）
　…５～６枚（約150ｇ）
グリーンアスパラガス
　…１束（100ｇ）
塩…小さじ1/6
こしょう…少々
Ⓐ粒マスタード
　　…大さじ1/2
　マヨネーズ
　　…大さじ１と1/2
サラダ油…大さじ1/2

作り方

1. アスパラガスは根元のかたい部分を切り落とし、下から５～６㎝ピーラーで皮をむく。長さを半分に切り、ゆでる。Ⓐを混ぜ合わせておく。
2. 豚肉に塩、こしょうをふり、アスパラガス１本分をのせ、Ⓐをつけて巻く。巻き終わりを肉と肉の間に挟み込む。
3. フライパンに油を温め、２の巻き終わりを下にして並べ、焼き色がついたら転がしながらこんがりと焼く。食べやすく切って器に盛る。

糖質オフ ポイント

砂糖類は一切使わずに味つけ。マスタードで味と食感にメリハリを。

脂をオン ポイント

さらに腹持ちをよくしたい時は、一味唐辛子をふったマヨネーズをつけてもおいしく食べられます。

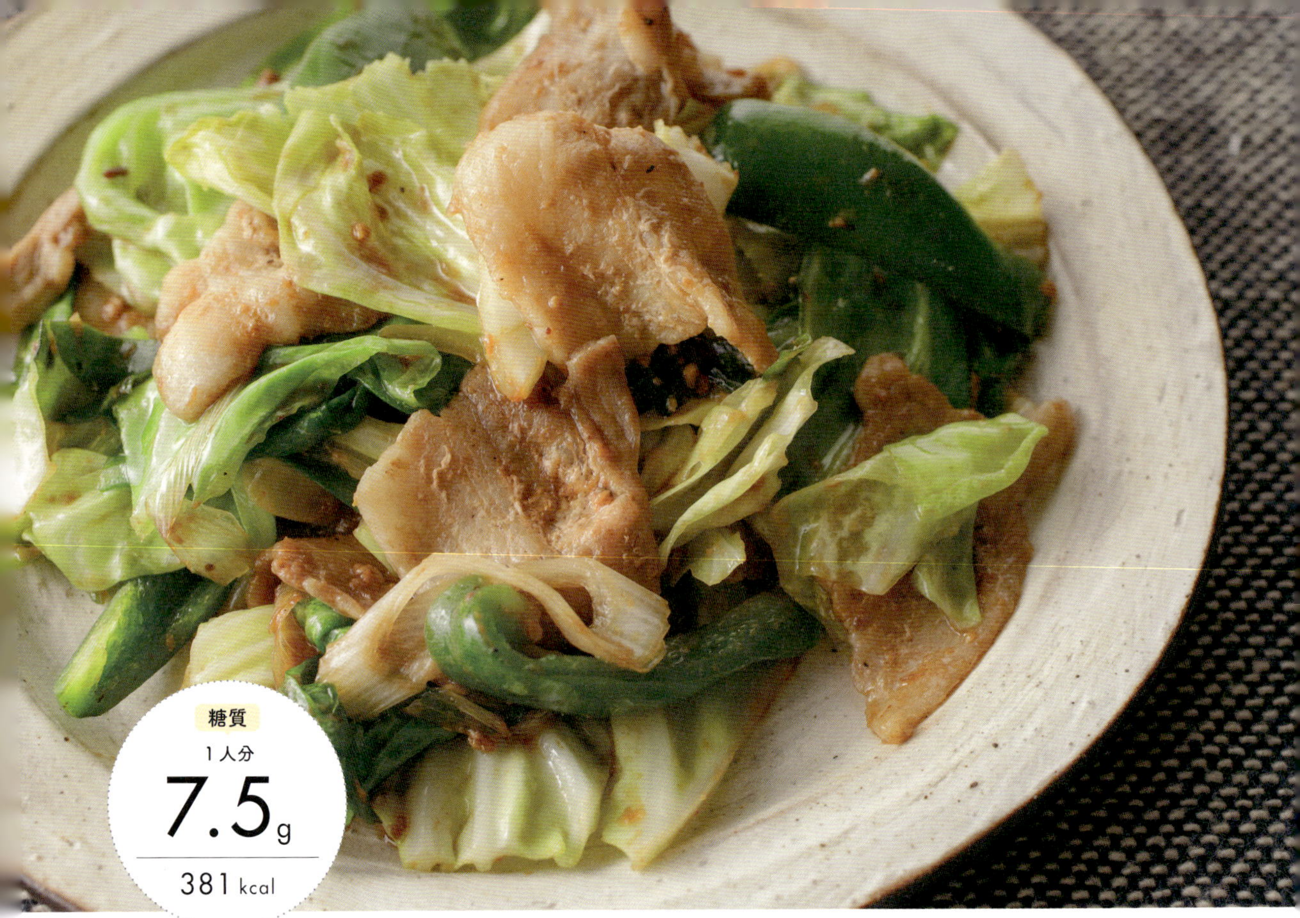

糖質

1人分

7.5g

381 kcal

定番のホイコーローを砂糖控えめでおいしく!

キャベツと豚肉のみそ炒め

材料（2人分）

豚バラ肉（薄切り）…150g
キャベツ…2〜3枚（150g）
長ねぎ…10cm（20g）
ピーマン…1個（40g）
サラダ油…大さじ1
Ⓐ塩、こしょう…各少々
　酒…小さじ1
Ⓑみそ…大さじ1と1/2
　砂糖…小さじ1
　酒…大さじ1/2
　サラダ油…大さじ1/2

作り方

1. キャベツは軸をとり3〜4cm角に切る。長ねぎは斜め切り、ピーマンは半分に切り、へたと種をとって1cm幅に切る。
2. 豚肉は3〜4cm幅に切り、Ⓐで下味をつける。Ⓑを混ぜ合わせる。
3. フライパンに油を温め、豚肉を炒める。こんがりしたら1を加えて強火で炒める。
4. 野菜に油が回ったら、Ⓑを加えて炒める。

糖質オフ ポイント

キャベツの甘みを生かして甘みその砂糖は小さじ1のみにします。

脂をオン ポイント

みそに油を加えると、油っぽくなりにくくコクが出ます。

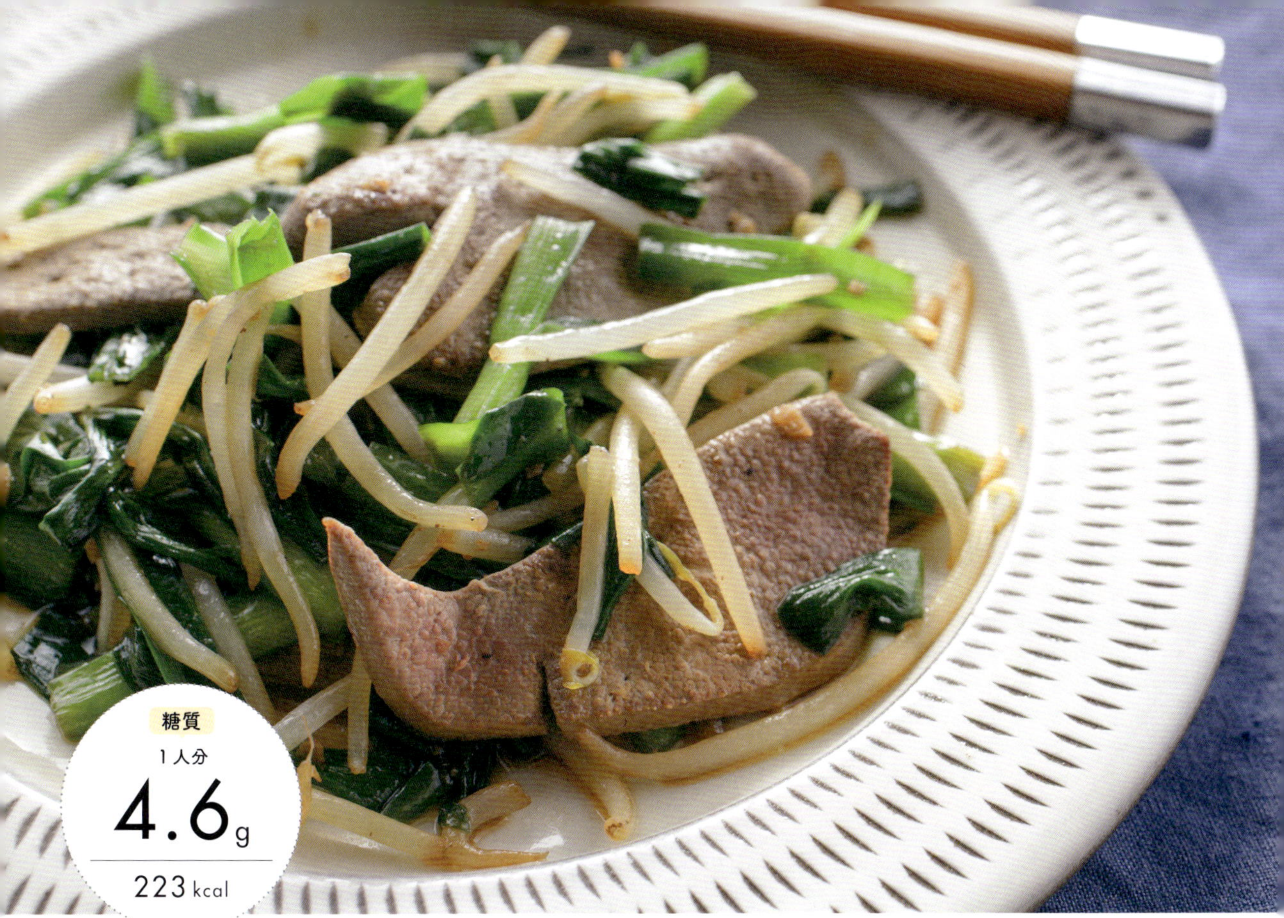

糖質
1人分
4.6g
223kcal

コクのあるレバーでパンチのあるおかず

豚レバニラ炒め

材料（2人分）

豚レバー…120g
にら…1束（100g）
もやし…1/2袋（100g）
しょうが…1/2かけ
牛乳…大さじ1
サラダ油…大さじ2〜4
Ⓐ鶏がらスープの素
　…小さじ1/2
　こしょう…少々
　しょうゆ…大さじ1
　酒…大さじ1

作り方

1. レバーは5㎜厚さの食べやすい大きさに切る。たっぷりの水につけ、さっと洗う。牛乳に5分ほどつけて臭みをとる。
2. にらは4㎝長さに切り、もやしはひげ根をとる。しょうがはみじん切りにする。
3. Ⓐは混ぜ合わせる。①のレバーは水けをふきとる。
4. フライパンに半量の油を温め、しょうがを弱火で炒める。香りが出たらレバーを入れ、中火で両面を焼く。Ⓐを大さじ1/2程度回し入れ、とり出す。
5. 残りの油を足し、もやし、にらをさっと炒める。レバーを戻して残りのⒶを加え、全体を混ぜる。

糖質オフポイント

鉄分豊富な豚レバーは100gで糖質2.5gです。糖質低めの青菜やきのこ類などと一緒に炒めても。

おいしいメモ

野菜との味のバランスをとるため、レバーに先に味をつけておきます。また、レバーは炒める前に水けをきちんととると、油はねやこげつきを防げます。

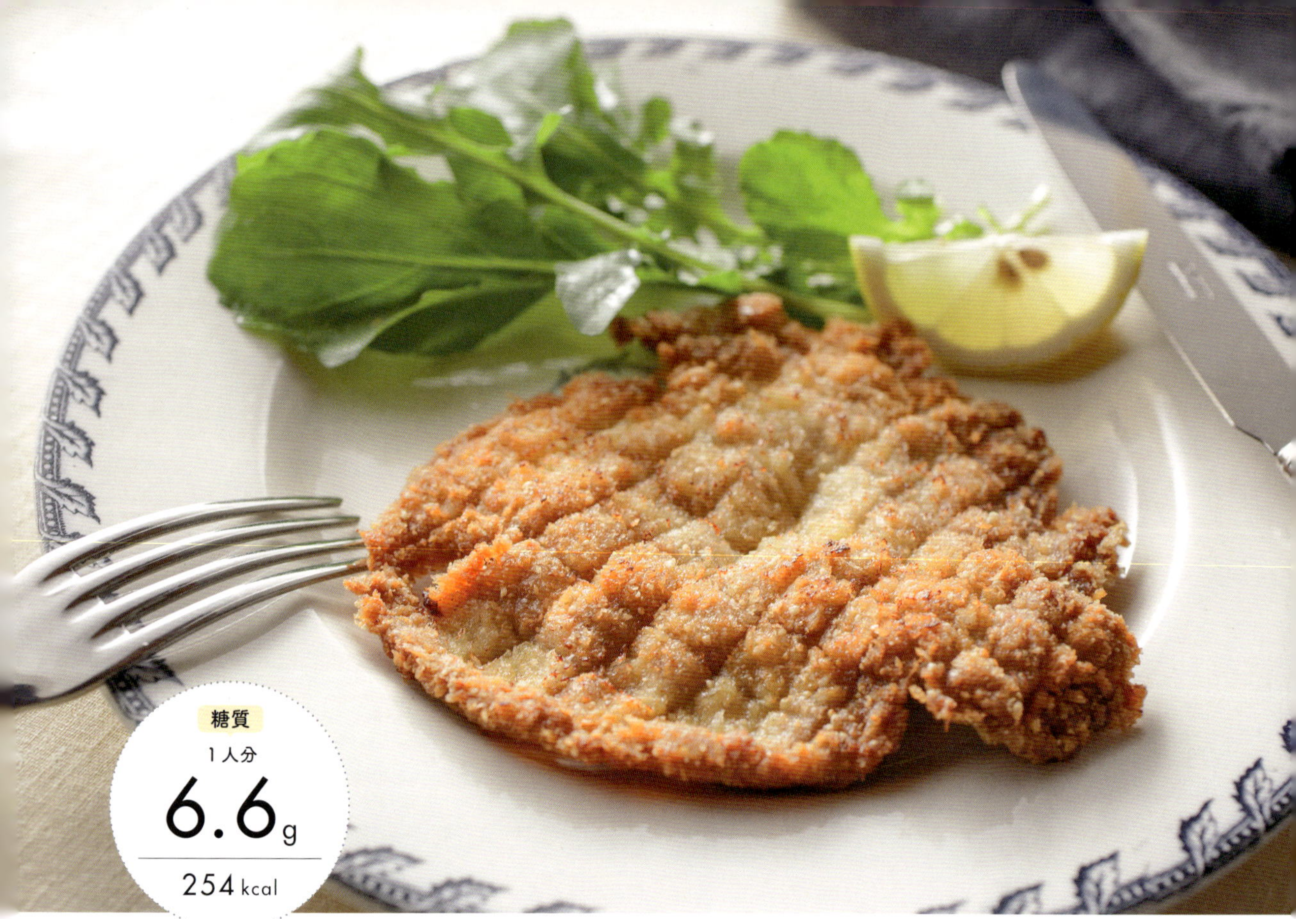

糖質

1人分

6.6g

254kcal

衣に小麦粉は使わず、パン粉も最小限に

ミラノ風カツレツ

材料（2人分）

豚ヒレ肉（かたまり）
…120ｇ
ルッコラ…小1/2袋
レモン（くし形切り）
…1/4個分
塩、こしょう…各少々
揚げ油…適量
Ⓐ溶き卵…1/2個分
│粉チーズ…大さじ1
Ⓑパン粉
│…1/2カップ（20ｇ）
│粉チーズ…大さじ1/2

作り方

1. 豚肉は2枚に切り、肉たたきなどで薄くのばす（肉たたきがなければ、ラップではさみ、めん棒やびんなどを転がしてのばす）。
2. Ⓐは混ぜ合わせる。Ⓑのパン粉はポリ袋に入れ、上からめん棒やびんなどを転がし細かくし、粉チーズと混ぜる。
3. 1に塩、こしょうをふる。Ⓐにくぐらせ、Ⓑをまぶし、手でおさえてなじませる。包丁の背で肉に格子状の模様をつける。
4. 深めのフライパンに揚げ油を底から1㎝程度入れ、170℃に温める。3を入れ、両面を色よく揚げる。器に盛り、ルッコラ、レモンを添える。

糖質オフ ポイント

揚げ物で気をつけるべきは衣部分に含まれる糖質。ここでは小麦粉は一切使わず、パン粉も最小限におさえたレシピにしています。卵液とパン粉の両方に粉チーズを混ぜることでパン粉が少なくてもカリッとします。

脂をオン ポイント

脂質が足りなくならないよう揚げ物は積極的に食べて。

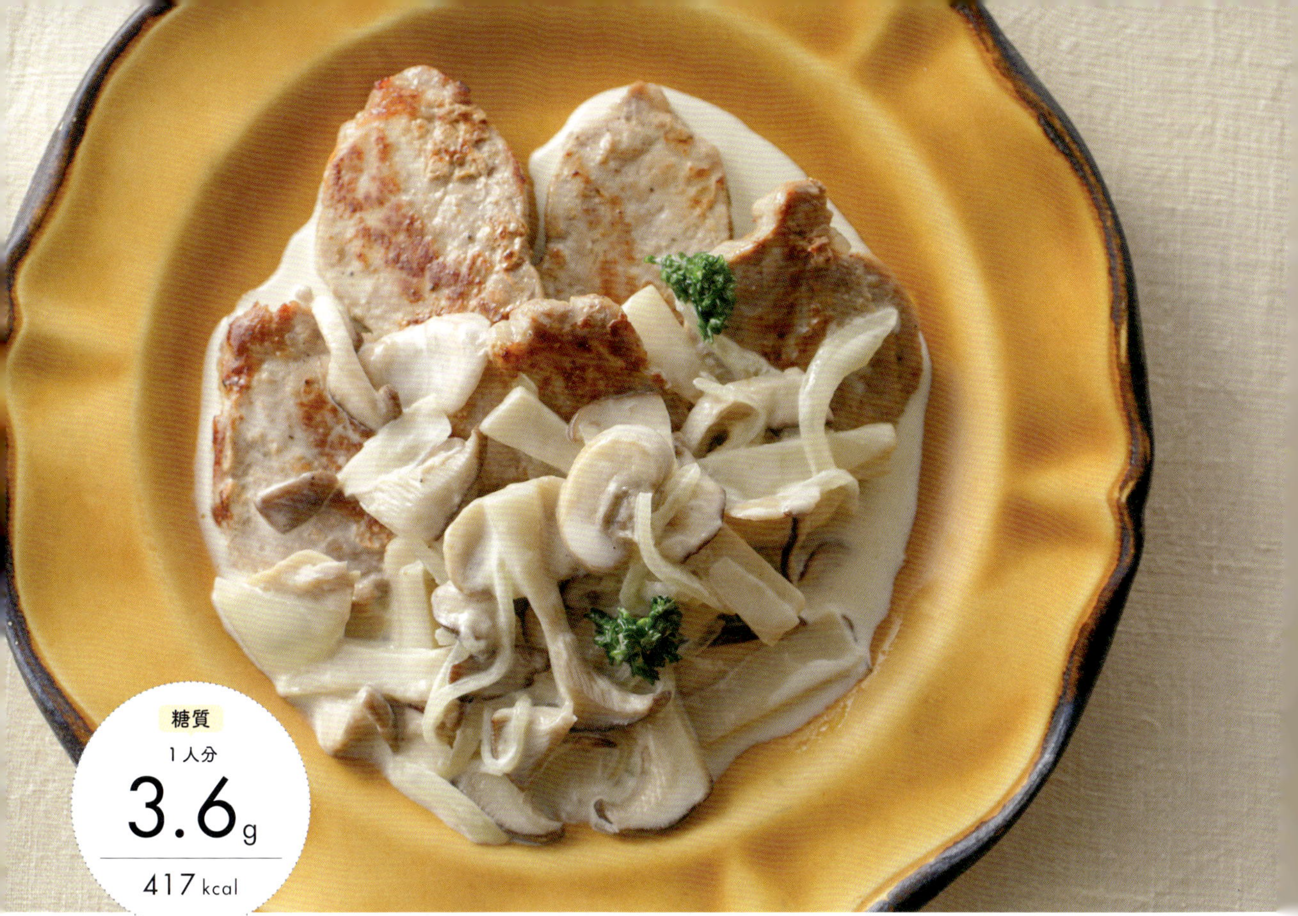

糖質
1人分
3.6g
417kcal

小麦粉を使わないクリームソースで糖質オフ

豚肉ときのこのクリームソース

材料（２人分）

豚ヒレ肉（かたまり）
…160ｇ
エリンギ…１本（50ｇ）
しいたけ…２個
マッシュルーム…３個（21ｇ）
玉ねぎ…1/8個（25ｇ）
パセリの葉…少々
生クリーム…100mℓ
塩、こしょう…各適量
オリーブ油
…大さじ１と1/2

作り方

1 玉ねぎ、きのこはあれば石づきをとり、薄切りにする。

2 豚肉は１cm厚さに切り、塩、こしょう各少々をふる。

3 フライパンに油大さじ1/2を温め、2を並べ、中火で２～３分焼く。色づいたら裏返し、３～４分、中まで火を通し、とり出す。

4 フライパンの汚れをふき、残りの油を入れ、1をしんなりするまで炒める。生クリームを加え、１～２分煮る。塩小さじ1/8、こしょう少々で味を調える。

5 3を戻し入れ、ソースをさっとからめ、器に盛る。パセリの葉を摘み、ちらす。

糖質オフ ポイント

クリームソースのとろみは、糖質の高い小麦粉は使わず、生クリームを煮詰めてとろみをつけます。

脂をオン ポイント

ヒレ肉は脂質が少ない部位なので、腹持ちをよくするためにクリームや油をたっぷり使います。

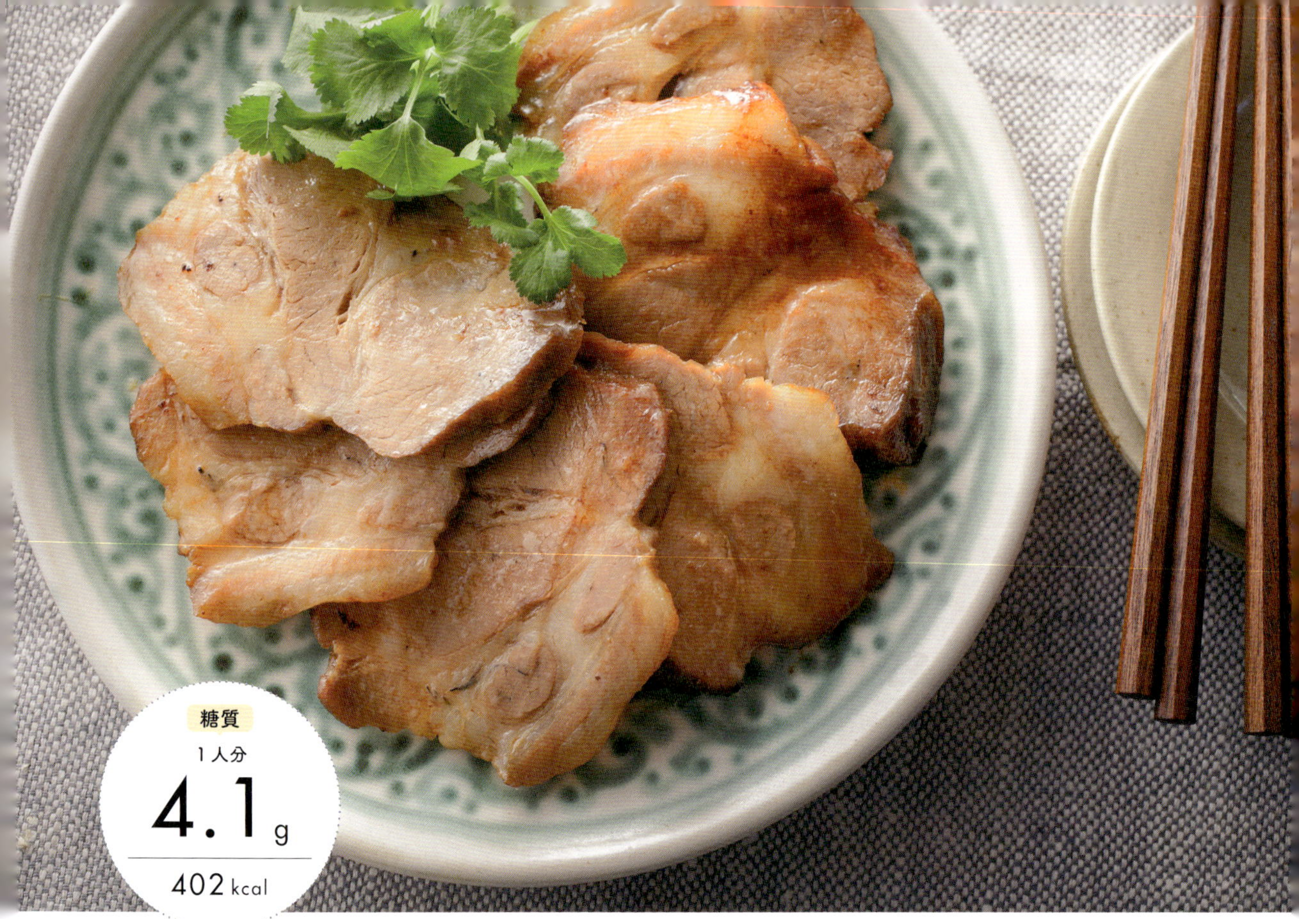

糖質
1人分
4.1g
402kcal

砂糖を使わず甘みの強いはちみつ少量でコク出し

簡単レンジチャーシュー

材料（2人分：作りやすい分量）

豚肩ロース肉（かたまり）…300g
香菜《シャンツァイ》（またはレタス）…少々
長ねぎ（緑の部分）…10cm
しょうが（薄切り）…1/2かけ分
Ⓐオイスターソース…小さじ1
　はちみつ…小さじ1
　酒…小さじ1
　しょうゆ…大さじ1

作り方

1. 豚肉は竹串でところどころ刺して穴をあけ、耐熱皿にのせる。混ぜ合わせたⒶを肉にもみ込み、10分おく。長ねぎ、しょうがをのせる。
2. ラップをふんわりとかけ、電子レンジで5分加熱する。裏返し、さらに5～6分加熱する。そのまま蒸らす。
3. 肉が冷めたらとり出し、薄切りにし、香菜を添える。

脂をオン ポイント

電子レンジで調理する時に油を使うと温度が上がりすぎてこげやすいので、このレシピでは油を使っていません。その代わり、食材には脂肪がしっかり含まれています。副菜には、「ほうれん草のやわらか中国風」（P100）など油をたっぷり使ったものを組み合わせてください。

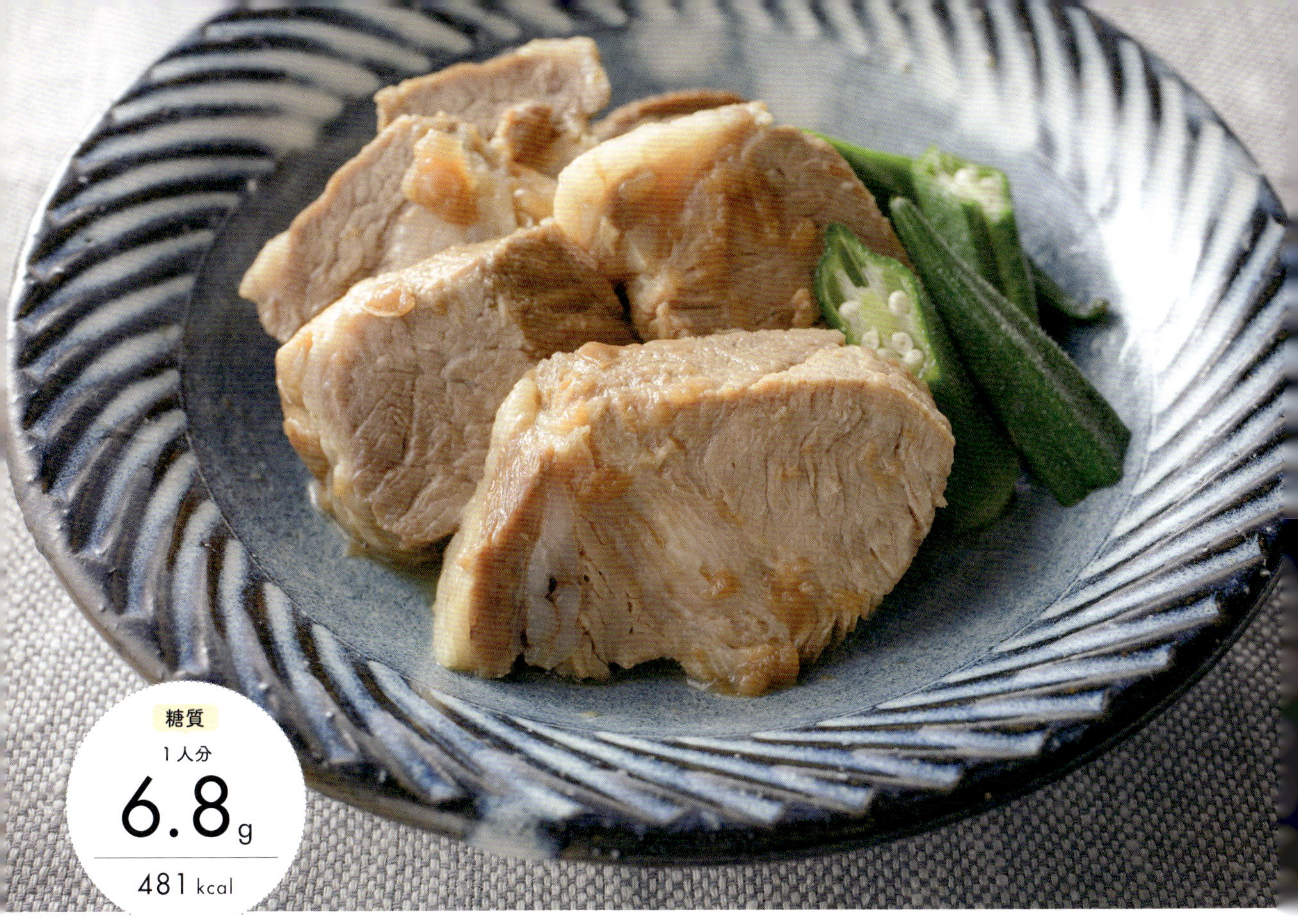

糖質
1人分
6.8g
481 kcal

糖類を控えて、梅干しの風味豊かに仕上げる

豚の梅煮

材料（作りやすい分量）

豚肩ロース肉（かたまり）
…300ｇ
オクラ…２〜３本
梅干し…２個（20ｇ）
Ⓐしょうゆ…大さじ１
　みりん…大さじ１
　酒…大さじ１
　サラダ油…大さじ１

作り方

1. 梅干しは種をとり、刻む。豚肉にⒶとともにもみ込む。
2. 鍋に１を梅干しの種とともに入れ、ひたひたの水（分量外）を加え、強火にかける。アクをとり、ふたをずらしてのせ、弱めの中火で40分、煮汁が少なくなるまで煮る。途中、２〜３回上下を返す。そのまま冷ます。
3. オクラはガクを削り、ゆでる。斜め半分に切る。２を食べやすく切り、器に盛り、オクラを添え、煮汁をかける。

おいしいメモ

塩分の高い梅干しを使うときは量を控えめにし、みりん少々を足して味を調整しましょう。

糖質オフ ポイント

糖類はみりん大さじ１のみ。梅干しの酸っぱさがアクセントになります。

脂をオン ポイント

豚肩ロースはバラ肉に次いで脂質が多い部分です。バラ肉よりも早く煮えるのもうれしいところ。手軽に煮豚が作れます。

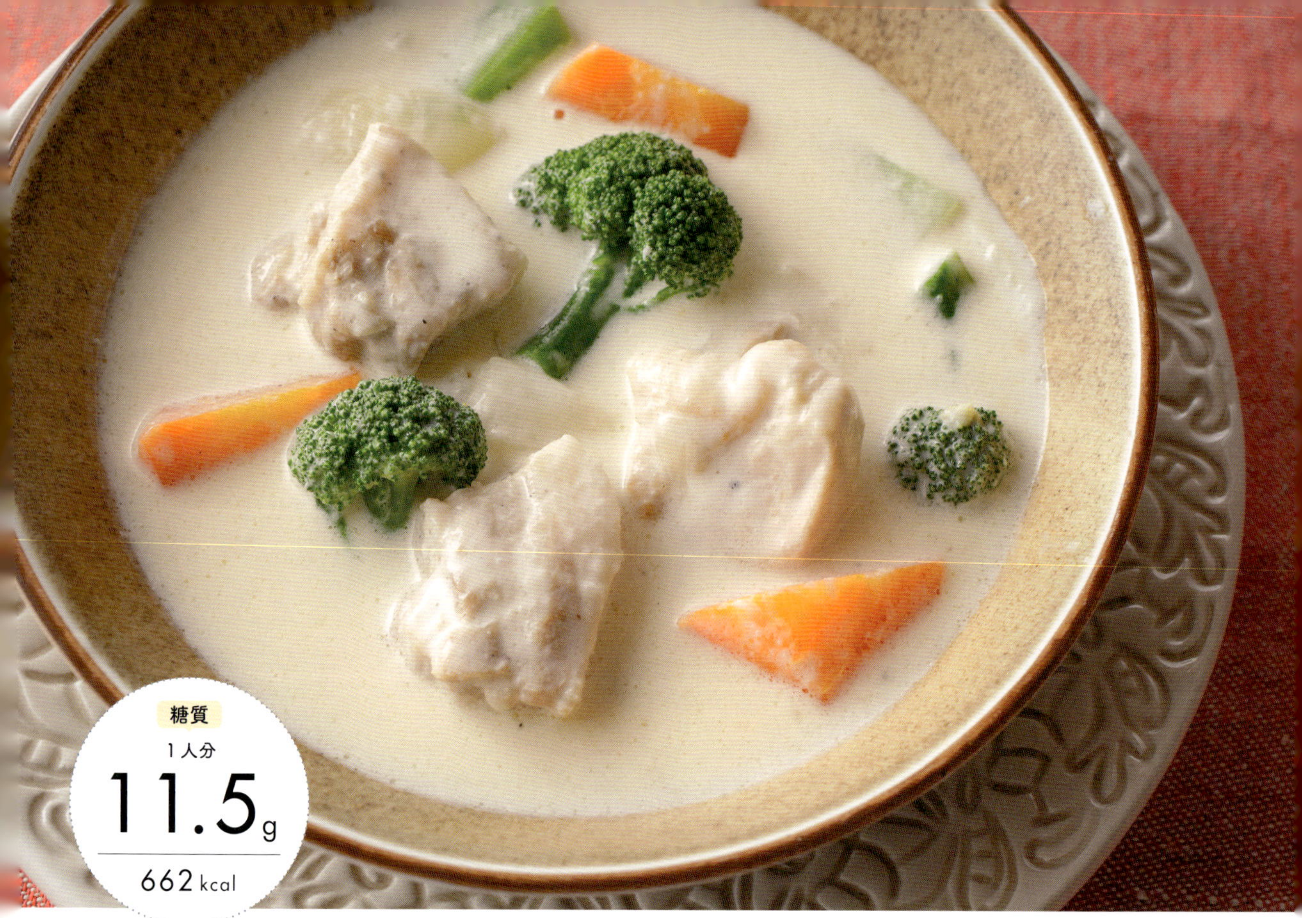

糖質
1人分
11.5g
662kcal

市販のルウ不要。小麦粉と砂糖を大幅カット

ポーククリームシチュー

材料（2人分）

豚肉（カレー用）…200ｇ
玉ねぎ…1/2個（100ｇ）
にんじん…1/3本（50ｇ）
ブロッコリー
…1/4株（50ｇ）
塩、こしょう…各適量
サラダ油…大さじ1
Ⓐ水…200㎖
スープの素…小さじ1
ローリエ…1枚
牛乳…100㎖
生クリーム…100㎖
バター…15ｇ
小麦粉…大さじ1/2

作り方

1. 豚肉は塩、こしょう各少々をふる。玉ねぎ、にんじんは乱切りにする。ブロッコリーは小房に分ける。バターは室温にもどす。
2. 厚手の鍋に油を温め、ブロッコリー以外の野菜と肉を炒める。肉の色が変わったらⒶを加え、ふたをして弱火で20分煮る。
3. ブロッコリーを加え、中火にして2分煮る。牛乳と生クリームを加える。
4. 室温でやわらかくしたバターは泡立て器でクリーム状にし、小麦粉をよく混ぜる。3の汁を少しずつ加えてとろりとなったら3に戻し入れ、混ぜながらひと煮立ちさせ、とろみをつける。塩、こしょう各少々で味を調える。

糖質オフ ポイント

市販のホワイトシチューのルウよりも小麦粉を控えめにしに砂糖をカットしたレシピです。

脂をオン ポイント

生クリームの乳脂肪分は高いものでも、低いものでもどちらでも作れるレシピですが、腹持ちをよくしたいときは高脂肪ものを使うのがおすすめ。

カレーをどうしても食べたいときには！

〈自家製ルウで糖質オフカレー〉

市販のカレールウは砂糖と小麦粉がたっぷり入って糖質はかなり高め。ここでは糖質をグッとおさえた自家製ルウを作ります。具も低糖質のきのこをたっぷり入れました。夕食時の糖質オフメニューとして食べるならば糖質オフ麺や、少しのフランスパンを合わせて。朝や昼にごはんと食べる場合は、各自、ごはんの量を調整してください。

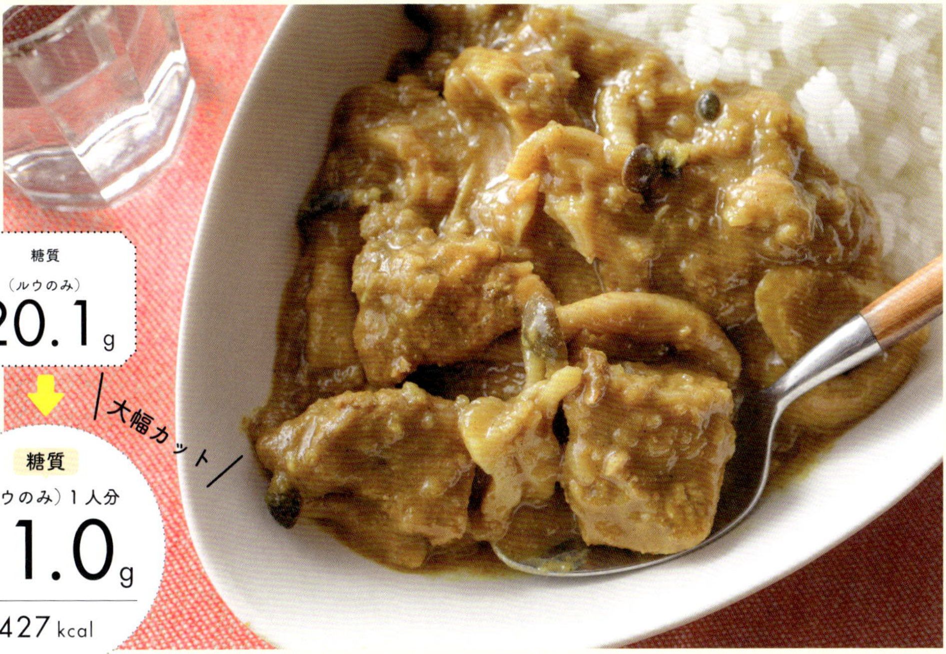

糖質
（ルウのみ）
20.1g

＼大幅カット／

糖質
（ルウのみ）１人分
11.0g
427 kcal

材料（２人分）

- 豚肉（カレー用）…200g
- 玉ねぎ…1/4個（50g）
- にんにく…１片
- しょうが…１かけ
- まいたけ…1/2パック（50g）
- しめじ…１パック（100g）
- りんご（すりおろす）…1/6個分（50g）
- 赤唐辛子…1/2〜１本
- カレー粉…小さじ２
- ガラムマサラ（あれば）…小さじ１
- バター…15g
- 小麦粉…大さじ1/2
- サラダ油…大さじ１
- Ⓐ塩、こしょう…各少々
  - カレー粉…小さじ１
  - サラダ油…大さじ1/2
- Ⓑ水…250mℓ
  - 固形スープの素…１個
  - ローリエ…１枚
  - ウスターソース…小さじ１

作り方

1. 玉ねぎ、にんにく、しょうがはみじん切りにする。まいたけ、しめじは小房に分ける。豚肉はⒶをもみ込む。バターは室温に戻す。
2. 鍋に油を温め、玉ねぎ、にんにく、しょうが、唐辛子を弱火で炒める。
3. 香りが出てきたら、中火で豚肉をこんがりと炒める。まいたけ、しめじを加え、全体に油が回ったらカレー粉を加えて炒める。
4. ３にⒷを加え、沸騰したらアクをとり、弱火で15〜20分煮る。すりおろしたりんご、ガラムマサラを加える。
5. やわらかくしたバターはクリーム状にし、小麦粉をよく混ぜる。４の煮汁を大さじ１程度加えて混ぜてなじませたら４の鍋に戻し入れる。鍋底から混ぜながら４〜５分煮る。

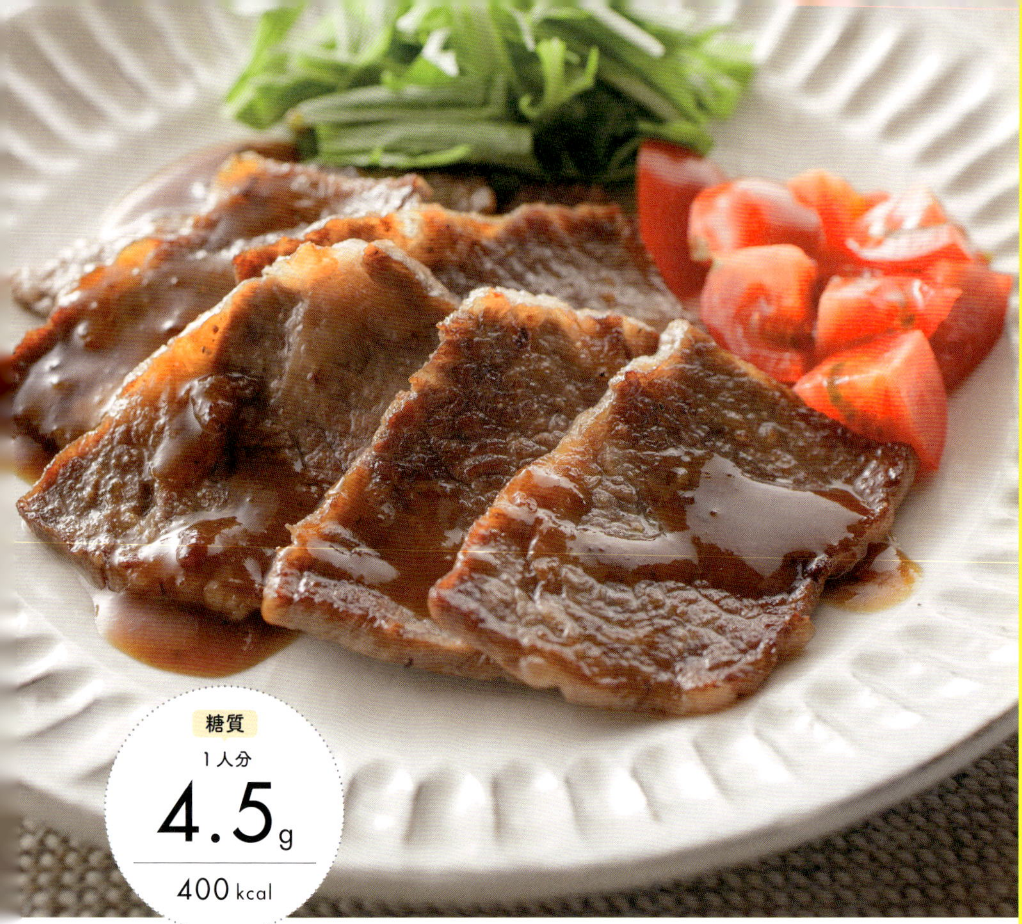

糖質
1人分
4.5g
400kcal

わさびの辛みがピリッとおいしい！

牛肉のソテーわさびソース

材料（2人分）

牛肉（肩ロース、カルビなど焼き肉用）…200g
トマト…1/2個
水菜…1株（20g）
塩、こしょう…各少々
サラダ油…大さじ1～2
Ⓐしょうゆ…小さじ2
　みりん…小さじ1
　練りわさび…大さじ1/2
　水…大さじ2

作り方

1. 水菜は3cm長さに切る。トマトは1.5cm角に切る。器に盛る。
2. 牛肉は塩、こしょうをふる。フライパンに油を温め、肉の両面を焼き、器に盛る。
3. フライパンにⒶを入れ、ひと煮立ちさせる。肉と野菜にかける。

糖質オフポイント

少量のみりんがかくし味。わさびの辛みに照りとコクと甘みを加えた糖質オフソースです。野菜にもソースをかけ、油もしっかりからめて食べましょう。

牛肉

赤身は、鶏や豚よりも鉄などのミネラルが豊富です。輸入牛より国産牛は脂が多く肉質もやわらかい特徴があります。

カルビ肉

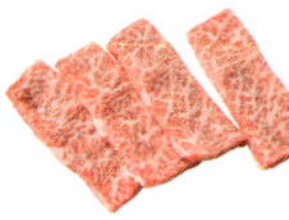

100g

糖質	脂質
0.3g	39.4g

脂肪が多いバラ肉。こってりした味

ロース肉

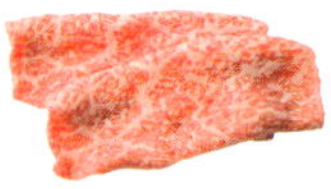

100g

糖質	脂質
0.2g	37.1g

リブロースと呼ばれ、きめ細かく上質な肉

肩ロース肉

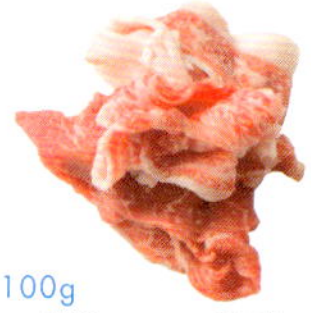

100g

糖質	脂質
0.2g	26.4g

脂肪が適度にあり、旨みがある

もも肉

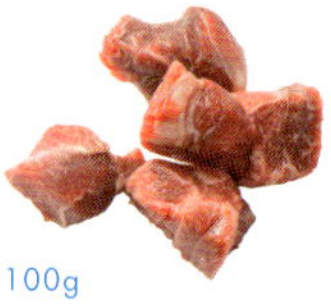

100g

糖質	脂質
0.4g	13.3g

ややかための赤身肉。脂質は少なめ

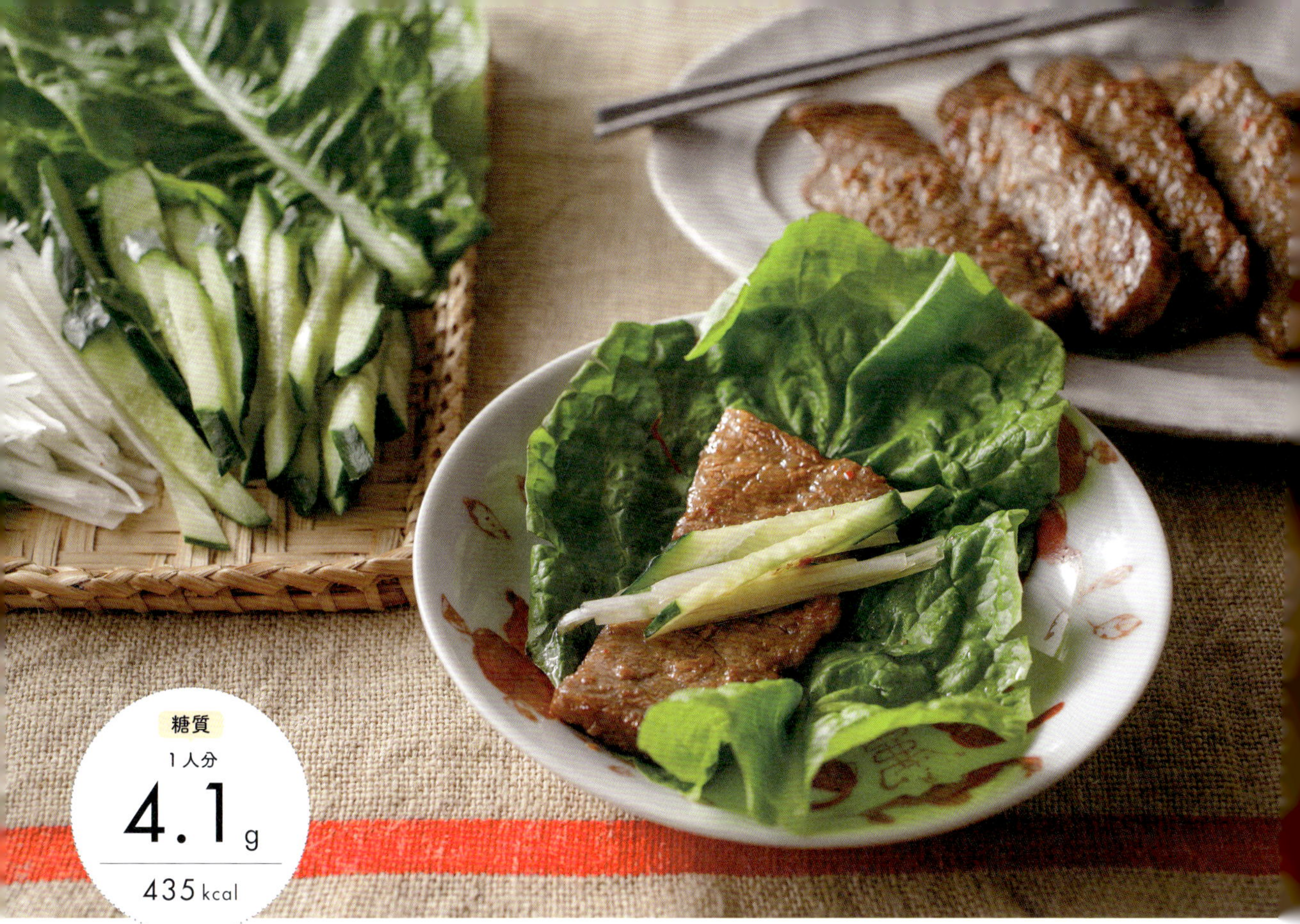

糖質
1人分
4.1g
435kcal

焼き肉のたれは甘さ控えめの自家製で

焼き肉おかずサラダ

材料（2人分）

牛肉（焼き肉用）…200ｇ
サンチュ…１パック
長ねぎ…10㎝
きゅうり…1/2本（50ｇ）
サラダ油…大さじ１
Ⓐにんにく（すりおろす）
　…1/2片分
　しょうが（すりおろす）
　…1/2かけ分
　しょうゆ…大さじ１
　酒…大さじ1/2
　砂糖…小さじ1/2
　一味唐辛子…小さじ1/8
　ごま油…大さじ1/2～１

作り方

1. サンチュは洗い、水けをよくきる。長ねぎ、きゅうりは５㎝長さのせん切りにし、サンチュとともに盛りつける。
2. Ⓐを合わせ、牛肉にもみ込んで下味をつける。
3. フライパンに油を温め、2を両面焼き、盛りつける。サンチュで肉、野菜を包んで食べる。

脂をオン ポイント

牛肉などに含まれる動物性脂肪も体内では効率のよいエネルギー源になります。フライパンに油が残ったときは、きのこや野菜を炒めて、油をからめ、付け合わせとして一緒に食べてもよいでしょう。

手作り割り下で糖質オフ

フライパンすき焼き

材料（2人分） ＊フライパンは直径24～26cm程度のものが作りやすい。

牛ロース肉（薄切り）
…200g
しらたき…150g
長ねぎ…15cm（30g）
しいたけ…2個
春菊…1/8袋（25g）
卵…2個
Ⓐ酒…50mℓ
砂糖…大さじ2
しょうゆ
…大さじ2と1/2
牛脂（あれば）…適宜

作り方

1 しらたきは食べやすい長さに切り、ゆでてアク抜きする。
2 長ねぎは斜め切り、しいたけは軸を切って笠に切り込みを入れる。春菊は葉と茎に分け、茎は斜め切りにする。
3 フライパンにⒶを煮立て、牛肉、1を入れる。肉の色が変わったらねぎ、しいたけ、春菊の茎を加え、ふたをしてしんなりするまで煮る。春菊の葉を加え、ひと煮立ちさせる。溶き卵をつけて食べる。

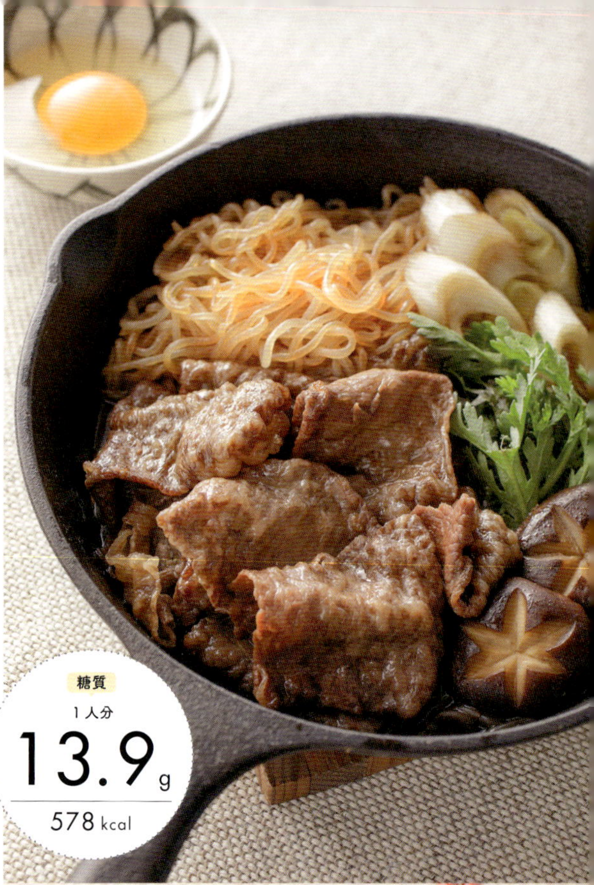

糖質
1人分
13.9g
578kcal

小さじ1の片栗粉で肉をやわらかく

チンジャオロウスー

材料（2人分）

牛肩肉（焼き肉用）
…150g
ピーマン…4個（160g）
たけのこ（水煮）…30g
ごま油…大さじ1
Ⓐ塩…小さじ1/6
片栗粉…小さじ1
酒…小さじ1
サラダ油…大さじ1～3
Ⓑ長ねぎ（みじん切り）
…5cm分
しょうが（みじん切り）
…1/2かけ分
にんにく（みじん切り）
…1/2片分
Ⓒオイスターソース
…大さじ1/2
しょうゆ…小さじ1

作り方

1 ピーマンは種をとり、5mm幅のせん切りに、たけのこは穂先は薄切り、根元は4～5cm長さの細切りにする。牛肉は7mm程度の細切りにし、Ⓐをもみ込む。
2 フライパンに油とⒷを入れて弱火で炒める。香りが出たら肉を加え、強火で炒める。肉の色が変わったら野菜を加えて炒め、Ⓒを加えて混ぜる。

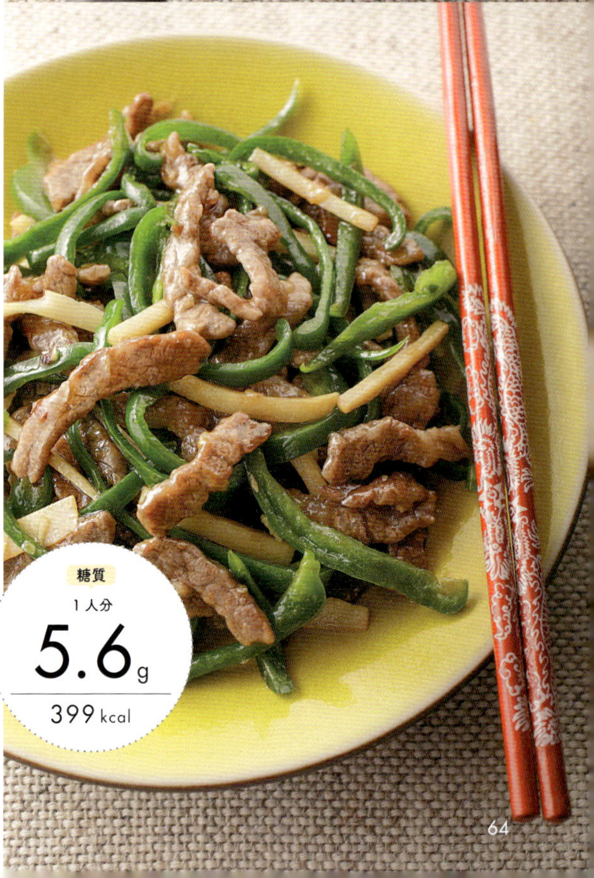

糖質
1人分
5.6g
399kcal

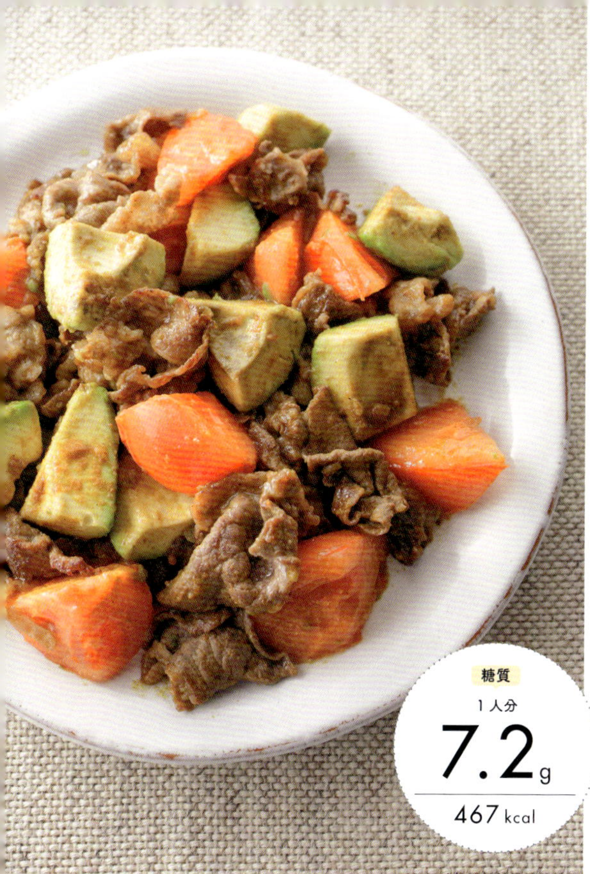

糖質
1人分
7.2g
467 kcal

カレー粉の香りで食べ飽きない味つけ

牛肉とトマトのカレー炒め

材料（2人分）

牛肩ロース肉（薄切り）…150g
トマト…1個（150g）
アボカド…1個（200g）
にんにく…1/2片
サラダ油…大さじ1～3

Ⓐ塩、こしょう…各少々
酒…小さじ1
片栗粉…小さじ1

Ⓑカレー粉…大さじ1/2
しょうゆ…大さじ1
みりん…大さじ1/2

作り方

1. 牛肉は4cm長さに切り、Ⓐをふって下味をつける。
2. トマトとアボカドはひと口大の乱切りにする。にんにくはみじん切りにする。Ⓑは混ぜ合わせる。
3. フライパンに油を温め、にんにくを弱火で炒める。香りが出たら牛肉を加え、強火にして炒める。焼き色がついたらトマト、アボカド、Ⓑを加え、ひと混ぜする。

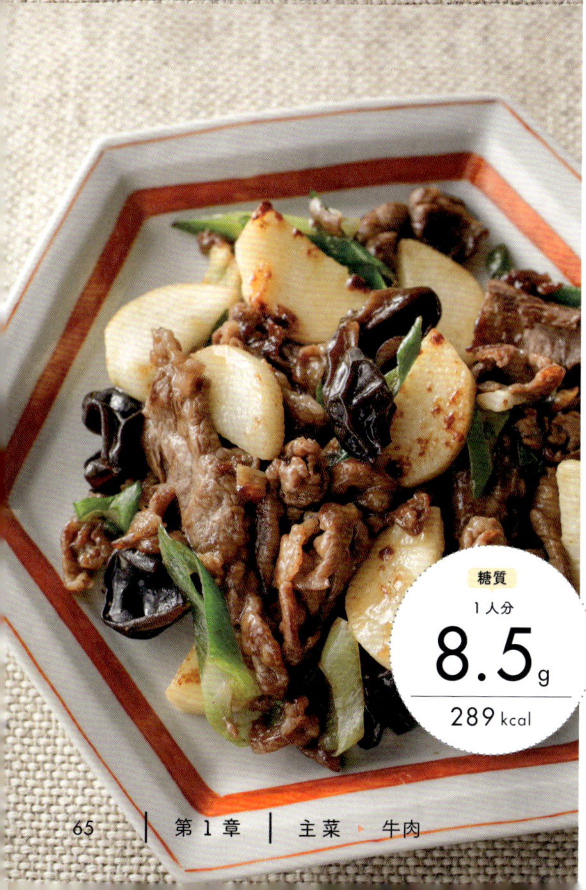

糖質
1人分
8.5g
289 kcal

肉の下味にごま油で風味づけ

牛肉と長いもの炒め物

材料（2人分）

牛肩ロース肉（薄切り）…100g
長いも…5cm（80g）
長ねぎ…10cm（20g）
にんにく（つぶす）…1/2片分
きくらげ…2g
サラダ油…大さじ1～2

Ⓐ塩、こしょう…各少々
片栗粉…小さじ1
酒…小さじ1
ごま油…大さじ1/2

Ⓑオイスターソース…小さじ2
しょうゆ…小さじ1/2

作り方

1. 牛肉は3cm幅に切り、Ⓐをもみ込む。
2. 長いもは皮をむき、5mm厚さの半月切りにする。長ねぎは斜め薄切りにする。きくらげはたっぷりの水に10～15分ほどつけて戻し、石づきをとり、ひと口大にする。
3. フライパンに油とにんにくを入れて温め、香りが出たら肉を炒める。2を加えてさらに炒め、長いもに焦げ目がついたらⒷを加えてさっと炒める。

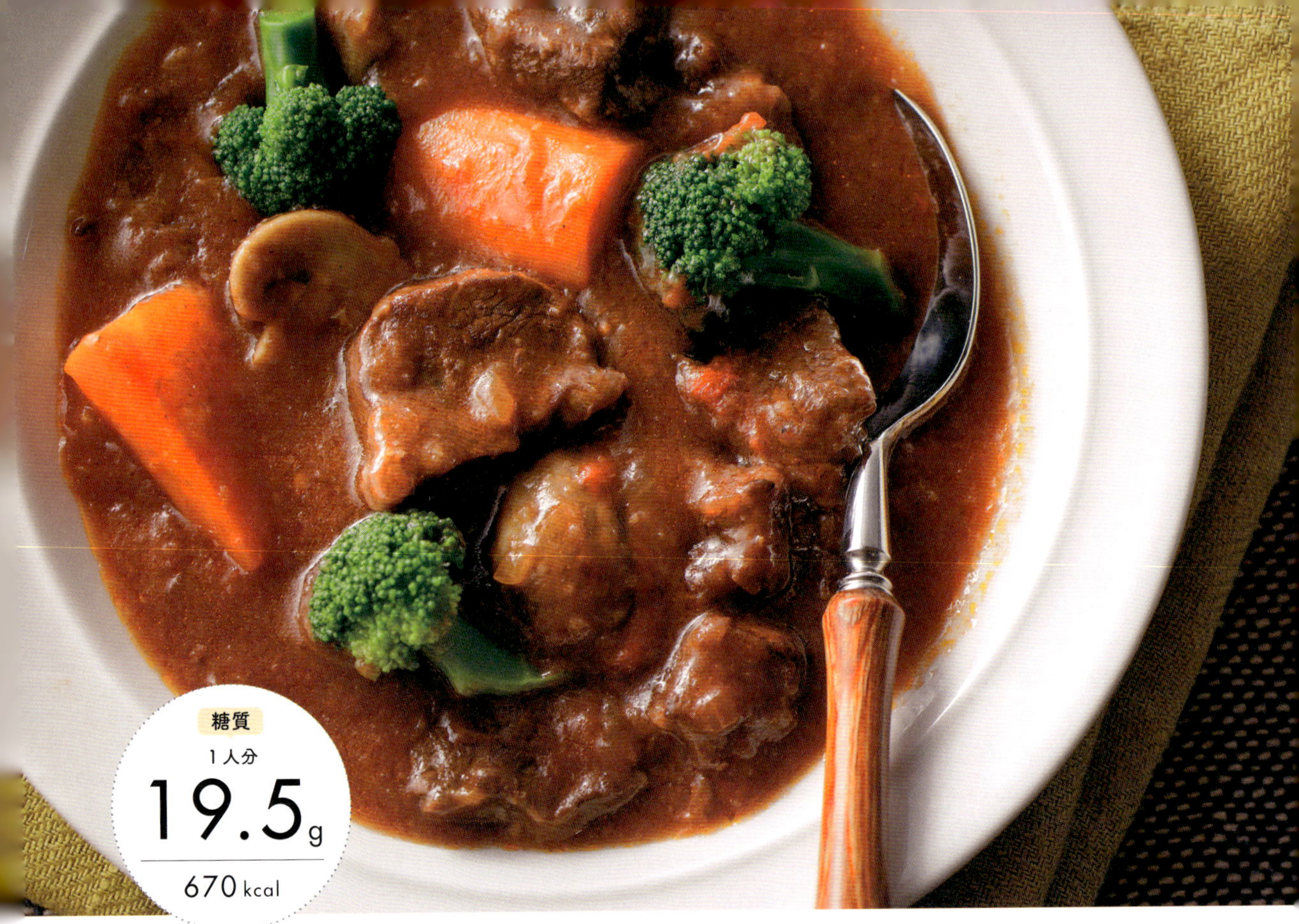

糖質
1人分
19.5g
670 kcal

市販のルウを使わず、とろみは少量のじゃがいもでつけて

糖質オフビーフシチュー

材料（2人分）

牛肉（シチュー用）…300ｇ
小麦粉…大さじ1/2
玉ねぎ…1/4個（50ｇ）
にんにく…1片
にんじん…1/2本（75ｇ）
じゃがいも…1/4個（40ｇ）
マッシュルーム…4個（50ｇ）
ブロッコリー…1/4株（50ｇ）
サラダ油…大さじ1
ウスターソース…大さじ1
バター…30ｇ
Ⓐ赤ワイン…大さじ2
　トマト缶（ホール）
　　…1/2缶（200ｇ）
　水…200mℓ
　固形スープの素…1個
　ウスターソース…大さじ1
　塩…小さじ1/4
　こしょう…少々
　ローリエ…1枚

作り方

1. 牛肉にウスターソースと油をもみ込み、10分おく。小麦粉をまぶす。玉ねぎ、にんにくはみじん切り、にんじんは3㎝長さに切り、縦半分にする。マッシュルームは半分に切る。ブロッコリーは小房に分け、さっとゆでる。
2. 鍋に半量のバターを温め、①のにんじん、マッシュルームを炒める。バターが回ったらとり出す。残りのバターを入れ、①の玉ねぎ、にんにくを炒める。少し茶色になってきたら、①の牛肉を入れて焼きつける。
3. Ⓐの赤ワイン、トマト缶を加えてつぶし、残りのⒶを入れる。沸騰したらアクをとり、ふたをずらしてのせ、20分煮る。②でとり出した野菜を戻し入れ、さらに15分煮る。
4. ③にじゃがいもの皮をむいてすりおろして加える。ときどき混ぜながら5～6分煮る。器に盛りつけ、①のブロッコリーを加える。

糖質オフ ポイント

じゃがいもは糖質が高いので具には使わず、少量すりおろしてルウのかわりに使います。フランスパン1切れ（20ｇ）をつけると糖質は11.0ｇ、エネルギーは56kcalプラスされます。

おいしいメモ

トマト缶とウスターソースでさっぱり食べやすいシチューです。

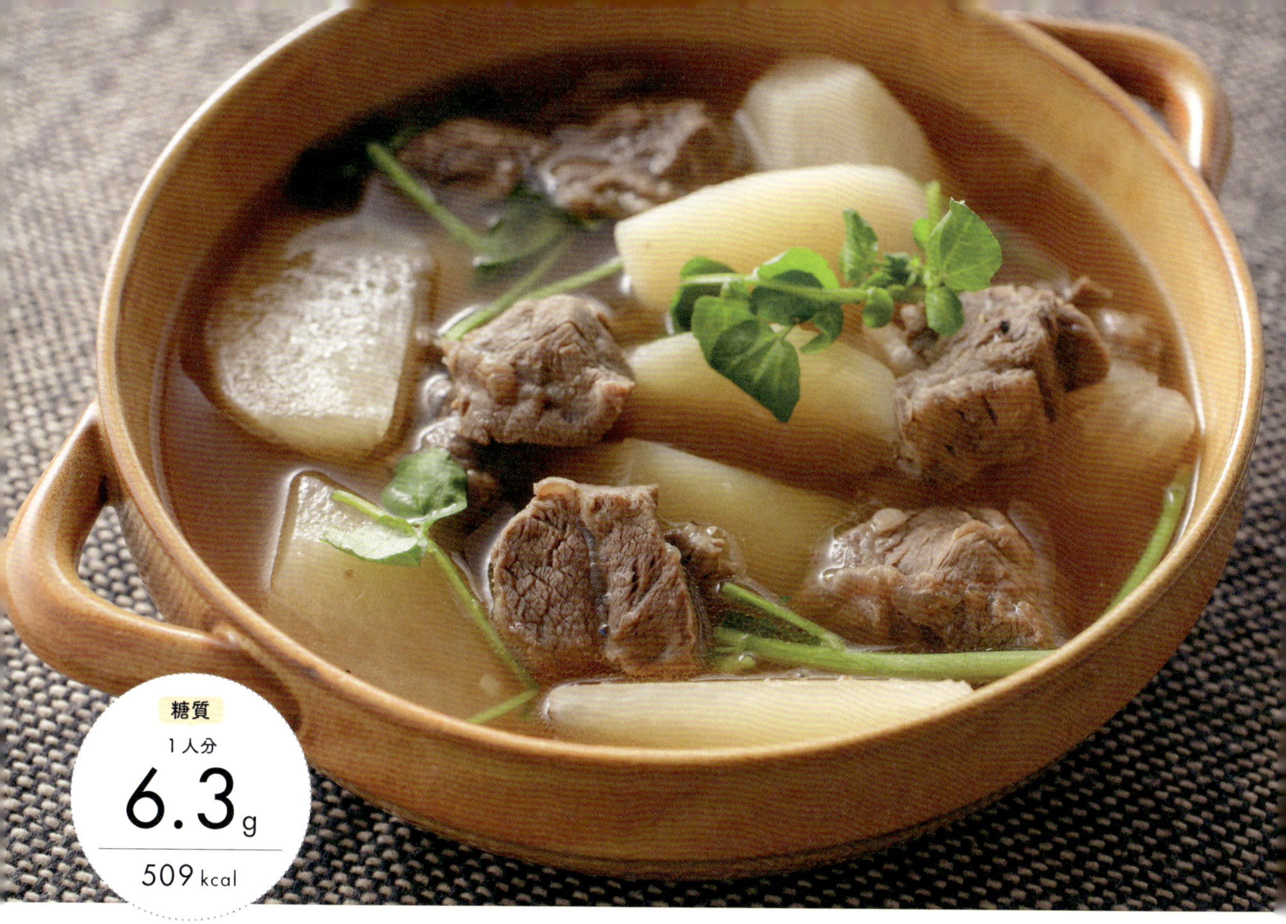

糖質
1人分
6.3g
509kcal

牛肉の旨みが大根に染み込んだ

牛肉と大根のスープ煮

材料（2人分）

牛肉（シチュー用）…200g
大根…5㎝（250g）
クレソン…1/2束（20g）
塩、こしょう…各少々
Ⓐにんにく（すりおろす）
…1片分
しょうゆ…大さじ1
酒…大さじ1/2
ごま油…大さじ1
こしょう…少々
Ⓑ水…600㎖
固形スープの素…1個

作り方

1. 牛肉はⒶをしっかりもみ込み、10分おく。大根は皮をむき大きめの乱切りにする。
2. 鍋に1とⒷを入れ、強火にかける。アクをとり、ふたをずらしてのせ、弱めの中火で40分煮る。
3. クレソンは4～5㎝長さに切る。
4. 2を塩、こしょうで味を調え、3を加える。

脂をオン ポイント

あっさりしたスープ煮でも牛肉に脂が多く含まれているので比較的腹持ちはよい料理です。

おいしいメモ

クレソンを万能ねぎにかえてもおいしいです。

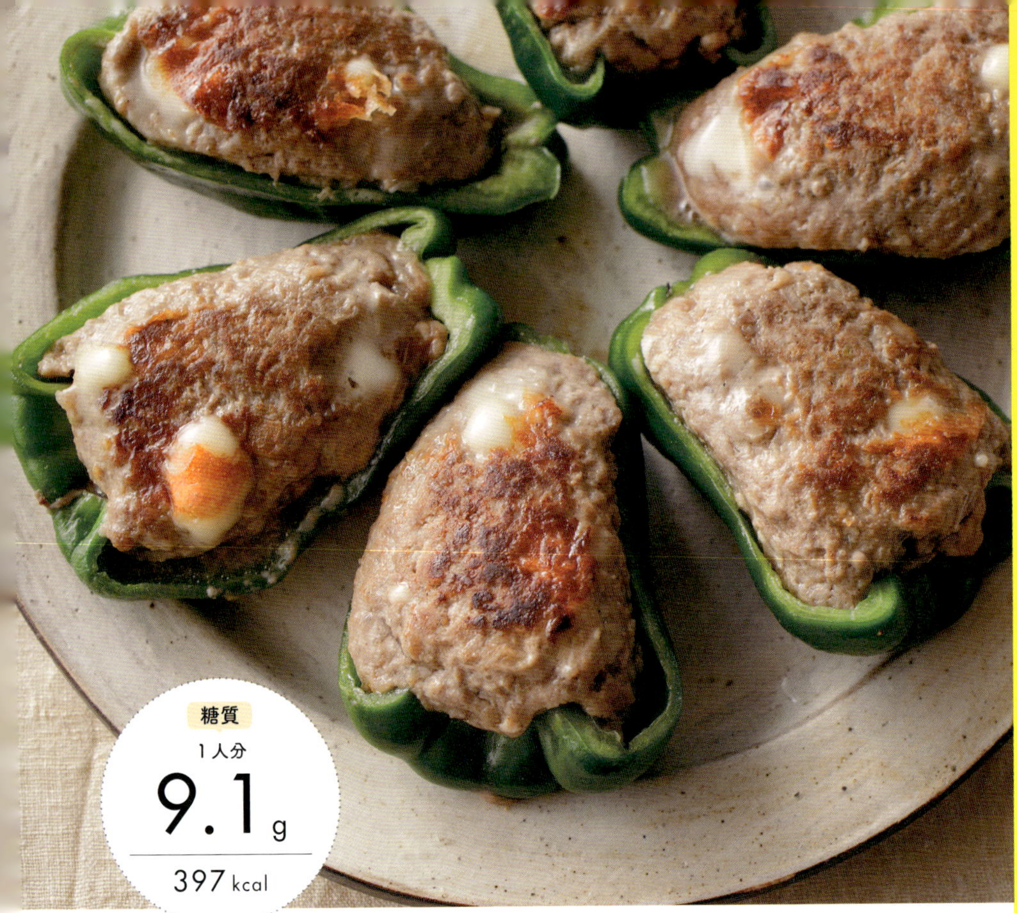

糖質
1人分
9.1g
397kcal

とろりとしたチーズでコクとやわらかさをプラス

ピーマンの肉詰め焼き

材料（2人分）

合いびき肉…150ｇ
ピーマン…３個（120ｇ）
玉ねぎ…1/6個（35ｇ）
プロセスチーズ…40ｇ
麸（車麸、小町麸など）
…10ｇ
溶き卵…1/2個分
サラダ油…大さじ１～2
Ⓐ塩…小さじ1/4
こしょう…少々
ウスターソース
…大さじ１と1/2
サラダ油…大さじ1/2

作り方

1. ピーマンは縦半分にし、へたと種をとる。玉ねぎはみじん切りにし、チーズは７㎜角に切る。麸はすりおろす。
2. ひき肉に玉ねぎ、麸、溶き卵、Ⓐを加えて粘りが出るまでよく混ぜる。チーズも加えて混ぜ、ピーマンに詰める。
3. フライパンに油を温め、2の肉の面を下にして中火で焼く。焼き色がついたら裏返し、ふたをして弱火で７～８分蒸し焼きにする。

脂をオンポイント

チーズはピーマンの大きさや好みに合わせて増やしてもOK。粉チーズをしょっぱくならない程度にふってもよいでしょう。

ひき肉

ひき肉は、様々な部位が混ざっているので、糖質量は目安です。食べる分量を調整しやすいので、糖質コントロールに適した食材です。

牛ひき肉

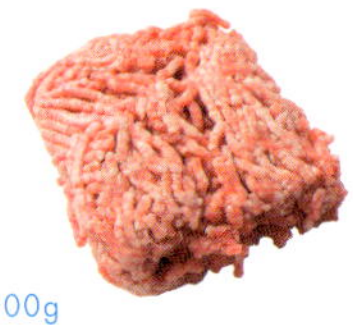

100g

糖質 0.3g　脂質 21.1g

鉄分が豊富で旨み、脂質も多い

牛と豚の合いびき肉

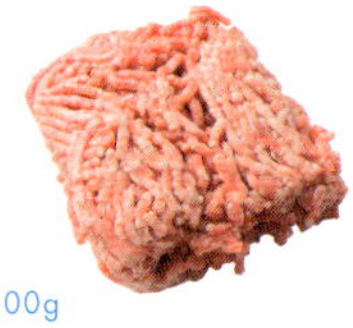

100g

糖質 0.2g　脂質 19.1g

豚肉と牛肉３：７の割合の値です

豚ひき肉

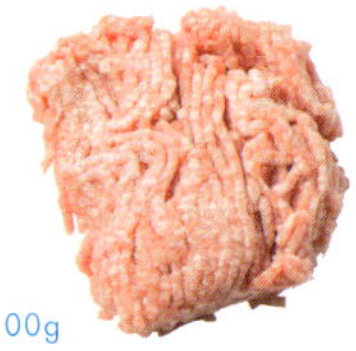

100g

糖質 0.1g　脂質 17.2g

ビタミンB群や亜鉛が特に豊富

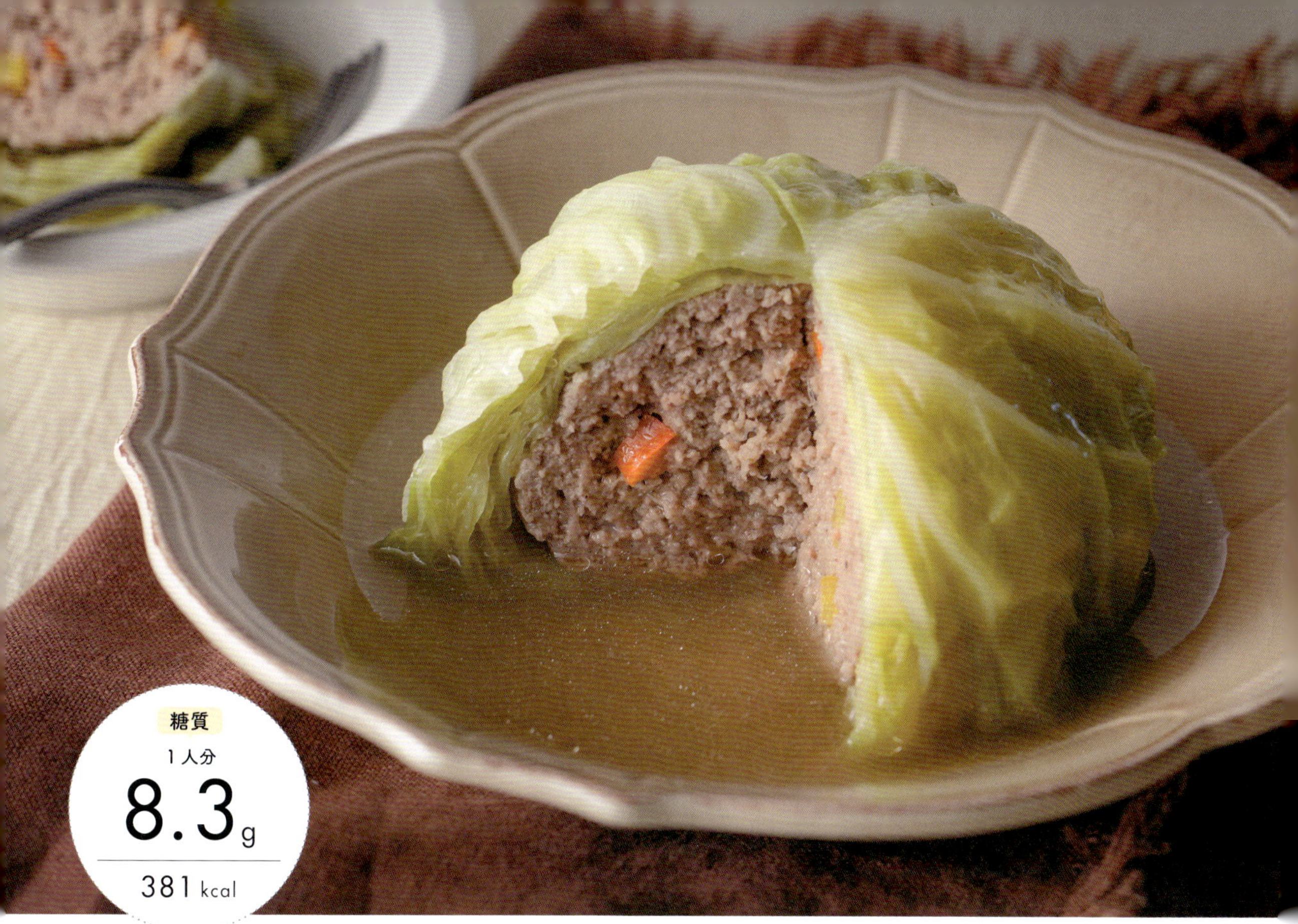

糖質
1人分
8.3g
381 kcal

迫力のある見た目はおもてなし料理にも

まん丸ロールキャベツ

材料（2人分）

合いびき肉…200ｇ
キャベツ…3～4枚（180ｇ）
玉ねぎ（みじん切り）
…1/6個分（35ｇ）
麸（車麸、小町麸など）…10ｇ
パプリカ（赤、黄）
…各1/10個（各15ｇ）
Ⓐ溶き卵…1/2個分
サラダ油…大さじ1
塩…小さじ1/4
こしょう、ナツメグ
…各少々
Ⓑ水…400㎖
固形スープの素…１個
塩、こしょう…各少々
ローリエ…１枚

作り方

1. キャベツは軸をそぐ。熱湯で約1分しんなりするまでゆでて冷ます。パプリカは種をとり、５㎜角に切る。麸はすりおろす。
2. ひき肉、玉ねぎ、麸、パプリカ、Ⓐを混ぜ、粘りが出るまでよく混ぜ、丸める。
3. ②に①のキャベツをかぶせて丸く形作り、つまようじで、重なりがずれないようにとめる。
4. 鍋に③とⒷを入れて中火にかける。アクをとり、アルミホイルなどで落としぶたを作ってのせ、ふたを少しずらしてのせて弱火で20～30分煮る。

脂をオン ポイント

ひき肉を練るときに卵と油を一緒に混ぜると、ジューシーなロールキャベツに。積極的に油をとり入れるコツです。

おいしいメモ

キャベツから出る水分で煮込むので、スープは少なめで大丈夫です。

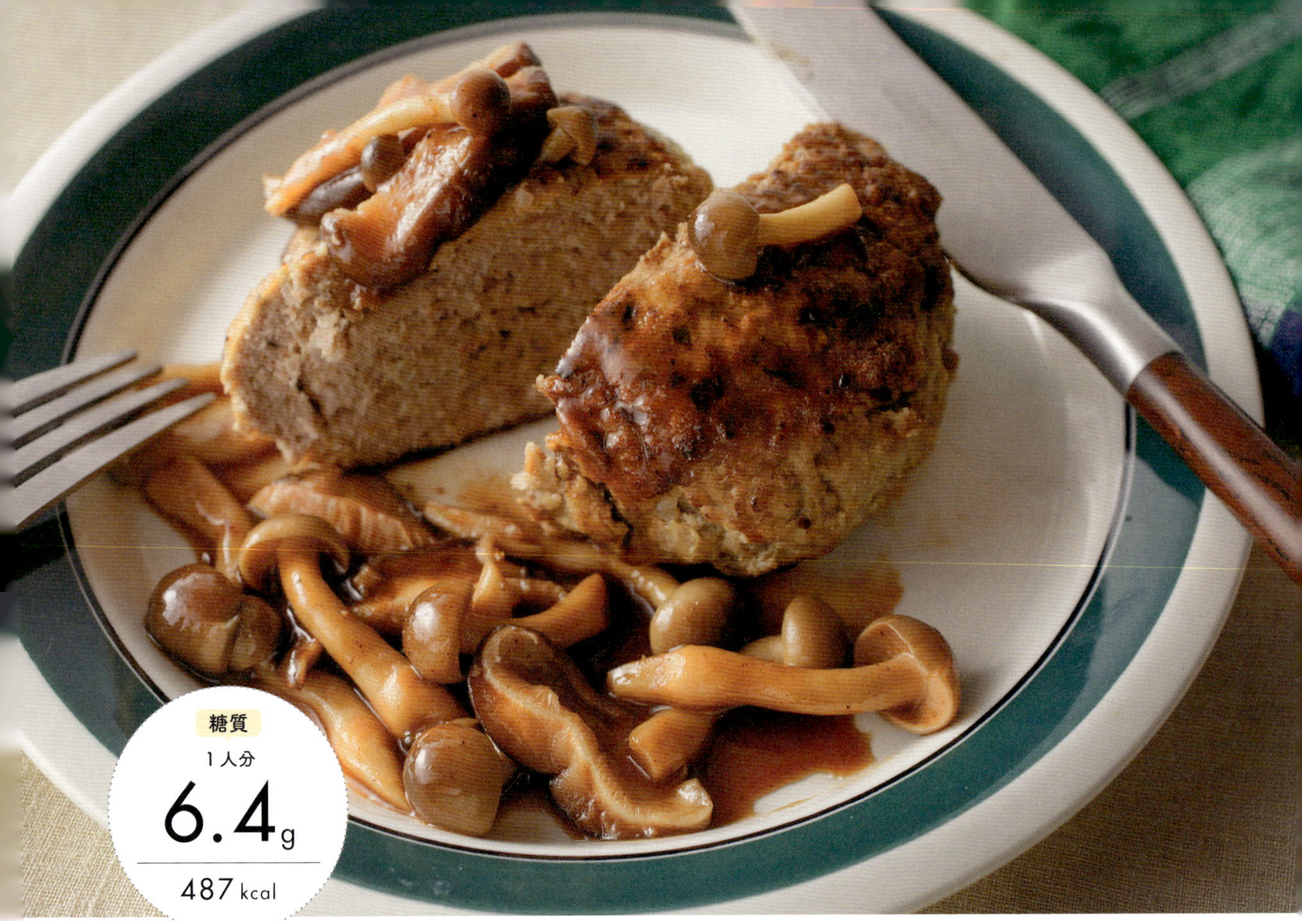

糖質
1人分
6.4g
487kcal

低糖質で食物繊維豊富なおからを使ってボリュームアップ

おからしっとりハンバーグ

材料（2人分）

合いびき肉…200g
玉ねぎ…1/6個（35g）
おから（生）…50g
しめじ…1/2パック（50g）
しいたけ…2個
サラダ油…大さじ1～2
バター…15g
Ⓐしょうが（すりおろす）…1かけ分
　卵…小1個
　サラダ油…大さじ1/2
　塩…小さじ1/3
　こしょう…少々
Ⓑウスターソース…大さじ1
　トマトケチャップ、赤ワイン
　　…各大さじ1/2
　スープの素…小さじ1/4
　水…50mℓ

作り方

1. 玉ねぎはみじん切りにする。
2. ボウルにひき肉、①、おから、Ⓐを入れ、粘りが出るまでよく混ぜ、2等分する。
3. しめじは根元を切り、小房に分ける。しいたけは軸をとり、薄切りにする。
4. フライパンに油を温め、②を中火で焼き目がつくまで焼く。裏返してふたをし、弱火で8～10分焼き、とり出す。
5. フライパンの汚れを軽くふき、バターを溶かし、③を炒める。Ⓑを加えて1～2分煮る。④にかける。

糖質オフ ポイント

パン粉のかわりにおからを使って糖質カット。ソースには低糖質食材のきのこをたっぷり入れてボリュームを出し、腹持ちをよくします。

脂をオン ポイント

ソースの味の決め手はバター。サラダ油と違った風味とコクが加わります。また、肉だねにも油を加えて、油をしっかり摂取します。

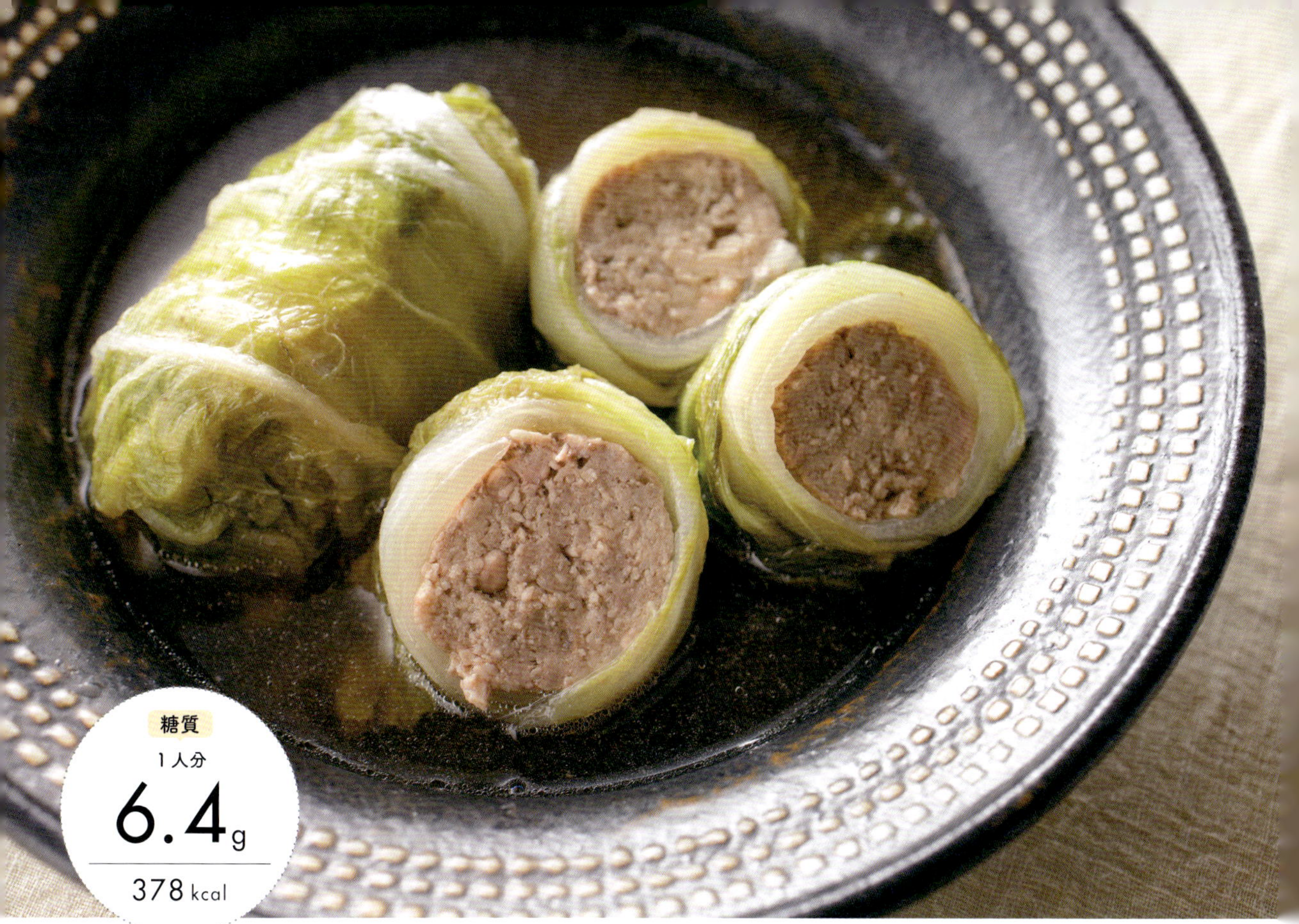

糖質
1人分
6.4g
378kcal

糖質や脂質の代謝を助けるえのきを肉だねに入れて

白菜ロール煮

材料（2人分）

合いびき肉…200g
白菜…4枚(400g)
えのきだけ…1/2袋(75g)
しょうが…1かけ
だし…200mℓ
しょうゆ…小さじ2
Ⓐ塩…小さじ1/4
　溶き卵…1/2個分
　酒…大さじ1
　サラダ油…大さじ1

作り方

1. 白菜はゆでる。軸の厚みをそぐ。
2. えのきは根元を切り、1cm長さに切る。しょうがはすりおろす。
3. ひき肉にⒶ、②を加えて粘りが出るまで混ぜる。
4. ①を1枚広げ、③の1/4量をのせる。葉の左右を折り込んで端から巻く。残りも同様にする。
5. 鍋に④をできるだけすきまがないように並べ、だし、しょうゆを加え、落としぶたをして弱めの中火で15〜20分煮る。

糖質オフ ポイント

パン粉のかわりにえのきだけを加え、糖質をおさえながらボリュームアップします。

脂をオン ポイント

ひき肉を練るときに油をプラスすることで、効率よく油をとり入れる工夫をしています。

おいしいメモ

白菜のそいだ軸は刻んで肉だねに入れても。

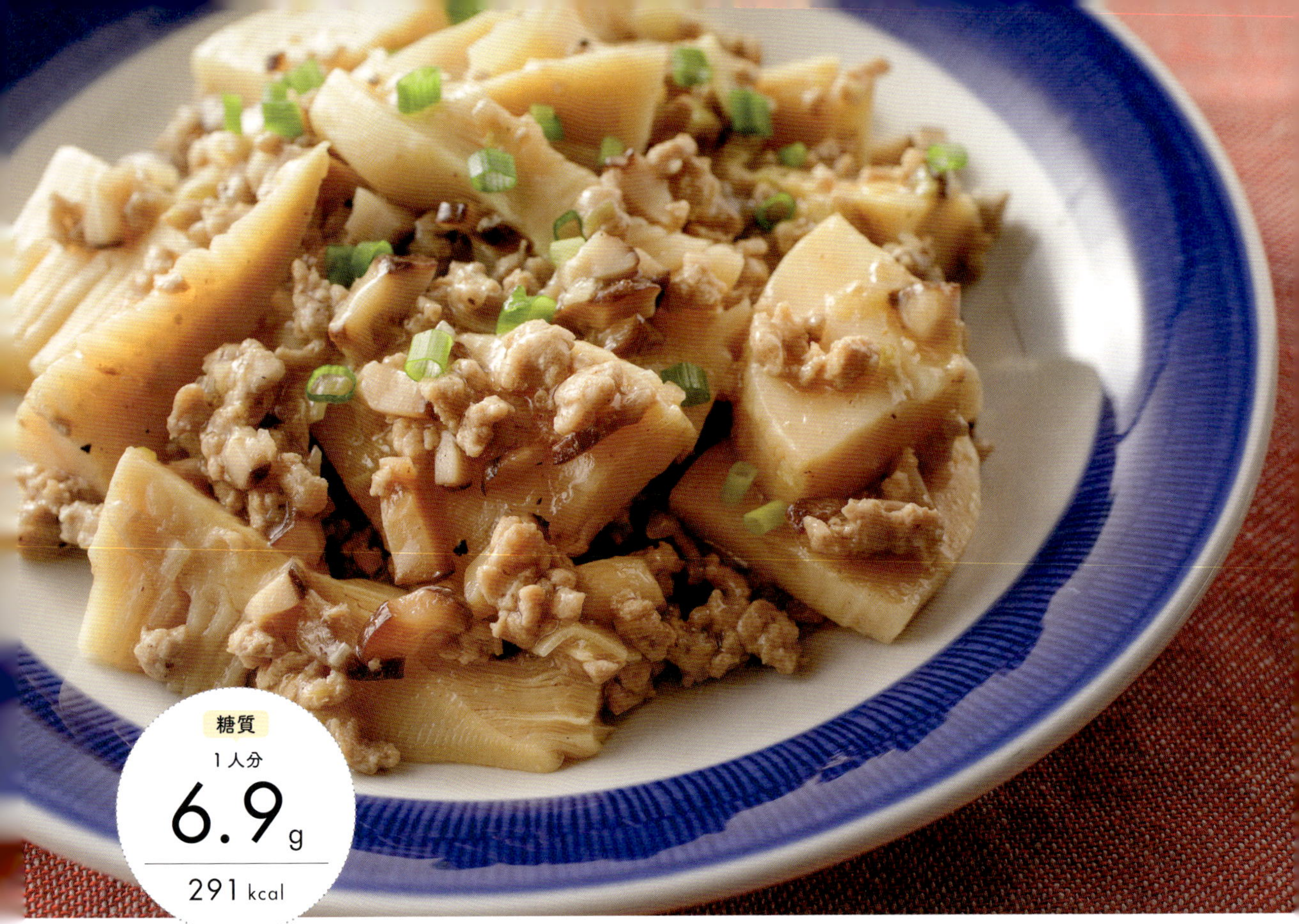

糖質
1人分
6.9g
291 kcal

とろりとした肉あんとたけのこの相性抜群

ひき肉とたけのこの中国風炒め煮

材料（2人分）

豚ひき肉…150g
たけのこ（水煮）…200g
干ししいたけ…2個
長ねぎ…10cm
しょうが…1/2かけ
万能ねぎ…1本
塩、こしょう…各少々
ごま油…大さじ1
サラダ油…大さじ1～2
Ⓐ水…130mℓ
　スープの素…小さじ1
　しょうゆ…大さじ1/2
　五香粉《ウーシャンフェン》（あれば）…少々
Ⓑ片栗粉…小さじ1
　水…大さじ1

作り方

1. 干ししいたけはひたひたの水に30分以上つけて戻し、軸をとり、粗みじん切りにする。たけのこは穂先と根元に分け、穂先は4cm長さ、1cm厚さのくし形に切る。根元は1cm厚さのいちょう切りにする。長ねぎ、しょうがはみじん切りに、万能ねぎは小口切りにする。
2. フライパンにごま油とサラダ油を温め、長ねぎ、しょうが、ひき肉、しいたけを少しこんがりするまでしっかり炒める。塩、こしょうをふる。
3. たけのこ、Ⓐを加えて弱火で7～8分煮汁が少なくなるまで煮る。混ぜ合わせたⒷを回し入れてとろみをつける。器に盛り、万能ねぎをちらす。

糖質オフ ポイント

たけのこは繊維質たっぷりで、糖質は控えめ。食べごたえもあるので、メイン食材にピッタリです。

脂をオン ポイント

より油をとりたいときは、ひき肉のかわりに豚バラ肉（薄切り）を刻んで作っても。しっかり炒めることで、香ばしくおいしく仕上がります。

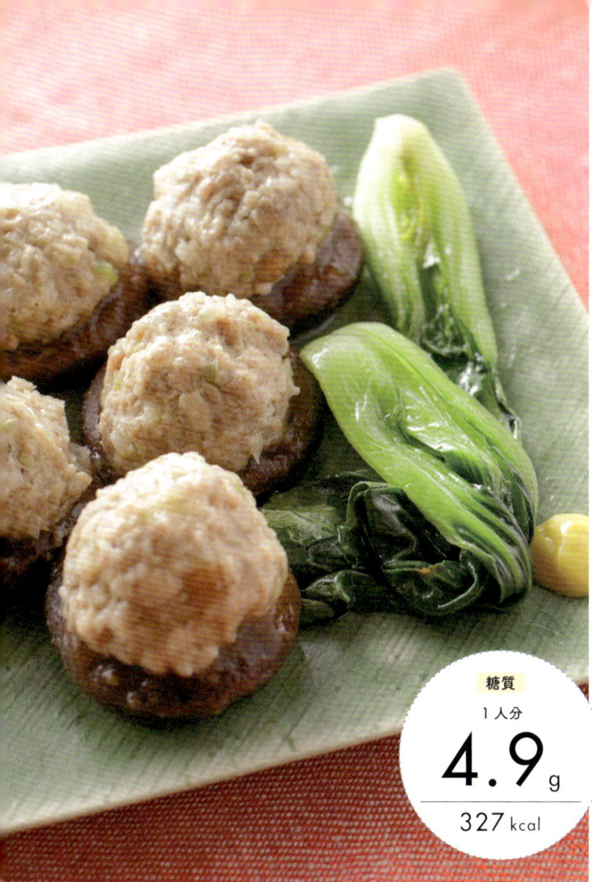

糖質
1人分
4.9g
327kcal

しゅうまいの皮のかわりにしいたけを使って

しいたけしゅうまい

材料（2人分）

豚ひき肉…200g
しいたけ…10個
チンゲン菜…小1株（80g）
片栗粉…小さじ1
長ねぎ…10cm
しょうが…1かけ
Ⓐオイスターソース
…小さじ1
しょうゆ…小さじ2
ごま油…大さじ1
練りがらし（好みで）…少々

作り方

1. 長ねぎはみじん切りにする。しょうがはすりおろす。
2. しいたけは軸をとり、笠の内側に片栗粉をふる。チンゲン菜は縦4つ割りにする。
3. ひき肉にⒶと①を加え、よく混ぜる。10等分し、しいたけの笠に詰める。
4. フライパンにしいたけを下にした③を並べ、水60mℓ（分量外）を加えてふたをし、弱火で10分蒸し焼きにする。チンゲン菜を加え、さらに3分蒸し煮にして器に盛り、練りがらしを添える。

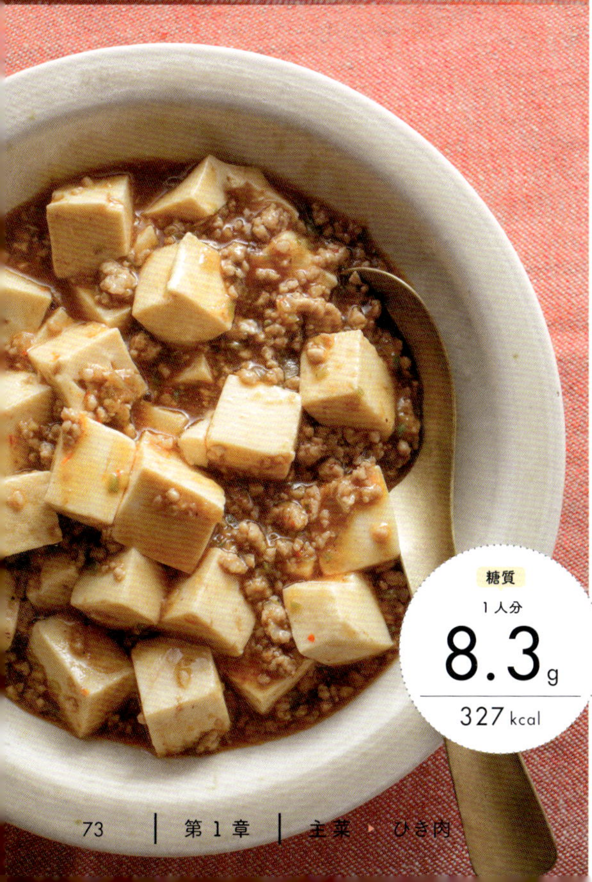

糖質
1人分
8.3g
327kcal

辛みはお好みで

マーボー豆腐

材料（2人分）

豚ひき肉…100g
木綿豆腐…300g
Ⓐ長ねぎ（みじん切り）
…15cm分
しょうが（みじん切り）
…1かけ分
豆板醤…小さじ1
ごま油…大さじ1
Ⓑ甜麺醤《テンメンジャン》…大さじ1
しょうゆ…大さじ1/2
酒…大さじ1/2
鶏がらスープの素
…小さじ1/2
片栗粉…小さじ1
水…100mℓ

作り方

1. 豆腐は1.5cm角に切る。湯600mℓに塩小さじ1（各分量外）を加えて豆腐をゆでる。Ⓑは混ぜ合わせる。
2. フライパンに油を温め、Ⓐを弱火で炒める。香りが出たら豆板醤、ひき肉を加え、中火でほぐしながら焦げ目がつく程度に炒める。
3. Ⓑをもう一度混ぜて②に加える。とろみがついたら①の豆腐を加え、鍋底から混ぜながら約1分煮る。

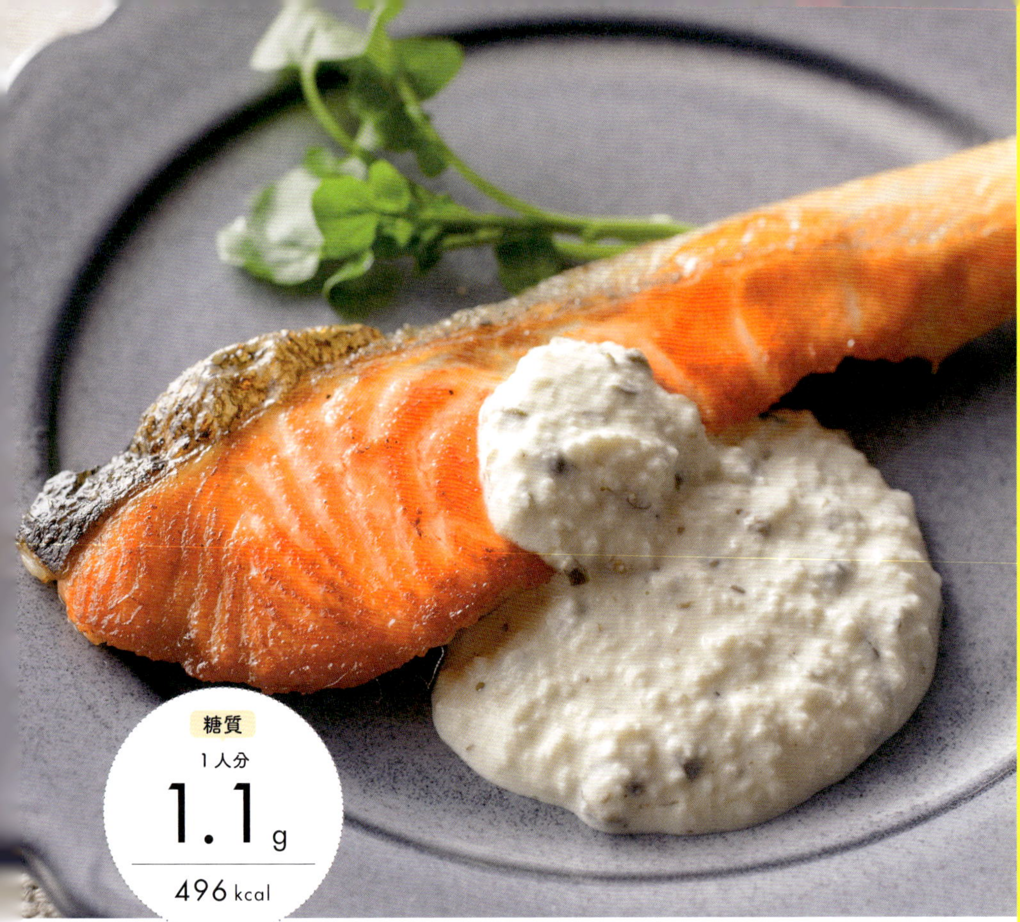

糖質
1人分
1.1g
496kcal

豆腐を使った和風ソースをたっぷりかけて

サーモンの豆腐タルタルソース

材料（２人分）

生ざけ…２切れ（200ｇ）
＊しろざけ、銀ざけ、キングサーモンなどどんな種類でも。
絹ごし豆腐…50ｇ
クレソン…２枝
塩、こしょう…各少々
オリーブ油…大さじ１
Ⓐマヨネーズ…大さじ４
ケイパー（みじん切り）…大さじ１
＊ピクルスでも可
塩、こしょう…各少々

作り方

1. さけに塩、こしょうをふり、約10分おく。
2. 豆腐はペーパータオルで包み、電子レンジで30秒加熱し、水きりする。粗熱がとれたら泡立て器でつぶし、なめらかにする。Ⓐを混ぜる。
3. フライパンに油を温め、1を中火で２～３分焼く。裏返し、弱めの中火で３～４分焼いて、中まで火を通す。器に盛り、2をかけ、クレソンを添える。

魚介

魚も肉と同じく低糖質な食材で、良質な脂が豊富に含まれています。天然より養殖もの、白身魚より青魚のほうが脂を多く含みます。

さんま

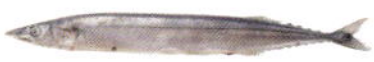

100g
糖質 0.1g　脂質 23.6g
青魚にはEPAやDHAなど多価不飽和脂肪酸が豊富

さけ

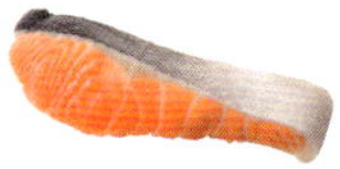

100g
糖質 0.1g　脂質 16.1g
免疫力をアップするアスタキサンチンが豊富

ぶり

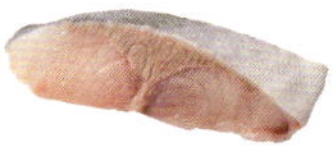

100g
糖質 0.3g　脂質 17.6g
コレステロール値を低下させるEPAを含む

さば

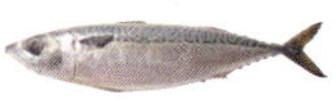

100g
糖質 0.3g　脂質 16.8g
カルシウムの吸収を助けるビタミンDが豊富

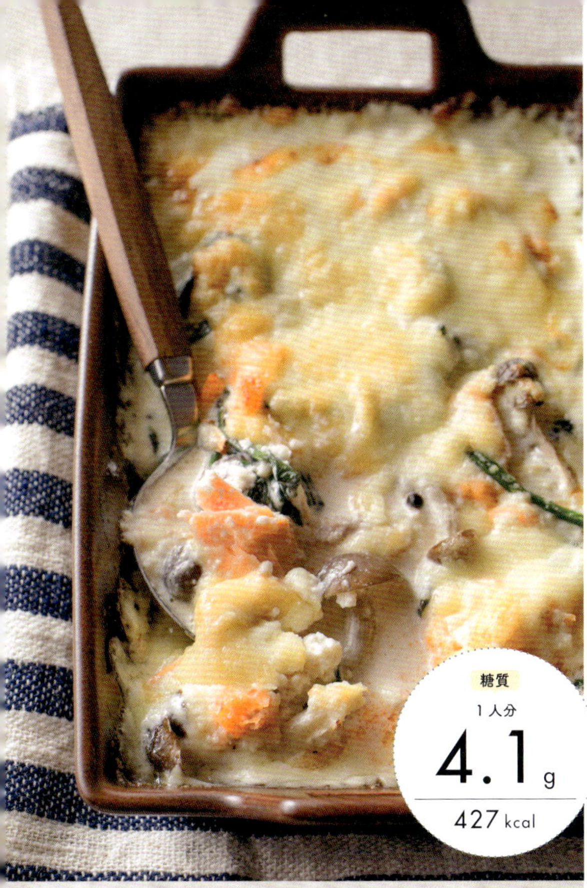

糖質
1人分
4.1g
427kcal

チーズの量は好みで増やしても

さけのグラタン

材料（2人分）

甘塩さけ…1切れ(70g)
しめじ…1パック(100g)
白ワイン…大さじ1
ほうれん草…1/3袋(75g)
ピザ用チーズ…40g
絹ごし豆腐…150g
生クリーム…100mℓ
塩…小さじ1/4
こしょう…少々

作り方

1. 豆腐はペーパータオルで包み、電子レンジで2分加熱し、水きりする。粗熱がとれたら泡立て器などでつぶし、生クリーム、塩、こしょうを加えて混ぜる。
2. しめじは小房に分ける。耐熱皿にさけ、しめじをのせ、白ワインをふる。ラップをふんわりとかけ、電子レンジで2分30秒加熱する。粗熱がとれたらさけの骨と皮を除き、ほぐす。
3. ほうれん草はゆで、4cm長さに切る。
4. 1、2、3を混ぜてグラタン皿に入れ、チーズをのせる。230℃に予熱したオーブンで約10分焼く。

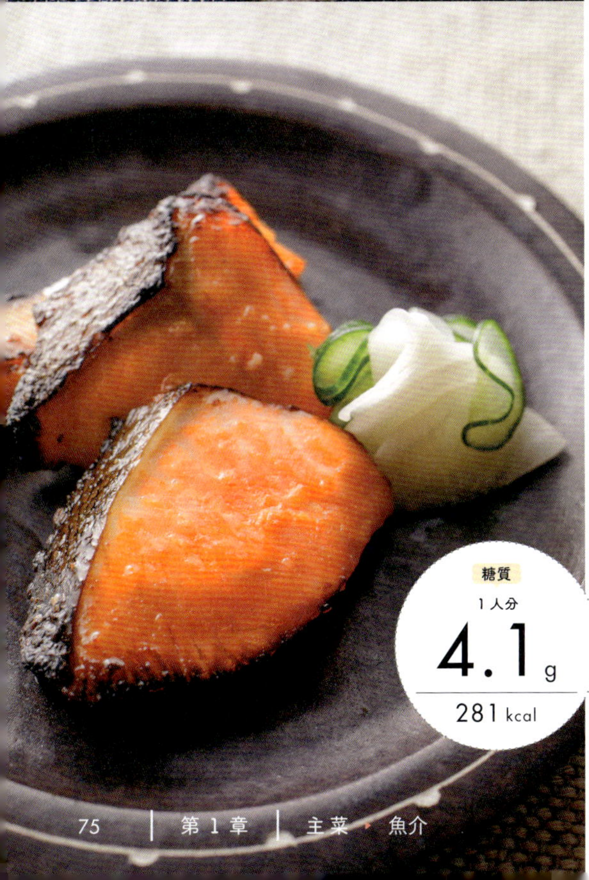

糖質
1人分
4.1g
281kcal

甘さ控えめのみそ床に漬けて

さけのみそ漬け

材料（2人分）

生ざけ…2切れ(200g)
Ⓐみそ…大さじ2
　砂糖…小さじ1
　みりん…大さじ1/2
　サラダ油…大さじ1/2
かぶ…1/4個
きゅうり…2cm
塩…適量
酢…小さじ1/2
砂糖…少々

作り方

1. さけは1切れを3～4つに切る。塩小さじ1/4をふり、約10分おき、水けをふきとる。
2. ポリ袋にⒶを合わせ、1を漬け、30分以上おく。
3. かぶ、きゅうりは薄切りにし、塩少々でもみ5分おく。水けをしぼり、酢、砂糖をかけてあえる。
4. 魚焼きグリルを熱し、みそをぬぐった2のさけを並べ7～9分、両面を焼く（焦げやすいので、強火で2～3分焼いたら火を弱めて5～6分焼き、中まで火を通す）。
5. 器に盛り、3を添える。

糖質低めのきのこをソースがわりに

かじきのソテー

材料（２人分）

かじき…２切れ（200ｇ）
きのこ（好みのもの、
　エリンギ、しいたけなど）
　　…80ｇ
パセリ（みじん切り）…少々
にんにく…1/2片
塩、こしょう…各少々
サラダ油…大さじ１
バター…10ｇ
Ⓐしょうゆ…大さじ1/2
　白ワイン…大さじ１

作り方

1 かじきは塩、こしょうをふり、約10分おく。きのこは食べやすく切る。にんにくはみじん切りにする。
2 フライパンに油を温め、かじきの両面を焼き、とり出して器に盛る。
3 フライパンの汚れをふき、バターを溶かす。にんにくを炒め、香りが出たらきのこを加えてさらに炒め、Ⓐを加える。ひと煮立ちさせ、2にかける。パセリをふる。

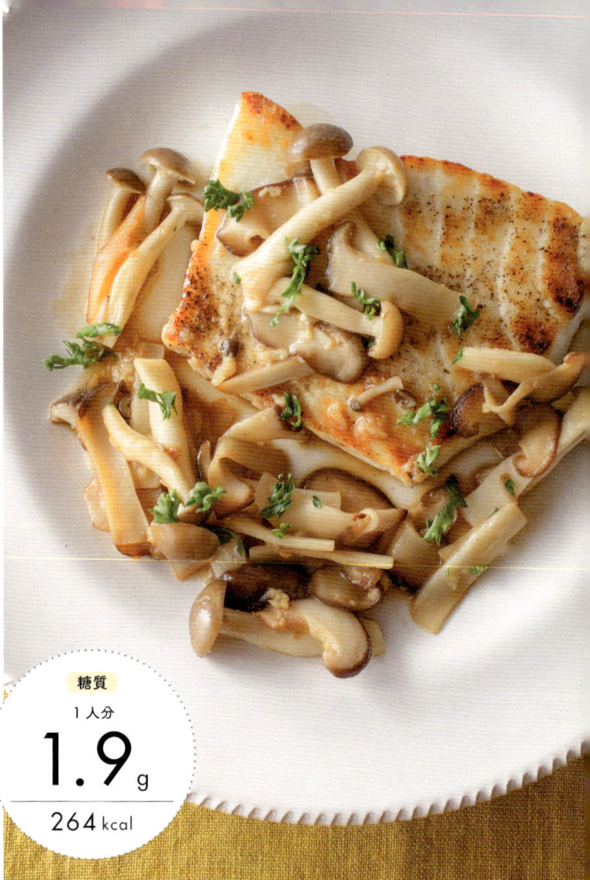

糖質
１人分
1.9g
264kcal

カレーの香りが食欲をそそる

かじきのトマトカレー煮

材料（２人分）

かじき…２切れ（200ｇ）
ズッキーニ…1/2本（75ｇ）
玉ねぎ…1/4個（50ｇ）
大豆（水煮）…80ｇ
にんにく（みじん切り）
　…1/2片
オリーブ油…大さじ２
塩、こしょう…各適量
Ⓐトマト缶（カット）…100ｇ
　白ワイン、水…各大さじ２
　スープの素…小さじ１
　カレー粉…小さじ１

作り方

1 かじきはひと口大に切る。水けをふきとり、塩、こしょう各少々をふる。
2 ズッキーニは輪切りに、玉ねぎは長さを半分にし、1.5cm幅に切る。
3 厚手の鍋に半量の油を温め、ズッキーニ、1を入れ、両面を焼き、とり出す。残りの油を足し、玉ねぎ、にんにくを炒める。
4 大豆、Ⓐを加え、ふたをして弱めの中火で８分煮る。ふたをとり、3のズッキーニとかじきを戻し入れ、２～３分煮る。塩、こしょう各少々で味を調える。

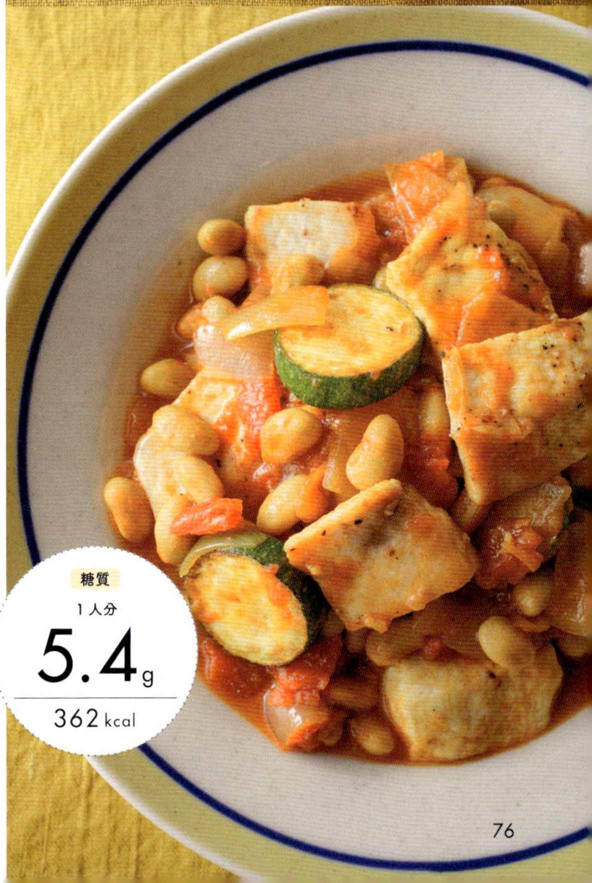

糖質
１人分
5.4g
362kcal

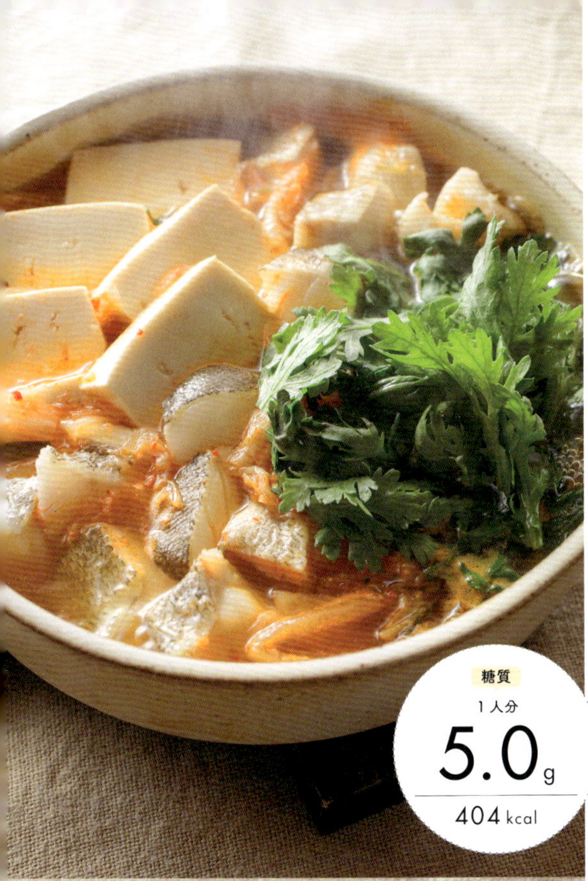

糖質
1人分
5.0g
404kcal

ごま油をたっぷり入れて腹持ちアップ！

たらのチゲ鍋

材料（2人分）

生たら…2切れ(200g)	Ⓐ湯…400mℓ
春菊…1/2袋(75g)	鶏がらスープの素…小さじ1
白菜キムチ…40g	コチュジャン…大さじ1/2
木綿豆腐…200g	しょうゆ…小さじ1
ごま油…大さじ4	

作り方

1. 春菊は葉と茎に分け、茎は斜め薄切りにする。葉は4cm長さに切る。キムチは4cm幅に切る。
2. たらは骨を除き、ひと口大のそぎ切りにする。豆腐は1.5cm厚さに切る。
3. 鍋に油を温め、キムチを炒める。Ⓐを加え、沸騰したら、2、春菊の茎を加える。
4. アクをとり、たらに火が通ったら春菊の葉を加える。

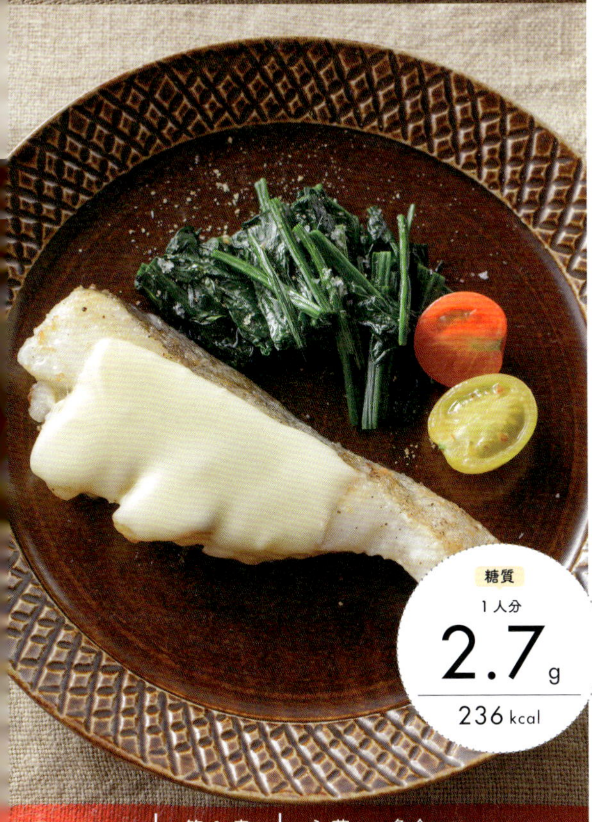

糖質
1人分
2.7g
236kcal

チーズでおいしさとボリュームをアップ

たらのチーズムニエル

材料（2人分）

生たら…2切れ(200g)	スライスチーズ…1枚
ほうれん草…1/4袋(50g)	小麦粉…大さじ1/2
ミニトマト(赤、黄)…各1個	塩、こしょう…各適量
	サラダ油…大さじ2

作り方

1. ほうれん草はゆでて4cm長さに切る。ミニトマトは縦半分に切る。たらは塩、こしょう各少々をふって下味をつける。チーズは半分に切る。
2. フライパンに半量の油を温め、1の野菜をさっと炒め、器に盛り、塩、こしょう各少々をふる。
3. たらの水けをふきとり、小麦粉を茶こしでふり、薄くまぶす。フライパンに残りの油を足し、盛りつけたときに表になる面を下にして並べる。焼き色がついたら裏返し、中まで火を通す。チーズをのせてふたをし、チーズが溶けるまで焼く。

たっぷりのしその香りが爽やか

あじのソテー 青じそソース

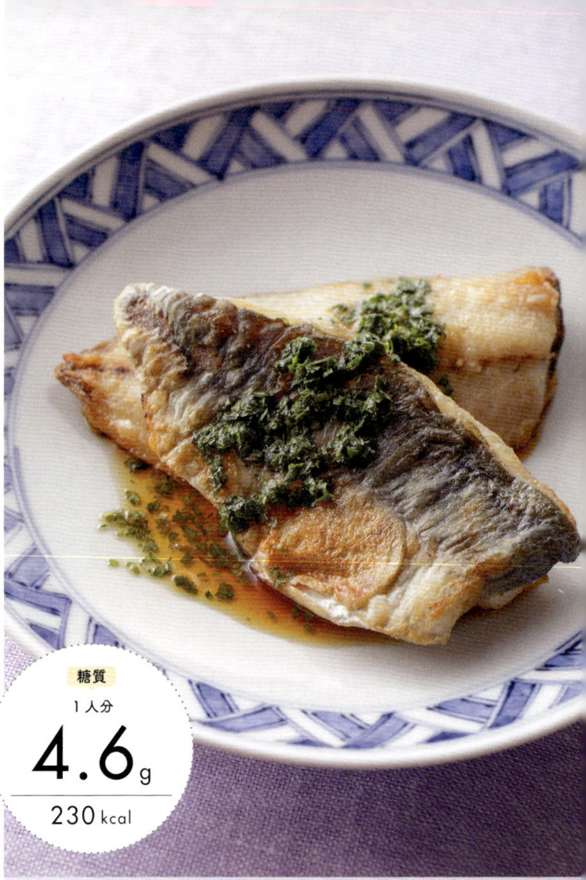

糖質
1人分
4.6g
230kcal

材料（2人分）

あじ（三枚おろし）…2尾分
青じそ…8枚
塩、こしょう…各少々
小麦粉…大さじ1/2
サラダ油…大さじ2

Ⓐ砂糖…小さじ1/3
レモン果汁…小さじ2
しょうゆ…小さじ2
みりん…小さじ1

作り方

1. 青じそはみじん切りにし、ペーパータオルで水けをとる。混ぜ合わせたⒶに加える。
2. あじは塩、こしょうをふる。小麦粉を茶こしでふり、薄くまぶす。
3. フライパンに油を温め、②の両面を焼く。器に盛り、①をかける。

しょうが風味でさっぱり

あじの中華刺身サラダ

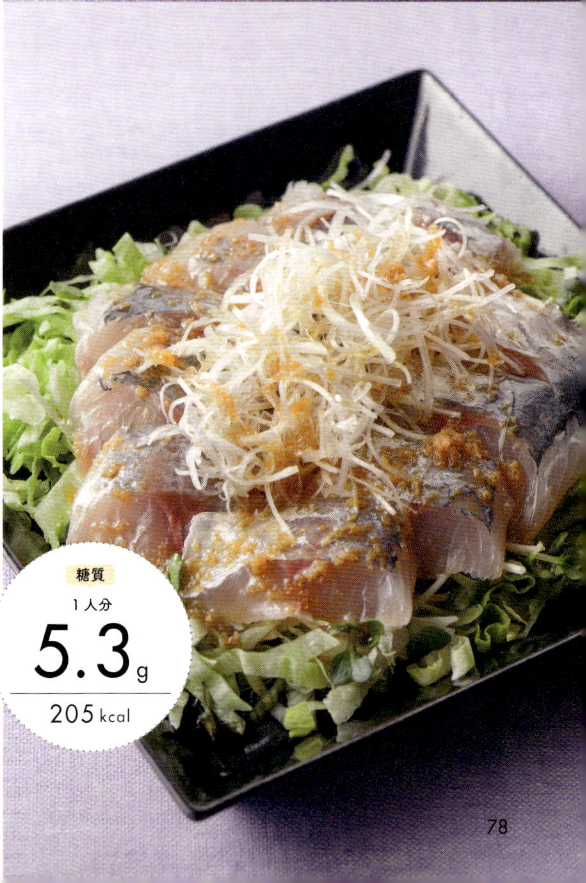

糖質
1人分
5.3g
205kcal

材料（2人分）

あじ（刺身用）…2尾分
レタス…2枚（60g）
長ねぎ…10cm
貝割れ大根…1/2パック

Ⓐしょうが（すりおろす）…1/4かけ分
しょうゆ…大さじ1
みりん…大さじ1/2
酢…大さじ2
ごま油…大さじ2

作り方

1. レタスは5mm幅に切る。長ねぎはせん切りにして水にさらし、水けをきる。貝割れは根元を切り、長さを半分に切る。
2. あじはひと口大のそぎ切りにし、器に①とともに盛る。混ぜ合わせたⒶをかける。

脂をオンポイント

ナッツ類やごまをトッピングすると油分と香ばしさが加わり、さらにおいしくなります。

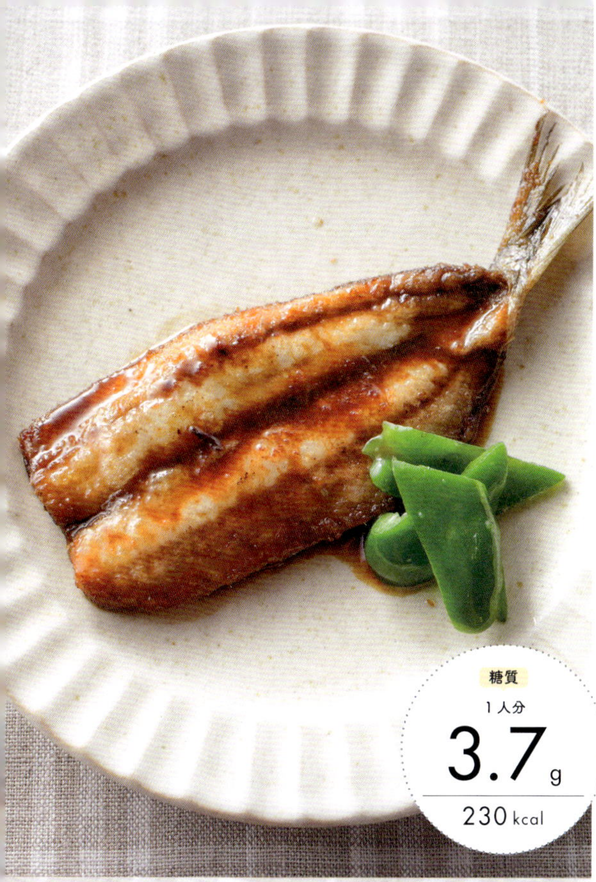

糖質
1人分
3.7g
230kcal

にんにく風味でパンチをきかせて

いわしのにんにく風味かば焼き

材料（2人分）

いわし（開いたもの）…2尾分
ピーマン…1個
片栗粉…大さじ1/2
サラダ油…大さじ2

Ⓐにんにく（すりおろす）…1/2片分
しょうゆ…小さじ2
酒…小さじ2

作り方

1. ピーマンは縦に1cm幅に切り、長ければ半分に切る。
2. Ⓐを混ぜる。いわしに片栗粉を茶こしでふり、薄くまぶす。
3. フライパンに油を温め、1をさっと炒め、とり出す。
4. 同じフライパンで2のいわしの身を下にして並べ、中火で2～3分焼く。色づいたら裏返し、同様に焼く。Ⓐを加え、からめる。器に盛り、3を添え、フライパンに残ったたれをかける。

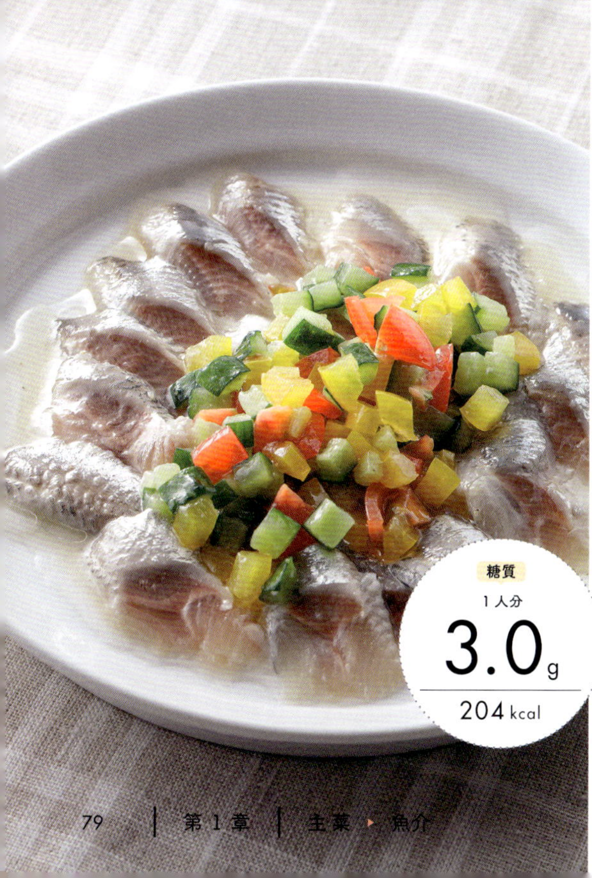

糖質
1人分
3.0g
204kcal

マリネ液に砂糖は使わず糖質カット

いわしのマリネ

材料（2人分）

いわし（刺身用）…2尾分
塩…小さじ1/2
きゅうり…1/4本（50g）
パプリカ（黄）…1/6個（30g）
ミニトマト…2個（30g）

Ⓐ酢…大さじ1
レモン果汁…大さじ1
塩…小さじ1/6
こしょう…少々
サラダ油…大さじ2

作り方

1. いわしは手開きにして身を半分にするか、三枚におろす（店に頼んでもよい）。塩をふって10～20分おく。
2. きゅうり、パプリカ、ミニトマトは5mm角に切る。
3. 1を酢水（酢大さじ1と水大さじ2、各分量外）ですすぐ。皮をむき、ひと口大のそぎ切りにし、混ぜ合わせたⒶにつけ、冷蔵庫で5分以上マおく。
4. 3のいわしを器に盛り、残りのマリネ液に2を加えて混ぜ、かける。

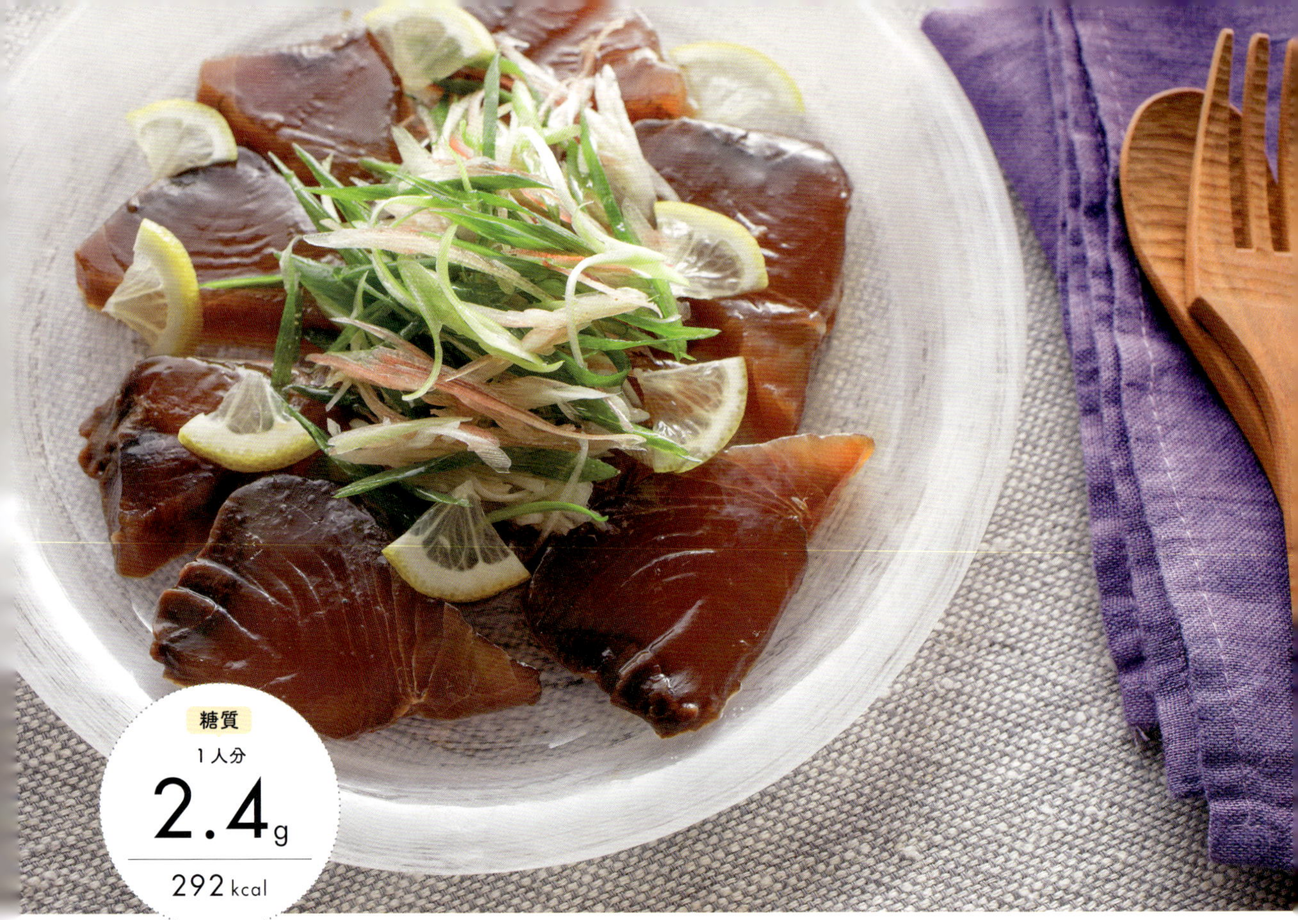

糖質
1人分
2.4g
292kcal

たっぷりの香味野菜をのせて

かつおの漬け 香味野菜ソース

材料（2人分）

かつお（刺身用）
…1/2節（200ｇ）
みょうが… 2個
万能ねぎ… 2本
しょうが…1/2かけ
レモン（いちょう切り）
…1/6個分
Ⓐしょうゆ…大さじ1
│みりん…小さじ1
Ⓑサラダ油…大さじ2
│塩、こしょう…各少々

作り方

1 かつおは1㎝厚さに切り、混ぜ合わせたⒶにつける。
2 みょうがは縦半分にし、斜め薄切りにする。万能ねぎも斜め薄切りにする。しょうがはせん切りにする。Ⓑであえる。
3 器に1のかつおを盛り、2、レモンをのせる。

脂をオン ポイント

かつおに含まれる脂質はやや少なめ。腹持ちをよくするためにたっぷりの油であえた香味野菜と一緒に食べましょう。

おいしいメモ

かつおは薄く切るよりもある程度厚みのあるほうが食感を楽しめます。

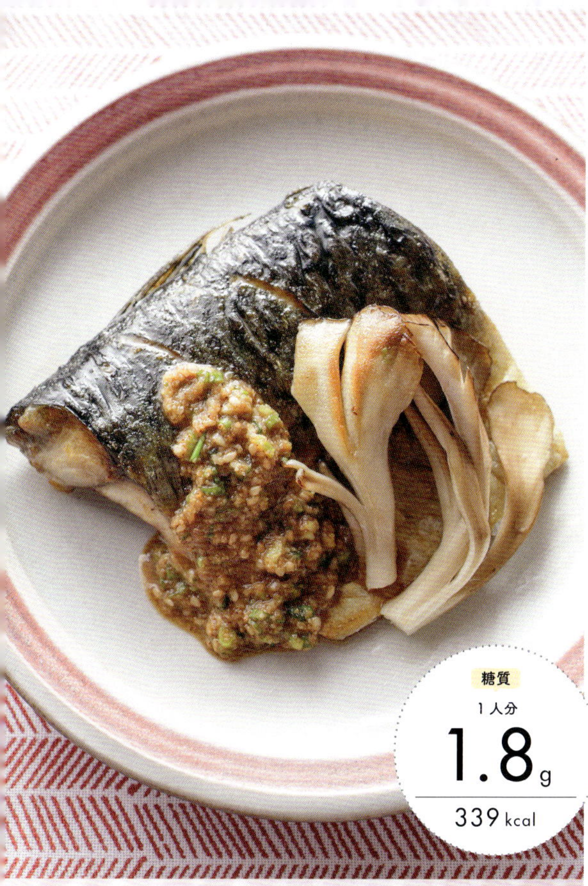

糖質
1人分
1.8g
339 kcal

粉はまぶさずシンプルにソテー

さばのねぎごまソース

材料（２人分）

さば…２切れ（200ｇ）
塩…小さじ1/4
まいたけ
…1/6パック（20ｇ）
サラダ油…大さじ１
万能ねぎ…１本
Ⓐ白すりごま…大さじ２
しょうゆ…大さじ1/2
みりん…小さじ１

作り方

1 さばは皮に切り目を入れて塩をふり、10分おく。まいたけは小房に分ける。
2 万能ねぎは小口切りにし、Ⓐと混ぜる。
3 フライパンに油を温め、まいたけを焼き、とり出す。さばの水けをふき、皮を下にして中火で２～３分焼く。裏返し、３～５分焼く。
4 3を器に盛り、2をかける。

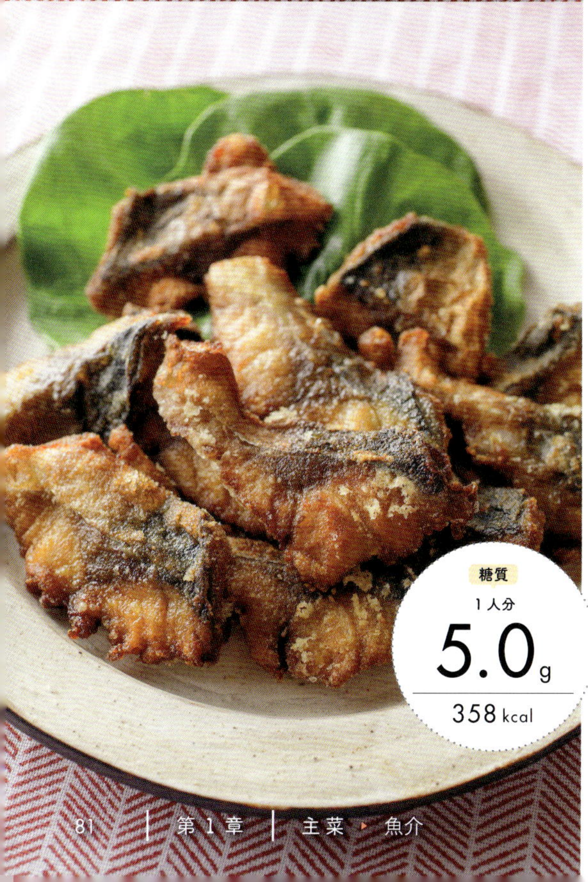

糖質
1人分
5.0g
358 kcal

カレー粉でスパイシーに！

さばのカレー竜田揚げ

材料（２人分）

さば…２切れ（200ｇ）
サラダ菜…４枚
揚げ油…適量
Ⓐしょうが汁…1/2かけ分
しょうゆ…小さじ２
酒…小さじ１
Ⓑカレー粉…小さじ１
片栗粉…大さじ１

作り方

1 さばはひと口大のそぎ切りにし、混ぜ合わせたⒶにつけ、10分おく。
2 1の水けをふきとり、混ぜ合わせたⒷを薄くまぶす。
3 揚げ油を170℃に温め、2を３～４分揚げる。器に盛り、サラダ菜を添える。

脂をオンポイント

さばは脂質が多めの魚。揚げることで脂をさらにプラスできます。

糖質控えめの甘酢でさっぱりと

さんまの南蛮漬け

材料（２人分）

さんま（三枚おろし）…２尾分
小麦粉…大さじ1/2
サラダ油…大さじ２
長ねぎ…15cm（30ｇ）
にんじん…15ｇ
ピーマン…1/4個（10ｇ）

Ⓐ水…50mℓ
　砂糖…小さじ１
　しょうゆ…大さじ１
　みりん…大さじ1/2
酢…大さじ２
赤唐辛子…1/4〜1/2本

作り方

1. 長ねぎ、にんじん、ピーマンは４〜５cm長さのせん切りにする。唐辛子は種をとって小口切りにする。
2. Ⓐをひと煮立ちさせ、酢、唐辛子を加える。
3. さんまは５cm長さに切り、小麦粉を茶こしでふり、薄くまぶす。フライパンに油を温め、両面を焼く。
4. ２に１の野菜、３を加え、なじませる。

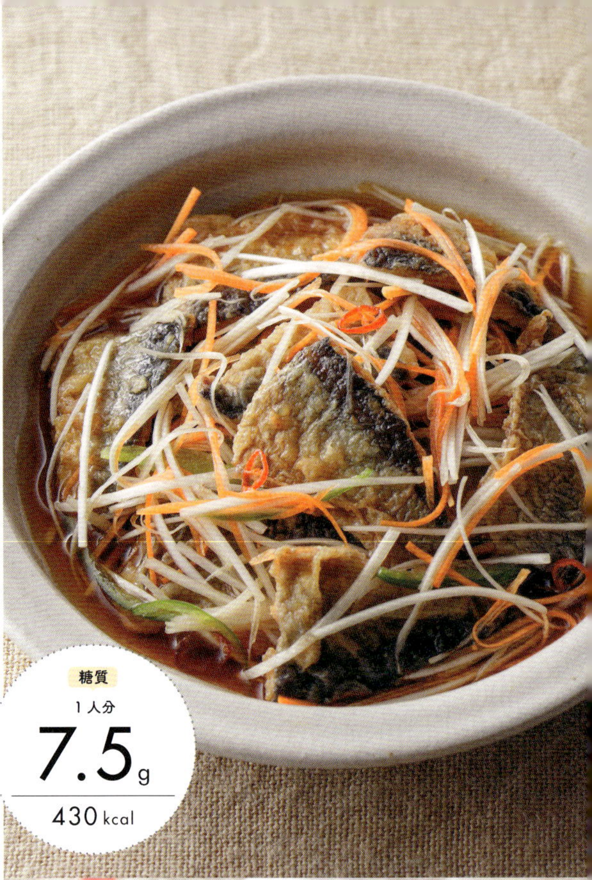

糖質
１人分
7.5g
430kcal

チーズとマヨネーズでグラタン風

さんまのオーブン焼き

材料（２人分）

さんま（三枚おろし）…２尾分
塩、こしょう…各少々
まいたけ…１パック（100ｇ）
トマト…1/2個（70ｇ）

Ⓐ塩…小さじ1/4
　白ワイン…小さじ１
マヨネーズ…大さじ２〜４
粉チーズ…大さじ１

作り方

1. まいたけは小房に分け、トマトは乱切りにする。
2. さんまは５cm長さに切り、Ⓐをふって下味をつける。
3. 耐熱皿に１、２を並べ、塩、こしょうをふり、マヨネーズをかけ、粉チーズをふる。210℃に予熱したオーブンで12分焼く。

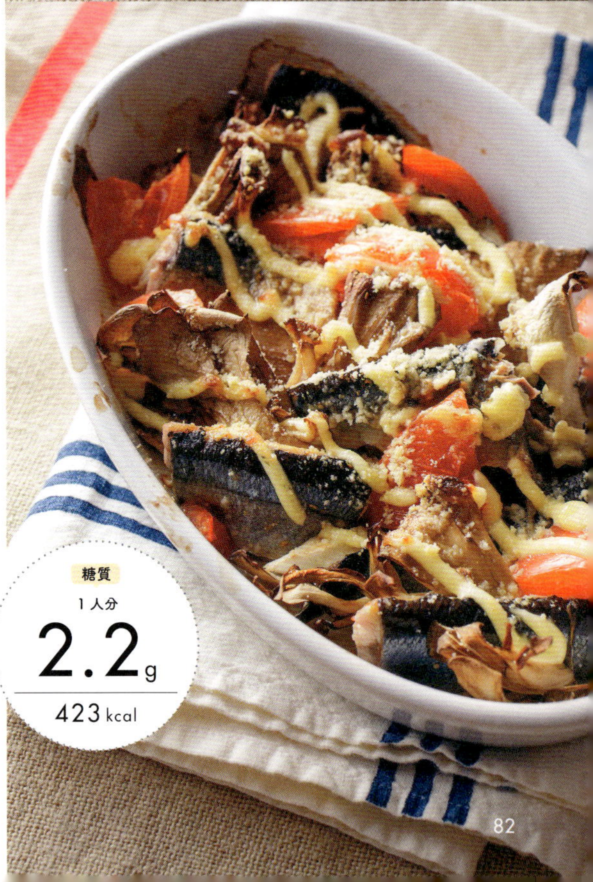

糖質
１人分
2.2g
423kcal

脂をオンポイント

好みと腹持ちの具合に合わせて、マヨネーズの量を増やしてもよいでしょう。

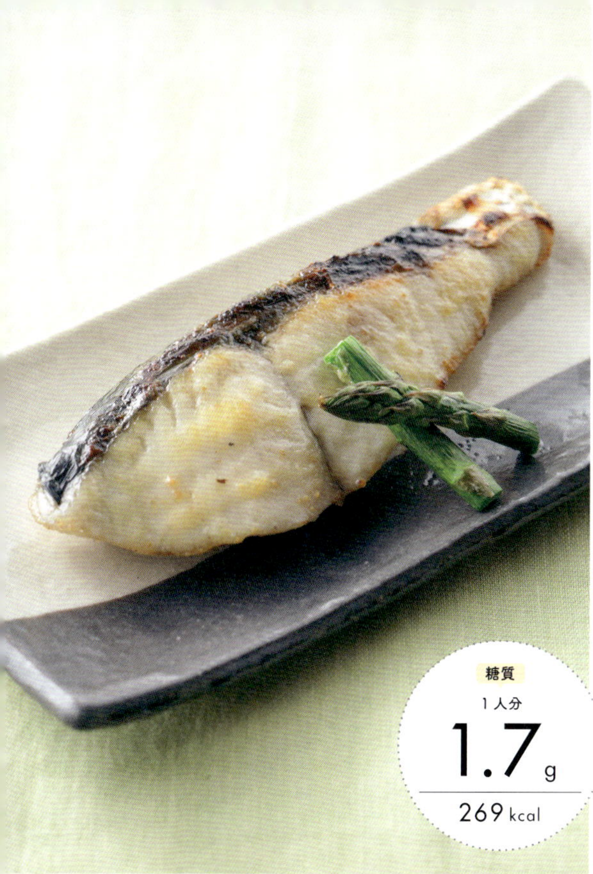

糖質
1人分
1.7g
269kcal

みそとマヨネーズでこっくり

さわらのマヨネーズ焼き

材料（2人分）

さわら…2切れ（200g）
塩、こしょう…各少々
グリーンアスパラガス…1本（20g）
Ⓐみそ…小さじ1
　マヨネーズ…大さじ2
　みりん…小さじ1/2

作り方

1. さわらは塩、こしょうをふり、10分おく。
2. アスパラガスは根元を1～2cm切り落とし、下から5～6cmピーラーで皮をむき、5cm長さに切る。
3. 魚焼きグリルを熱し、①、②を並べ、3～4分焼く。アスパラガスが焼けたらとり出す（片面焼きの場合は途中で返す）。さらに3～4分焼き、さわらに火を通す。
4. 混ぜ合わせたⒶをさわらに塗り、乾かす程度に約1分魚焼きグリルで焼く。器に盛り、アスパラガスを添える。

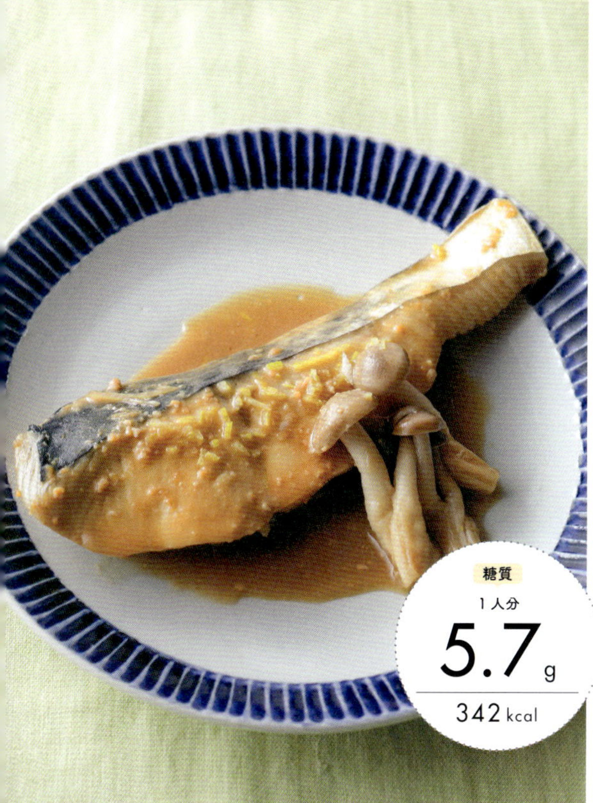

糖質
1人分
5.7g
342kcal

少しの甘みとバターでコクのある煮魚に

さわらのみそバター

材料（2人分）

さわら…2切れ（200g）
しょうが…1/2かけ
しめじ…1/4パック
ゆず…1/8個
みそ…大さじ1と1/2
バター…40g
Ⓐ水…150mℓ
　砂糖…小さじ1
　しょうゆ…小さじ1
　みりん…大さじ1/2
　酒…大さじ1

作り方

1. しょうがは薄切りに、しめじは根元を切り、小房に分ける。ゆずは皮をみじん切りにし、果汁をしぼる。
2. 鍋にⒶとしょうがを入れ、煮立てる。さわらを並べ、アクをとりながら2～3分煮る。
3. みそを②の煮汁で溶き、鍋に加える。さわらに煮汁をかけ、落としぶたをし、中火で約10分煮る。途中、1～2度煮汁をかける。
4. ゆず果汁、しめじ、バターを加えて2～3分煮る。器に盛り、①のゆずの皮をちらす。

糖質オフのポイントは手作りポン酢

まぐろのたたき薬味のせ

材料（2人分）

まぐろ（刺身用）…150ｇ
塩…小さじ1/4
三つ葉…10ｇ
大根…20ｇ
しょうが…1かけ
サラダ油…大さじ1〜2
Ⓐしょうゆ…大さじ1
｜レモン果汁…大さじ1

作り方

1. まぐろに塩をふって10分おき、水けをふく。フライパンに油を温め、全面を30秒ずつ焼きつける。すぐに氷水にとり、冷めたら水けをふく。
2. 大根、しょうがは皮をむいてすりおろし、大根はざるにあげ自然に水けをきる。三つ葉は1㎝長さに切り、大根おろしに三つ葉を混ぜる。
3. 1を7㎜程度の厚さに切り、2の三つ葉おろし、おろししょうがをのせ、混ぜ合わせたⒶをかける。

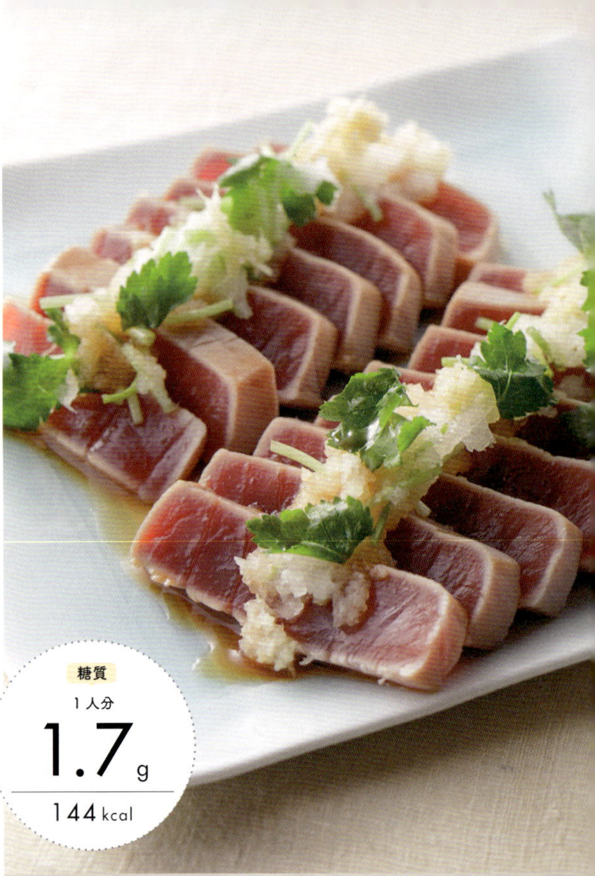

糖質
1人分
1.7g
144kcal

きのこを足してボリュームアップ

まぐろのサイコロステーキ

材料（2人分）

まぐろ（刺身用）…150ｇ
塩…小さじ1/4
マッシュルーム
　…1パック（100ｇ）
にんにく…1片
パセリ…1枝
しょうゆ…小さじ1
こしょう…少々
オリーブ油…大さじ2

作り方

1. まぐろは2㎝角に切り、塩をふって10分程度おく。マッシュルームは石づきをとり、縦半分に切る。にんにくは薄切りにし、パセリは葉を摘む。
2. フライパンに油、にんにくを入れて温め、にんにくがこんがりしたらとり出す。マッシュルームを入れ、2〜3分炒める。
3. まぐろを加え、全面をさっと焼き、パセリ、にんにく、しょうゆ、こしょうを加えてひと混ぜする。

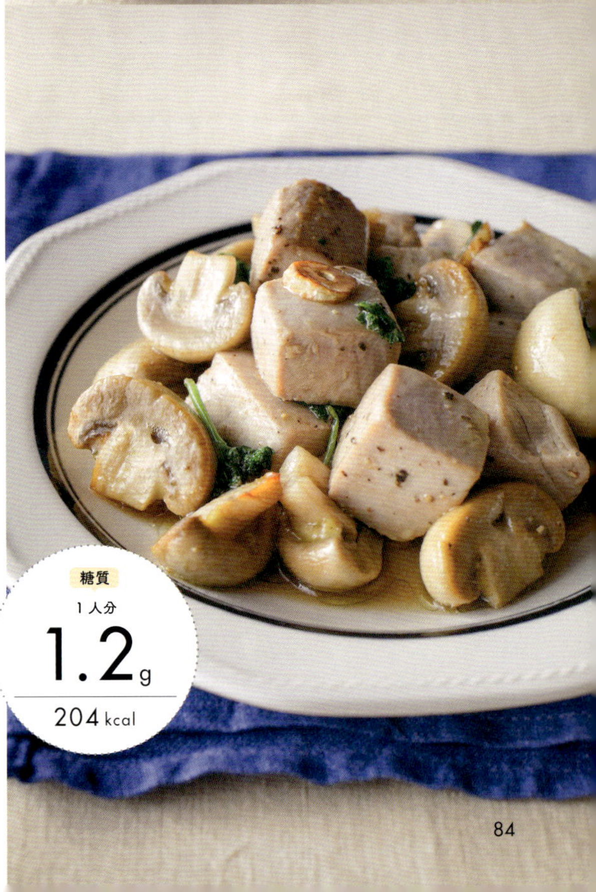

糖質
1人分
1.2g
204kcal

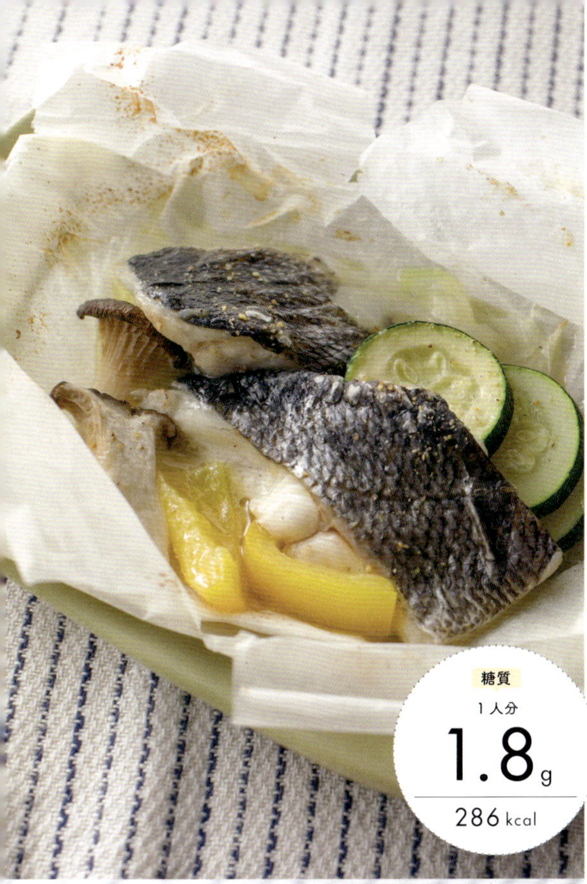

糖質
1人分
1.8g
286kcal

セロリの香りで爽やかに

すずきの紙包み焼き

材料（2人分）

すずき…2切れ（200ｇ）
セロリ…1/3本（30ｇ）
ズッキーニ…1/3本（50ｇ）
パプリカ（黄）
　…1/8個（20ｇ）
エリンギ…小1本（30ｇ）

塩、こしょう…各適量
バター…40ｇ
Ⓐ塩…小さじ1/6
　こしょう…少々
　白ワイン…大さじ1/2

作り方

1. セロリ、ズッキーニ、パプリカ、エリンギは食べやすく切る。
2. すずきは半分に切り、Ⓐをふって下味をつける。
3. オーブンシート（30×25㎝）2枚に①、②を半量ずつのせ、塩、こしょう各少々をふる。バターを20ｇずつのせ、両側から折って口を閉じる。
4. フライパンに③を並べ入れふたをする。中火で2分、さらに弱火で13分蒸し焼きにする（オーブンで焼く場合は200℃に予熱し、13分焼く）。

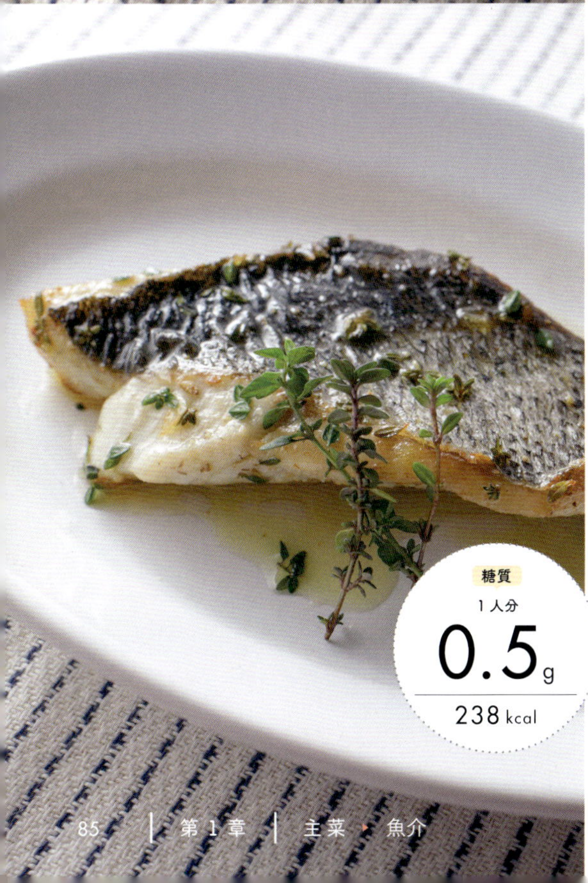

糖質
1人分
0.5g
238kcal

ハーブの風味で白身魚をシンプルに

すずきのハーブソテー

材料（2人分）

すずき…2切れ（200ｇ）
タイム（生）…1枝
＊ローズマリーやセージでも可
オリーブ油…大さじ2

Ⓐ塩…小さじ1/4
　こしょう…少々
　白ワイン…小さじ1
　タイム（みじん切り）
　　…1～2枝分
　にんにく（すりおろす）
　　…1/4片分

作り方

1. すずきはⒶをまぶし、10分おく。
2. フライパンに油を温め、①を並べる。中火で2～3分、色づいたら裏返す。さらに3～4分焼き、中まで火を通す。器に盛り、タイムを添える。

脂をオンポイント

フライパンに残った油にはハーブの香りが移っていてソースのかわりになります。油ごと盛りつけましょう。

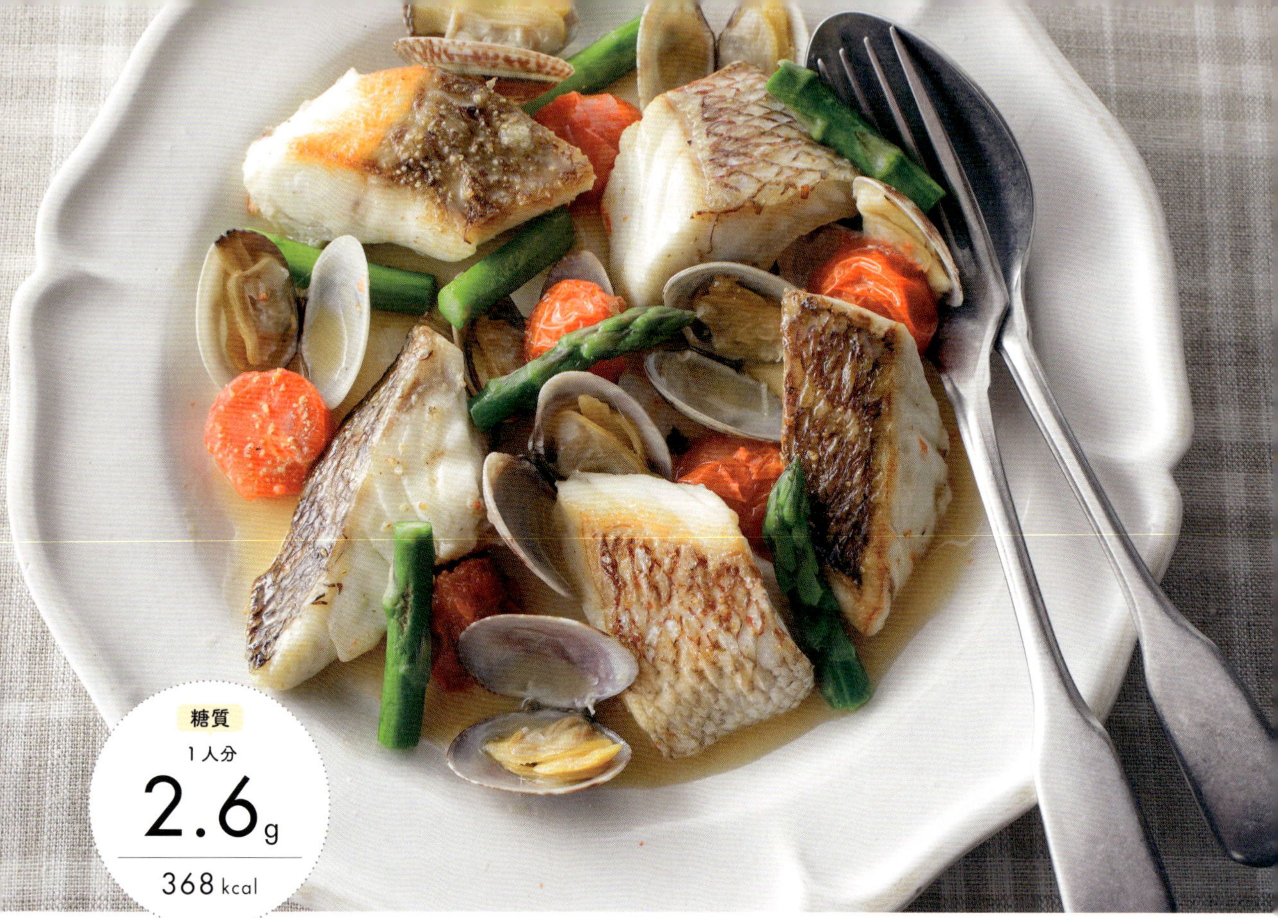

糖質

1人分

2.6g

368kcal

魚介のだしたっぷり。見た目も華やかでおもてなし料理にも

たいのアクアパッツァ

材料（2人分）

たい…2切れ（200g）
あさり（砂抜き済み）
　…100g
グリーンアスパラガス
　…2本（30g）
ミニトマト…4個（50g）
にんにく（みじん切り）
　…1/2片分
塩、こしょう…各適量
オリーブ油…大さじ3
Ⓐ白ワイン…大さじ2
　水…大さじ2

作り方

1. アスパラガスは根元を1～2㎝切り落とし、下から5～6㎝ピーラーで皮をむき、4㎝長さに切る。ミニトマトはへたをとり、半分に切る。
2. たいは2～3つに切り、塩小さじ1/4、こしょう少々をふる。あさりは殻をこすり合わせて洗う。
3. フライパンに油を温め、にんにくを弱火で炒める。香りが出たらたいを加え、両面を色よく焼く。
4. 3にあさり、1、Ⓐを入れ、ふたをして3～4分、あさりの口が開くまで煮る。塩、こしょう各少々で味を調える。

脂をオン ポイント

たい（真鯛）は、脂質が多い養殖ものを選びましょう。天然の場合は仕上げにバター10gを加えてください。

おいしいメモ

たいは両面をこんがり焼いて香ばしさを出すことがポイント。すずきやいさきを使ってもおいしく作れます。

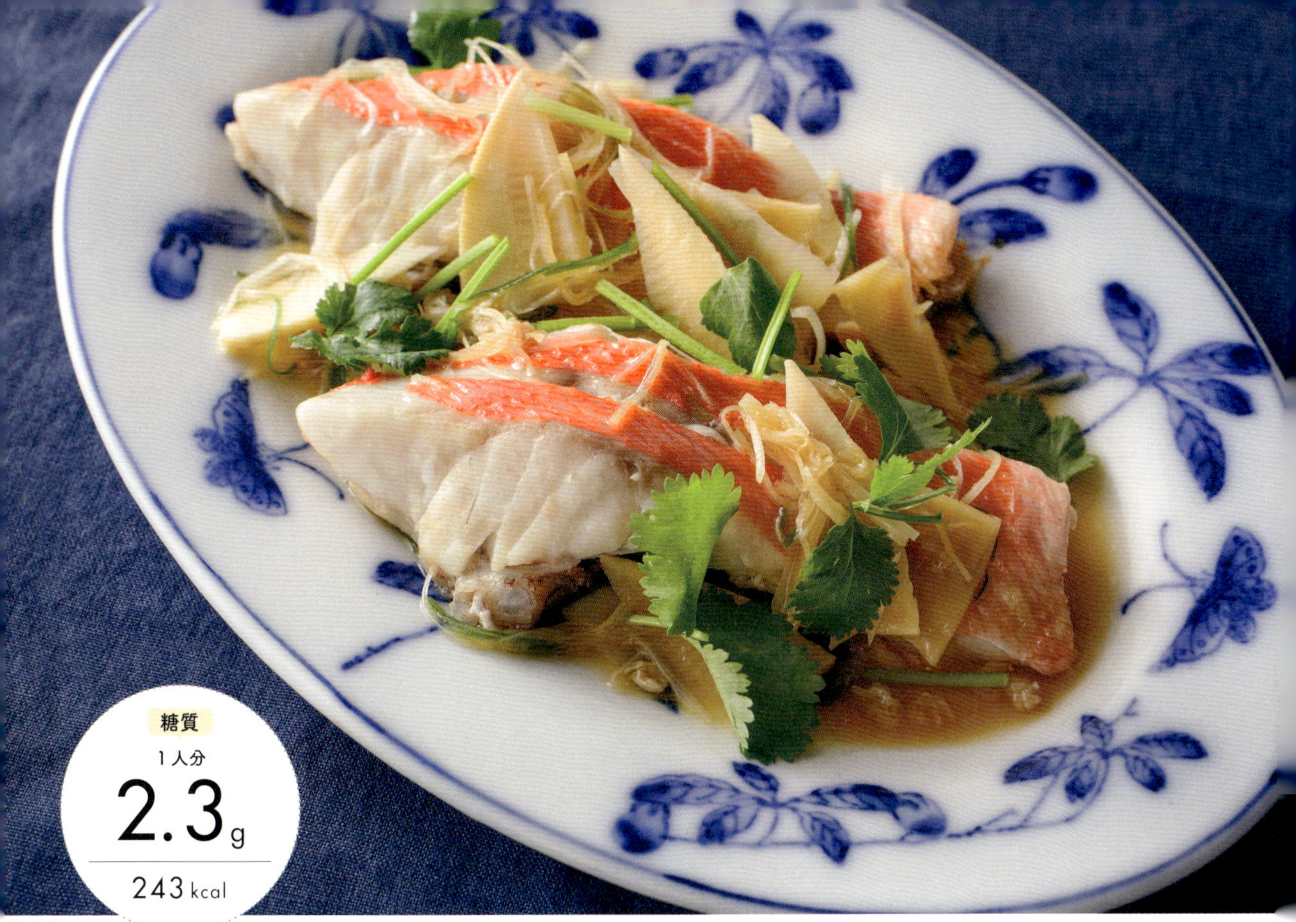

糖質
1人分
2.3g
243kcal

電子レンジで簡単に本格中華

きんめだいのレンジ蒸し

材料（2人分）

きんめだい…2切れ（200g）
塩…少々
たけのこ（水煮）…30g
長ねぎ…5cm（10g）
しょうが…1かけ
香菜《シャンツァイ》（あれば）…適量
ごま油…大さじ1～2
Ⓐ酒…大さじ1と1/2
　オイスターソース
　　…小さじ1
　しょうゆ…小さじ1/2

作り方

1. きんめだいは皮に切り目を入れて塩をふり、10分おく。
2. たけのこは薄切り、長ねぎとしょうがはせん切りにする。
3. 耐熱皿に1と2をのせる。Ⓐをふり、ラップをふんわりとかける。
4. 電子レンジで約4分加熱する。油を回しかけ、2cm長さに切った香菜をのせる。

脂をオン ポイント

白身魚の蒸し物は脂質が少ないので仕上げにごま油をたっぷりかけましょう。

おいしいメモ

電子レンジでの加熱時間は、魚の大きさによって加減してください。きんめだいがないときはたい（真鯛）やさけでも作れます。

自家製ポン酢でさっぱり

ぶりとかぶのステーキ

材料（２人分）

ぶり…２切れ（200ｇ）
かぶ…小１個（80ｇ）
かぶの葉（あれば）…50ｇ
塩、こしょう…各適量
オリーブ油…大さじ１

Ⓐゆず…1/4個
しょうゆ…小さじ２
みりん…小さじ１

作り方

1 かぶは皮ごと縦半分に、かぶの葉は４cm長さに切る。Ⓐのゆずは皮をせん切りにし、残りは果汁をしぼり、Ⓐと合わせてポン酢しょうゆを作る。
2 ぶりは２つに切り、塩、こしょう各少々をふる。
3 フライパンに油を温め、かぶの葉を炒めてとり出し、塩、こしょう各少々をふる。かぶを入れ、中火で２～３分ずつ両面を色よく焼き、とり出す。
4 2を並べ、中火で３～４分、色づいたら裏返し、中まで火を通す。器にぶりと3を盛り、ゆずの皮、ポン酢しょうゆをかける。

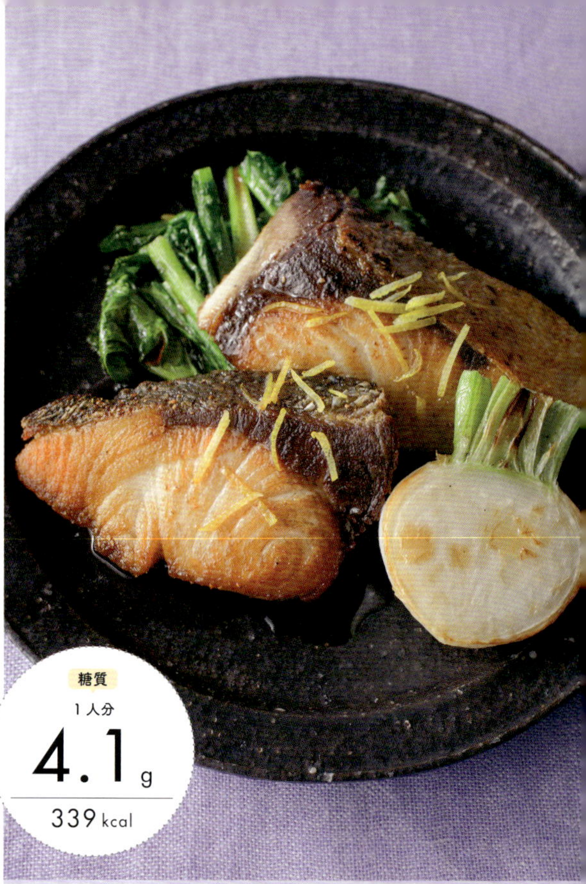

糖質
１人分
4.1g
339kcal

砂糖やみりんを控えたさっぱり煮物

あっさりぶり大根

材料（２人分）

ぶり…２切れ（200ｇ）
大根…６cm（300ｇ）
しょうが…１かけ

Ⓐだし…300mℓ
砂糖…小さじ１
みりん…大さじ1/2
酒…大さじ１
しょうゆ…大さじ１

作り方

1 大根は1.5cm厚さの半月切りにする。米大さじ１（分量外）を入れた湯で10～15分ゆでて、水にとって洗う。しょうがは皮をこそげ、薄切りにする。
2 ぶりは１切れを３～４等分し、表面が白っぽくなるまで熱湯をかける。
3 鍋に1、2、Ⓐを入れ、落としぶたをして弱めの中火で15分煮る。しょうゆを加え、さらに10分煮る。

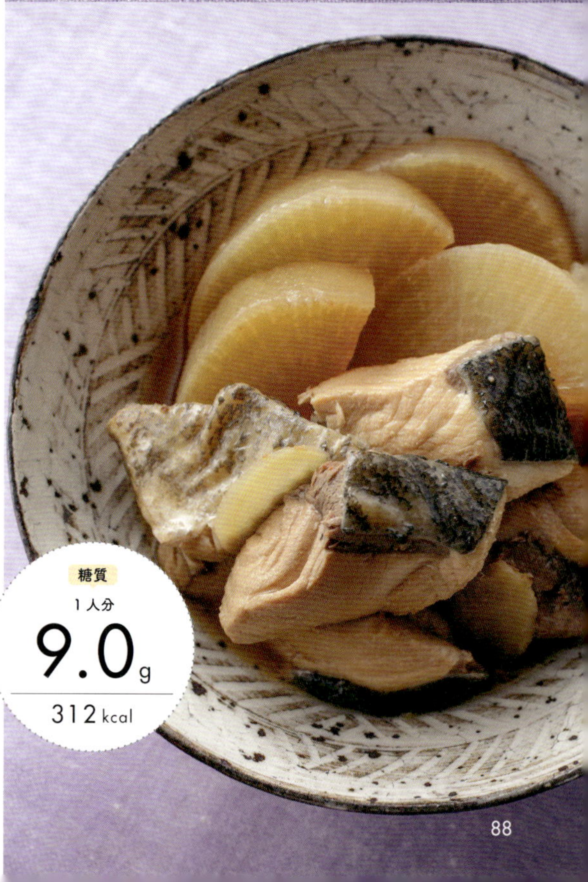

糖質
１人分
9.0g
312kcal

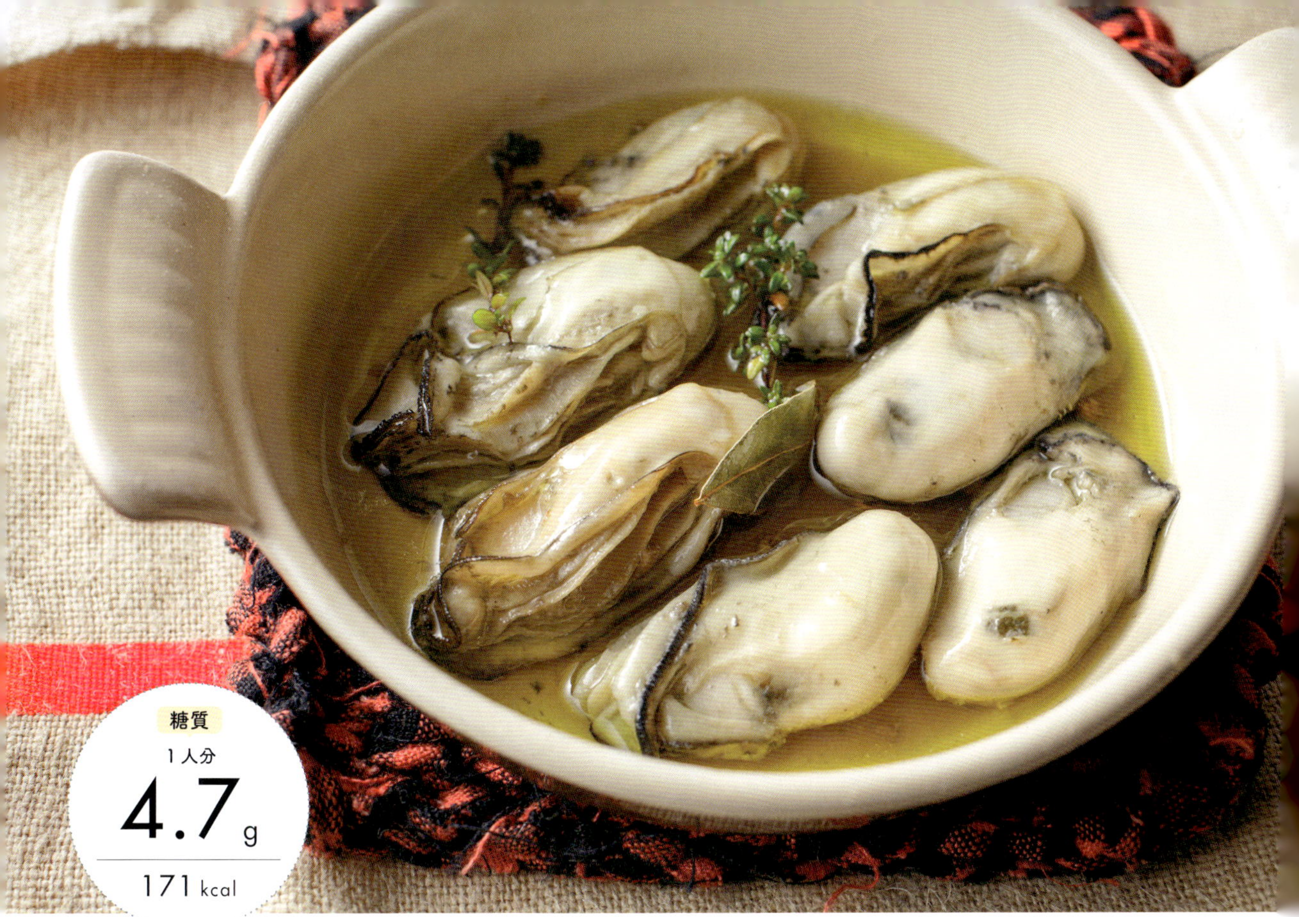

糖質
1人分
4.7g
171 kcal

オイル煮は腹持ちもよくおすすめ

かきのコンフィ

材料（2人分）

かき…200g
塩…小さじ1/3
オリーブ油
…適量（大さじ4程度）
タイム（生）…2枚
ローリエ…1枚
粒黒こしょう…8粒

作り方

1. かきは塩水（水200mℓに塩小さじ1、各分量外）で洗い、さらに水で洗う。塩をふり、約10分おく。水けをしっかりふきとる。
2. 厚手の鍋にかきを並べ、かきの厚みの半分くらいまで油を注ぎ、タイム、ローリエ、粒こしょうを加える。
3. 弱火で3〜4分ゆっくりと加熱し、細かい泡が出てきたら途中、上下を返す。弱火のまま7〜8分、かきがふっくらするまで加熱する。火を止め、そのまま冷ます。

脂をオン ポイント

コンフィの油にはタイムの香りとかきの旨みがきいています。サラダにかけたり、きのこや野菜を炒めたり、糖質ゼロ麺をあえたりと、いろいろ使えます。

おいしいメモ

かきの水けはしっかりふきとること。煮沸消毒した瓶に入れ、冷蔵庫で4〜5日間保存できます。

小麦粉のかわりにじゃがいもで仕上げる

いかと春菊のチヂミ

材料（2枚分）

いか…小1ぱい（100g）
春菊…1/5袋（40g）
じゃがいも…小1個（80g）
溶き卵…1個分
塩…小さじ1/4
ごま油…大さじ1～2
Ⓐコチュジャン
…小さじ1/2
しょうゆ…大さじ1/2
酢…大さじ1/2

作り方

1. 春菊はさっとゆでて1cm幅に切る。いかは内臓をとり、足は2～3cm長さに切る。胴は皮をむき3cm長さの細切りにする。
2. 溶き卵に、すりおろしたじゃがいも、塩を混ぜ、1を加えてひと混ぜする。
3. フライパンに半量の油を温め、2の半量を円形に広げる。中火で2分焼き、裏返してさらに弱火で3分焼く。同様にもう1枚焼く。
4. 器に盛り、混ぜ合わせたⒶを添える。

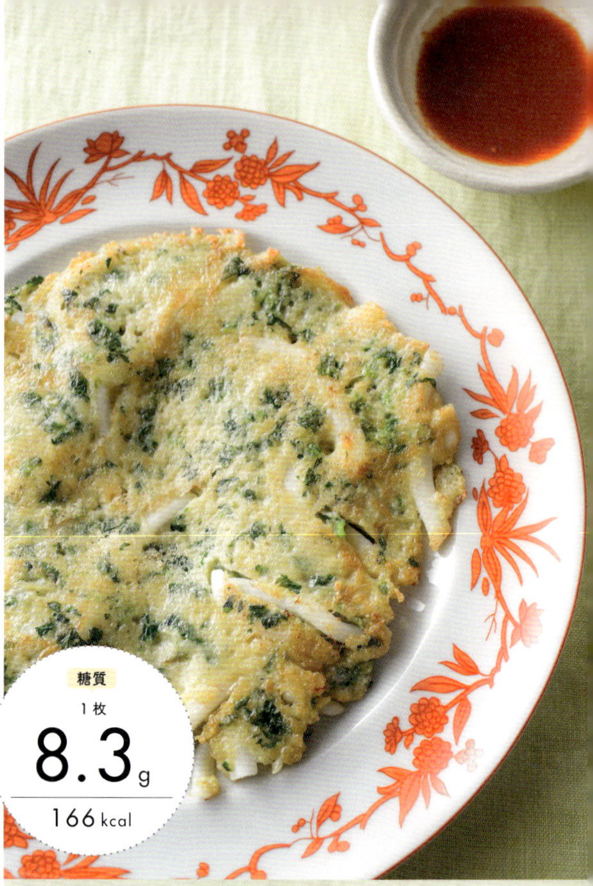
糖質
1枚
8.3g
166 kcal

糖質の低いいかはおすすめ食材

いかとアスパラのバター風味

材料（2人分）

いか…1ぱい（300g）
グリーンアスパラガス
…1束（100g）
玉ねぎ…1/8個（25g）
バター…20g
しょうゆ…小さじ1
塩、こしょう…各少々

作り方

1. アスパラガスは根元を1～2cm切り落とす。下のかたい部分をピーラーで5～6cm皮をむき、4～5cm長さに切る。玉ねぎは1cm幅のくし形に切り、バラバラにする。
2. いかは内臓をとり、胴は1.5cm幅の輪切り、足は吸盤のかたい部分を洗ってとり、5cm長さに切り分ける。
3. フライパンに湯200mℓ（分量外）を沸かし、1を入れ、ふたをして約1分蒸し煮にする。湯を捨てる。
4. 3を強火にし、2、バターを加えて炒める。火が通ったらしょうゆ、塩、こしょうで味を調える。

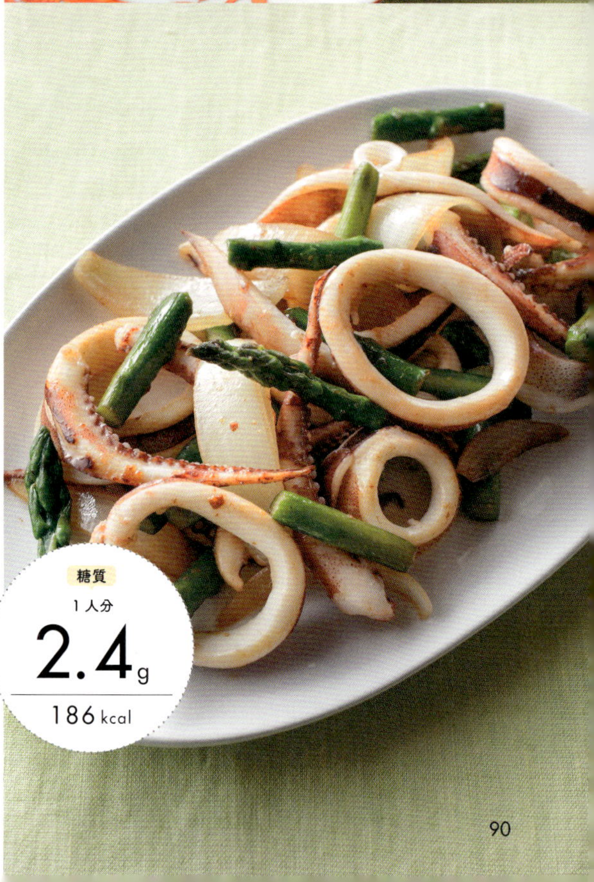
糖質
1人分
2.4g
186 kcal

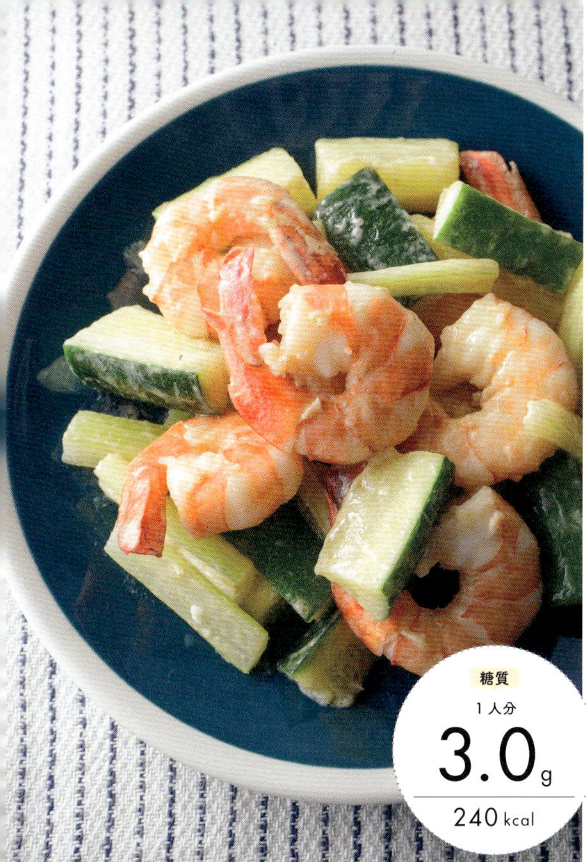

糖質
1人分
3.0g
240kcal

糖質オフ調味料のマヨネーズを使って

えびとズッキーニの マヨネーズ炒め

材料（2人分）

えび（殻つき）…8尾（240g）
ズッキーニ…2/3本（100g）
セロリ…1/3本（30g）
サラダ油…大さじ1
塩…小さじ1/3

Ⓐ酒…大さじ1/2
塩…小さじ1/6
こしょう…少々
片栗粉…小さじ1

Ⓑマヨネーズ…大さじ2
しょうゆ、酒…各小さじ1

作り方

1. えびは殻、尾、背わたをとりⒶをもみ込む。
2. ズッキーニは4cm長さに切り、縦6〜8等分にする。セロリは筋をとり、4〜5cm長さの棒状に切る。
3. フライパンに湯400mℓと塩小さじ1/3（各分量外）、半量の油を入れ、2をゆでてとり出す。同じ湯でえびをゆで、色が変わったらとり出し、湯を捨てる。
4. 残りの油を温め強火で3を炒める。Ⓑを加え混ぜる。

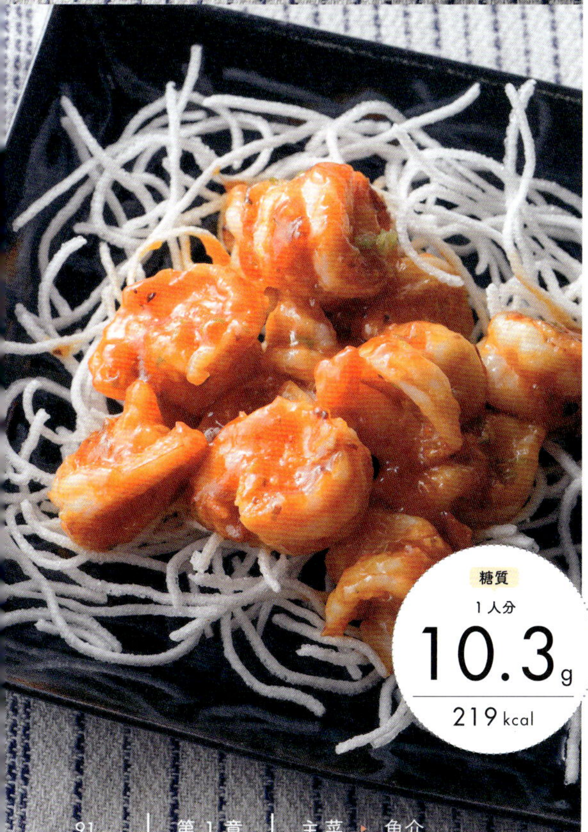

糖質
1人分
10.3g
219kcal

揚げた春雨の食感で食べごたえアップ

えびチリ

材料（2人分）

えび（殻つき）
…中12尾（240g）
春雨…10g
サラダ油…大さじ3

Ⓐ長ねぎ…5cm
しょうが…1/2かけ
にんにく…1/2片

Ⓑ塩…小さじ1/4
片栗粉、酒…各小さじ1

Ⓒトマトケチャップ…大さじ1
スープの素、砂糖、片栗粉、豆板醤…各小さじ1/2
しょうゆ…小さじ1
水…大さじ2

作り方

1. Ⓐはみじん切りにする。えびは殻、尾をとる。背に切り込みを入れ、背わたをとり、Ⓑをもみ込む。
2. 160℃に温めた油で8cm長さに切った春雨を揚げる。器に盛り、油は大さじ1を残してとり出す。
3. 1のⒶを弱火で炒め、香りが出たらえびを入れ、中火で2〜3分火が通るまで炒める。
4. Ⓒを混ぜながら加え、さらに1〜2分炒め煮にし、春雨にのせる。

残ったオイルに糖質ゼロ麺をからめても

ほたてとアスパラのアヒージョ

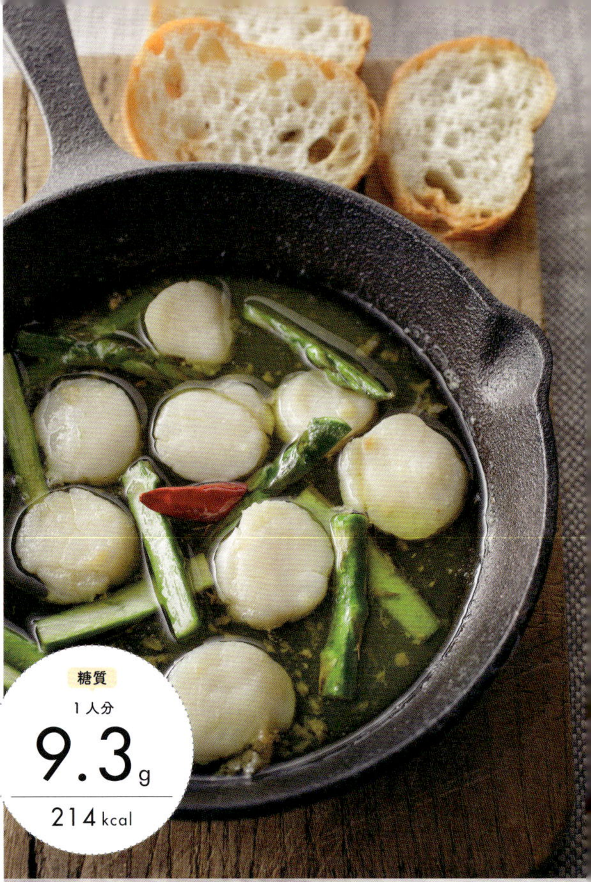

糖質
1人分
9.3g
214kcal

材料（2人分）

ほたて貝柱…3個（90g）
グリーンアスパラガス
…2本（30g）
にんにく（みじん切り）
…1/2片分
赤唐辛子…1/2本
塩、こしょう…各少々
オリーブ油
…適量（大さじ3程度）
バゲット…3cm（25g）

作り方

1 ほたては5mm厚さに切り、水けをふく。
2 アスパラガスは根元を1～2cm切り落とし、下のかたい部分を5～6cmのピーラーで皮をむき、縦半分にして4cm長さに切る。
3 小さめのフライパンに油を2～3mm深さに注ぎ、にんにくを入れて弱火で温める。香りが出たら①、②、唐辛子を加え弱火で5分、ほたての色が変わるまで煮る。塩、こしょうで味を調える。薄く切ったバゲットをトーストし、添える。

かぶは薄切りにして生で甘みを味わう

ほたてとかぶのカルパッチョ

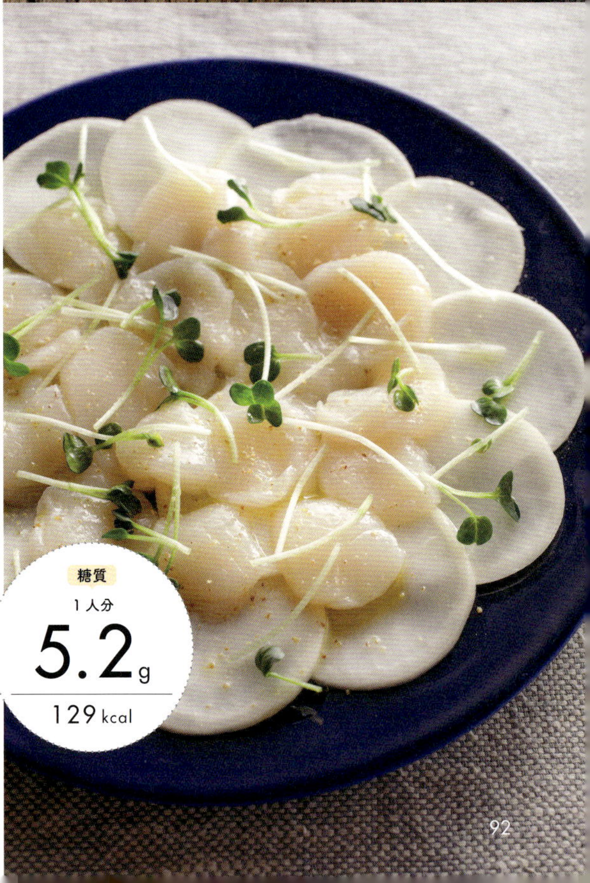

糖質
1人分
5.2g
129kcal

材料（2人分）

ほたて貝柱（刺身用）
…6個（120g）
かぶ…2個（200g）
貝割れ大根…1/4パック
レモン…1/8個
塩、こしょう…各適量
オリーブ油…大さじ1～3

作り方

1 かぶはよく洗い、皮ごと3mm厚さの輪切りにする。塩小さじ1/4（分量外）ふって10分おき、水けをしぼる。貝割れは根元を切り、半分に切る。
2 ほたては1個を3～4枚のそぎ切りにする。
3 皿に①のかぶを並べ、②をのせ、油を回しかけ、塩、こしょうをふる。レモンをしぼりながら回しかけ、貝割れをのせる。

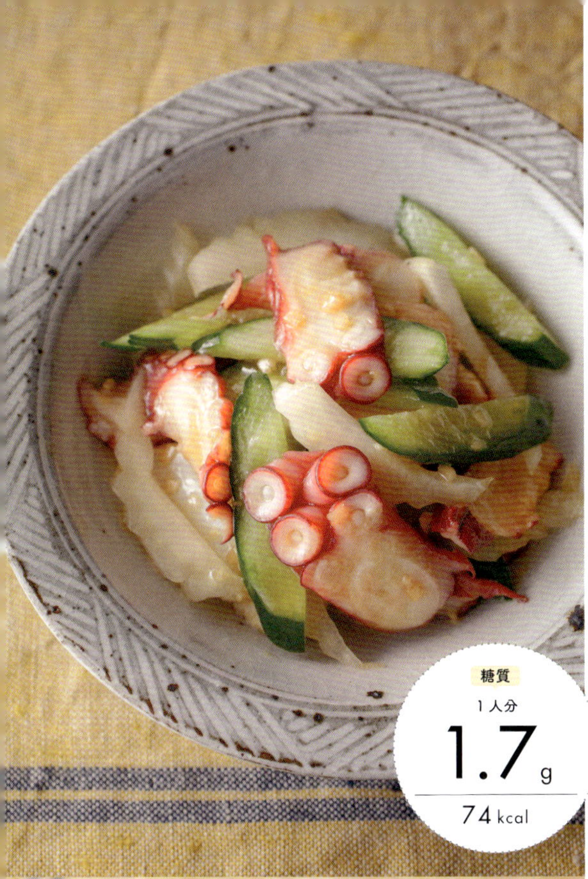

糖質
1人分
1.7g
74kcal

しょうがとごま油の風味をきかせて

たことセロリのしょうがあえ

材料（2人分）

ゆでだこ…80g
きゅうり…1/2本（50g）
セロリ…1/3本（30g）
塩…少々
しょうが…1/2かけ

Ⓐ酢…大さじ1/2
砂糖…小さじ1/4
しょうゆ…小さじ1
ごま油…大さじ1/2〜1

作り方

1. きゅうりは縦半分に切り、5㎜厚さの斜め切りにする。セロリも同様に切る。しょうがはみじん切りにする。
2. きゅうりとセロリに塩をふってもみ、5分おいて水けをしぼる。たこはひと口大のそぎ切りにする。
3. ボウルにⒶを合わせ、2としょうがをあえる。

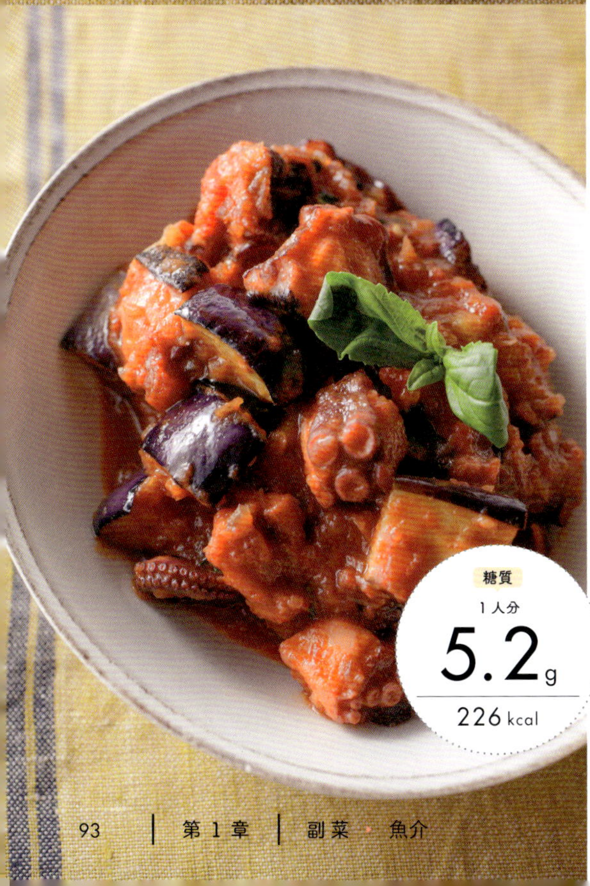

糖質
1人分
5.2g
226kcal

糖質低めのたこにトマトを煮からめて

たこのピリ辛トマト煮

材料（2人分）

ゆでだこ…150g
なす（2㎝角）…1本分
玉ねぎ（みじん切り）
…1/4個分（50g）
にんにく（みじん切り）
…1/2片分
塩、こしょう…各少々
バジル（あれば）…適量

オリーブ油…大さじ2〜3
Ⓐトマト缶（カット）
…100g
赤ワイン…大さじ2
スープの素
（顆粒）…小さじ1/3
ローリエ…1枚
赤唐辛子…1/2〜1本

作り方

1. たこはひと口大のぶつ切りにする。
2. 厚手の鍋に半量の油を温め、なすを強火で炒め、とり出す。残りの油を足し、玉ねぎ、にんにくをしんなりするまで炒める。
3. 1を加えて炒め、Ⓐを加える。ふたをずらしてのせ、弱めの中火で15分煮る。途中、1〜2回混ぜる。なすを戻し入れ、塩、こしょうで味を調える。器に盛り、バジルを飾る。

無理なく
脂をオンするには

「見えるアブラ」と「見えないアブラ」

本書では繰り返し、糖質オフ成功のコツは「減らした糖質分のカロリーを、脂質でしっかり補うこと」とお伝えしてきました。

実は、脂質には、目に「見えないアブラ」と「見えるアブラ」の2種類あります。「見えるアブラ」は植物油やバター、マヨネーズなど調理に使う「油」。「見えないアブラ」は肉や魚など食材に含まれる「脂」で、気づかず食べているものです。

見えない脂
肉や魚など

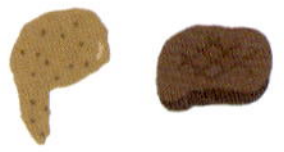

見える油
油やバターなど

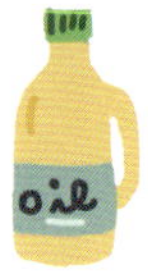

苦行のような食事は続かない！

「やせたい！」「糖質オフを成功させたい！」と思うあまり、「見える油」を減らしがちですが、それは逆効果です。

油を本書のレシピに従い、必要な量を摂取し、腹持ちをよくすること。つまり「空腹を我慢する苦行のような状態を作らないこと」こそが、糖質オフを長続きさせるキモなのです。

油を上手にとるコツ

その1 調理に使った油も全部食べる！

調理に使った油は余らせずに積極的にとることも近道です。この3つを心がけましょう。

- フライパンや鍋に残った油も器によそい、食材にしっかりからめて食べる。
- 食材を炒めた後、残った油はソースに加える。
- フライパンなどに残った油で、きのこや青菜など糖質低めの野菜を炒めてつけ合わせにする。

その2 もしもお腹がすいたら？

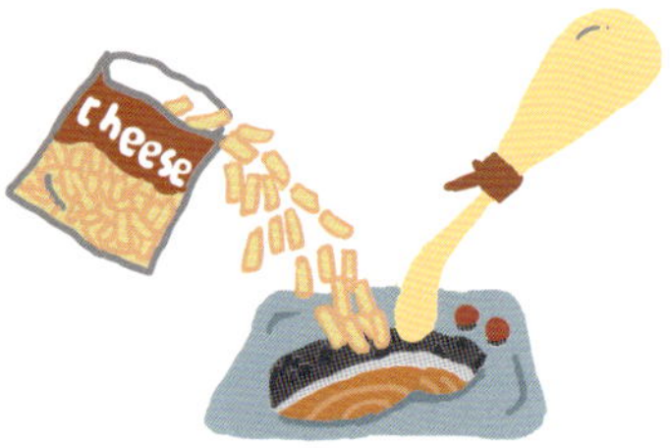

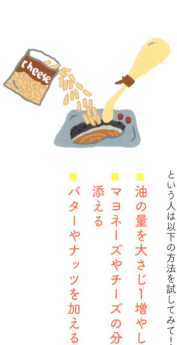

せっかく糖質を50～100g減らして抑えても、食後や寝る前に小腹がすいてしまって、就寝前にちょっとだけとおにぎり1個、食パン1枚を食べてしまう、アイスクリームやまんじゅうをつまんでしまうのでは逆効果。

本書のレシピ通り作っても、まだお腹がすいてしまうという人は以下の方法を試してみて！

- 油の量を大さじ1増やしてみる
- マヨネーズやチーズの分量を増やす、添える
- バターやナッツを加える

2

野菜メインで作る

副菜

糖質オフの食卓は、〝低糖質〟であることばかりに意識がいってしまいがちで、栄養バランスが後まわしになってしまう。そんなことも多いようです。

この本では、糖質と脂質をしっかり計算しているだけでなく、食物繊維やビタミン、ミネラルもきちんととれるように、糖質低めの野菜をメインに使った副菜も紹介しています。

特徴として、じゃがいもや長いも、ごぼう、にんじんなど、糖質高めの根菜類は控えめにしています。とくに糖質の高いさつまいもとかぼちゃは使っていません。献立のバランスを考えて、油を使っていない副菜も少し紹介していますが、それらを食卓に取り入れるときは、油をしっかり使った主菜と組み合わせてください。

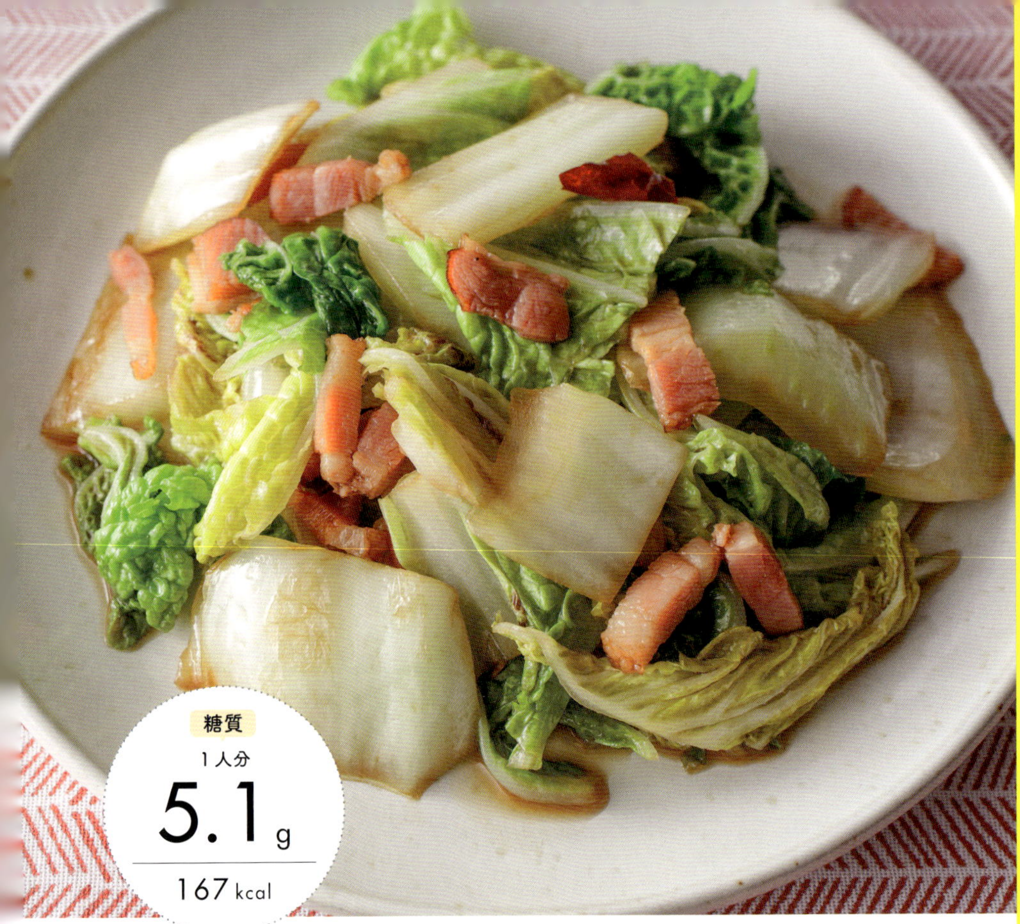

糖質
1人分
5.1g
167kcal

白菜の甘みを引き立てる

白菜とベーコンのピリ辛ソース炒め

材料（2人分）

白菜…3枚（300g）
ベーコン…2枚
赤唐辛子…1/2本
ウスターソース…大さじ1
塩、こしょう…各少々
オリーブ油…大さじ1～2

作り方

1. 白菜は軸と葉に分け、軸はそぎ切り、葉はざく切りにする。ベーコンは細切りにする。
2. フライパンに油、種をとった唐辛子を入れて温める。ベーコンを加え、カリッとするまで炒める。
3. 白菜の軸を加えて強火で炒め、しんなりしたら葉も加えて炒める。ソース、塩、こしょうで味を調える。

脂をオンポイント

腹持ちをよくする脂質の多いベーコンは、糖質オフに便利な食材です。

葉や茎を食べる

葉《よう》茎《けい》菜《さい》

野菜の糖質は、肉や魚介よりも高めなので食べる量も少し注意。玉ねぎなど加熱して甘みが増すものは糖質高めと覚えましょう。

ほうれん草

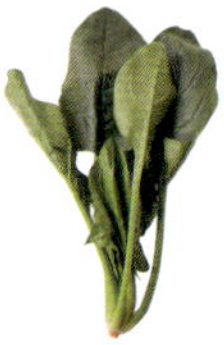

100g

糖質	脂質
0.3g	0.4g

ビタミンA、カルシウムなどの栄養が豊富

白菜

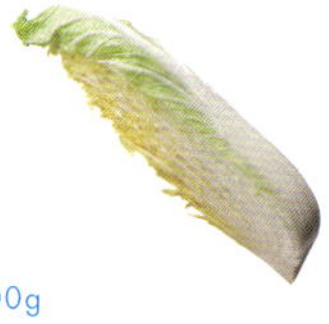

100g

糖質	脂質
1.9g	0.1g

余分な水分を排出するカリウムが豊富

玉ねぎ

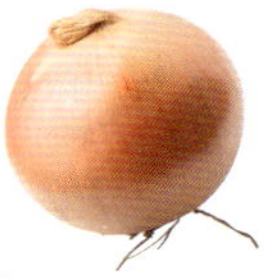

100g

糖質	脂質
7.2g	0.1g

悪玉コレステロールを減らす成分を含む

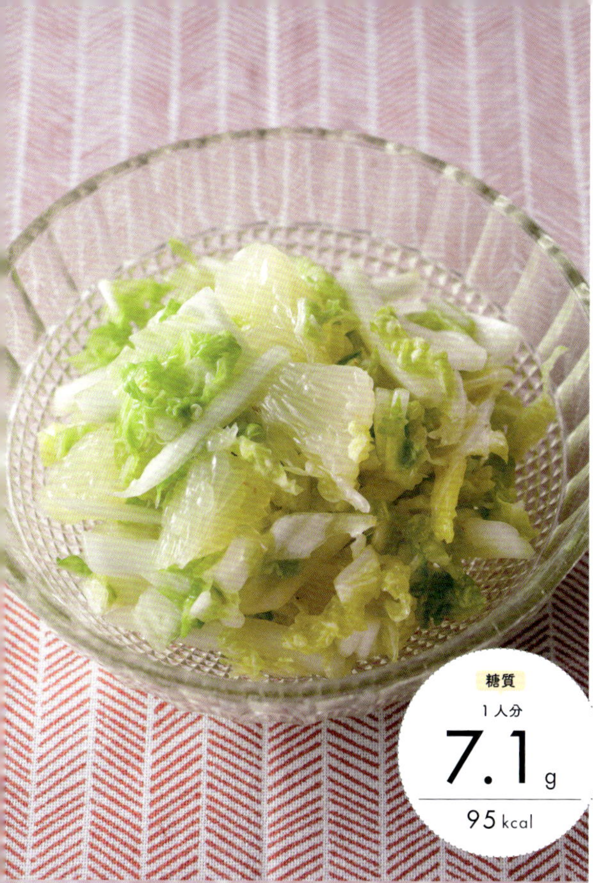

糖質
1人分
7.1g
95kcal

さっぱりした低糖質のフルーツを使って

白菜とグレープフルーツのサラダ

材料（２人分）

白菜…２枚（200ｇ）
塩…小さじ1/4
グレープフルーツ
…1/2個（150ｇ）

Ⓐ酢…大さじ１と1/2
塩…小さじ1/6
こしょう…少々
オリーブ油
…大さじ１と1/2

作り方

1 白菜は軸と葉に分け、それぞれ細切りにする。塩をふり、約10分おいて水けをしぼる。
2 グレープフルーツは果肉をとり出し、２cm程度にほぐす。
3 Ⓐを合わせ、1、2と混ぜる。

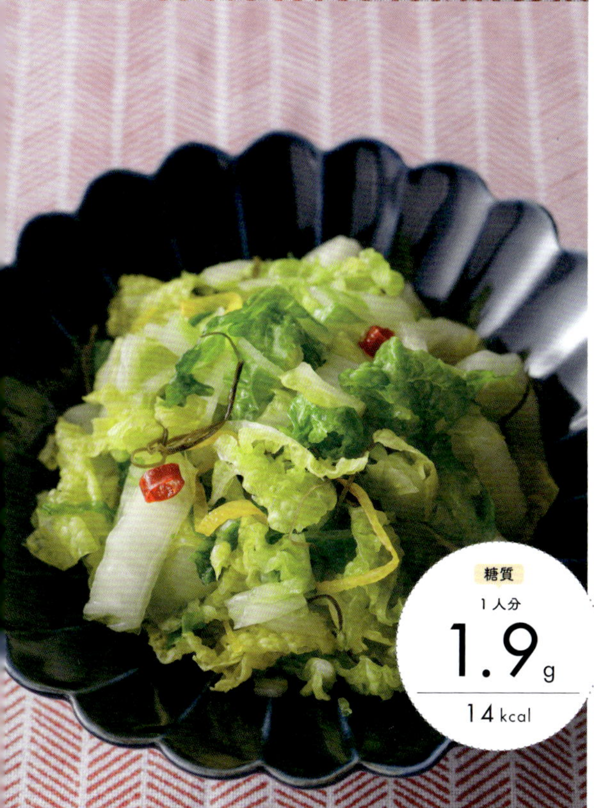

糖質
1人分
1.9g
14kcal

砂糖なしの簡単自家製お漬物

ゆず白菜漬け

材料（２人分）

白菜…２枚（200ｇ）
ゆずの皮…３cm角程度
刻み昆布…ひとつまみ
赤唐辛子…1/4本
塩…小さじ1/2

作り方

1 白菜は軸と葉に分け、軸は１cm幅、葉は２cm幅程度の４～５cm長さの短冊切りにする。
2 ゆずの皮はせん切りにする。唐辛子は種をとり、小口切りにする。
3 すべての材料をポリ袋に入れてよくもむ。空気を抜いて袋の口をギュッとしめ、15分以上おく。

糖質オフポイント

市販の漬物は砂糖や人工甘味料を使用しているものが多いので手作りして糖質をカットしましょう。

たっぷりのマヨネーズであえて腹持ちアップ

コールスローサラダ

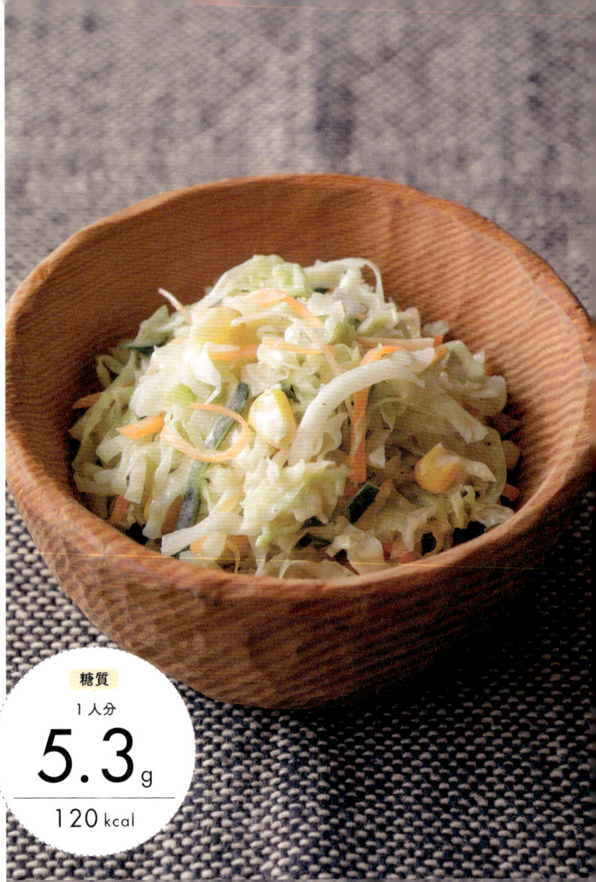

材料（２人分）

キャベツ…３枚（180ｇ）
きゅうり…1/2本（50ｇ）
にんじん…３cm（30ｇ）
コーン…大さじ１
塩…小さじ1/3

Ⓐマヨネーズ…大さじ２
酢…大さじ1/2
塩、こしょう…各少々
サラダ油…大さじ1/2

作り方

1. キャベツ、きゅうり４cm長さのせん切りにする。にんじんもせん切りにする。塩をふって10分おき、水けをしぼる。
2. ボウルにⒶを順に加えて混ぜ、1、コーンと混ぜ合わせる。

脂をオンポイント

あっさりした主菜と合わせるときは、マヨネーズの量をさらに増やしても。

糖質
１人分
5.3g
120 kcal

アンチョビの塩けで味つけバッチリ！

キャベツのアンチョビカレー炒め

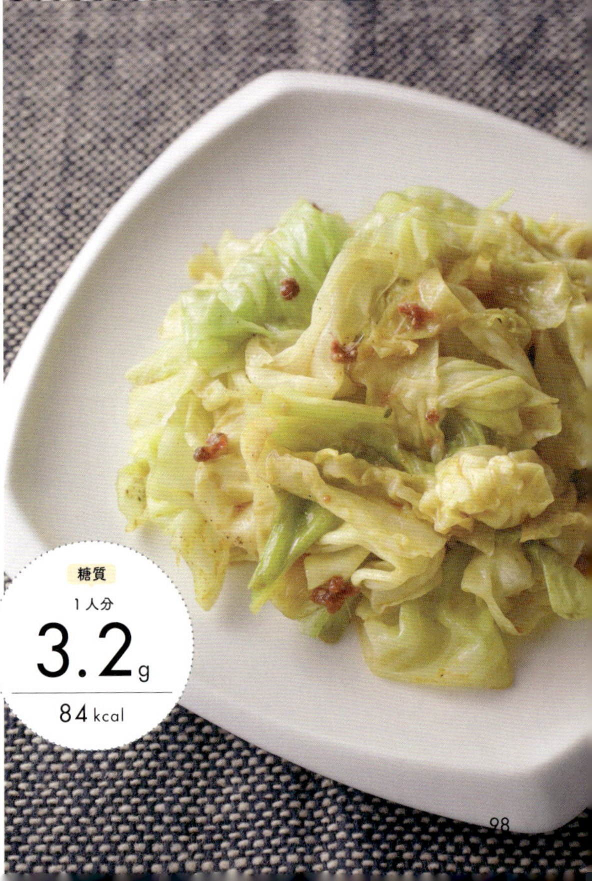

材料（２人分）

キャベツ…３枚（180ｇ）
アンチョビフィレ…５ｇ
オリーブ油…大さじ１～２

Ⓐカレー粉…小さじ2/3
酒…小さじ１
しょうゆ…小さじ１

作り方

1. キャベツはざく切りにし、アンチョビは粗みじん切りにする。Ⓐは混ぜる。
2. フライパンに1のキャベツ、水大さじ２、塩少々（各分量外）をふり入れて中火にかけ、２～３分蒸し煮にしたら湯を捨てる。
3. 強火にし、油、アンチョビ、Ⓐを加えて炒める。

糖質
１人分
3.2g
84 kcal

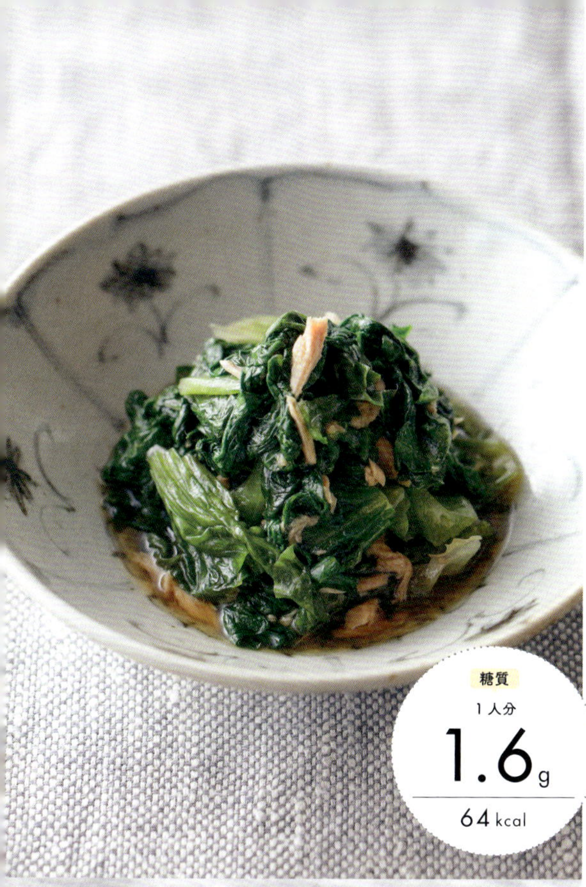

糖質
1人分
1.6g
64kcal

ツナの油でコク出し！

グリーンリーフとツナのおひたし

材料（2人分）

グリーンリーフ…150g
ツナ（油漬け）
…小1/2缶（35g）

Ⓐしょうが汁
…小さじ1/2
酒…小さじ1
しょうゆ
…大さじ1/2

作り方

1. グリーンリーフはざく切りにする。さっとゆで、水けをしぼる。
2. ツナとⒶを混ぜ、1をあえる。

脂をオンポイント

ツナ缶は油漬けのものを使います。油ごと料理に加えることでツナの旨みも加わります。

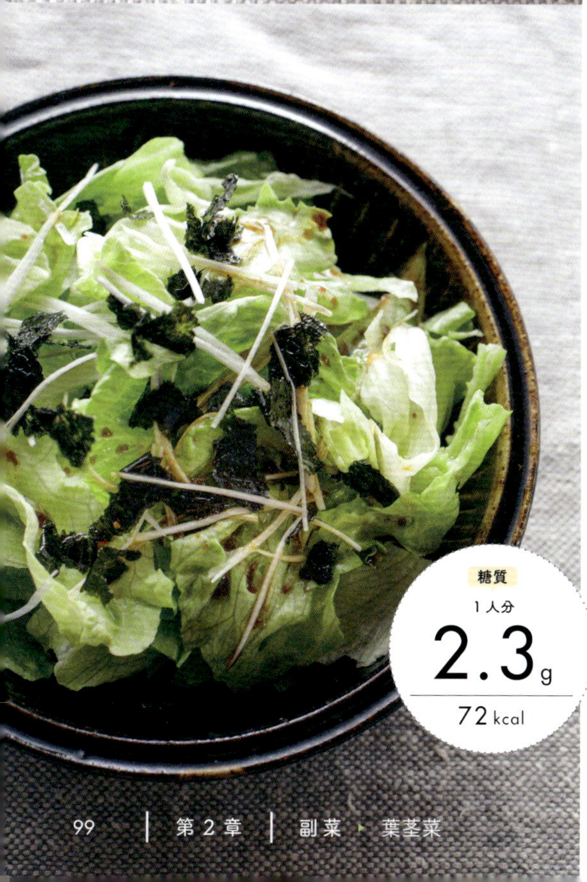

糖質
1人分
2.3g
72kcal

たっぷりのごま油で香りよく

レタスとねぎのごま油がけ

材料（2人分）

レタス…1/2個（150g）
長ねぎ…5cm（10g）
焼きのり…1/4枚

ごま油…大さじ1
しょうゆ…小さじ2
こしょう…少々

作り方

1. レタスはざく切り、長ねぎはせん切りにする。のりはちぎる。器に盛りつける。
2. 小鍋に油を温める。弱火にし、しょうゆ、こしょうを加えて混ぜる。中火にしてひと煮立ちさせ、熱々のうちに1にかける。

脂をオンポイント

油がちょっと足りないなと思ったとき、このごま油がけは手軽にできるので他の野菜を使ったサラダにもおすすめです。

さっぱりとした箸休めに

ほうれん草の おかかポン酢

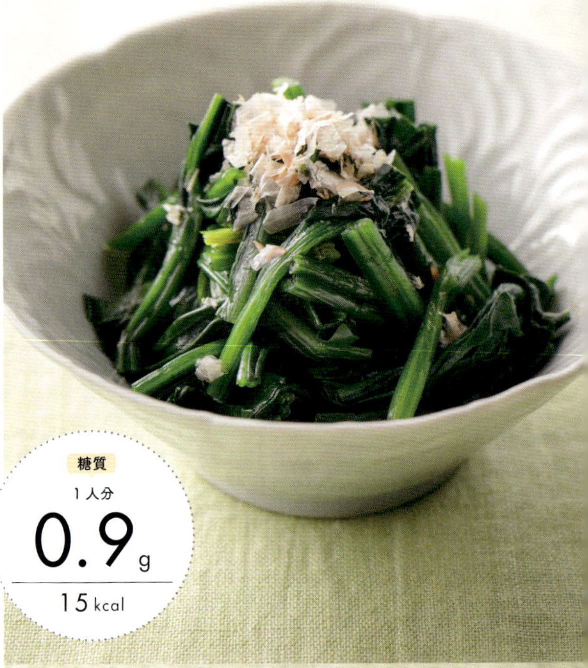

糖質
1人分
0.9g
15kcal

材料（2人分）

ほうれん草…1/2袋（100g）
削りがつお…少々
Ⓐしょうゆ…大さじ1/2
ゆず（またはレモン）果汁…大さじ1/2

作り方

1 ほうれん草はたっぷりの湯でゆでる。すぐ冷水にとり、水けをしぼって4cm長さに切る。
2 器に1を盛り、混ぜ合わせたⒶをかけ、削りがつおをのせる。

おいしいメモ

油たっぷりの主菜と組み合わせましょう。

低糖質、鉄分豊富な葉物をたっぷり！

ほうれん草の やわらか中国風

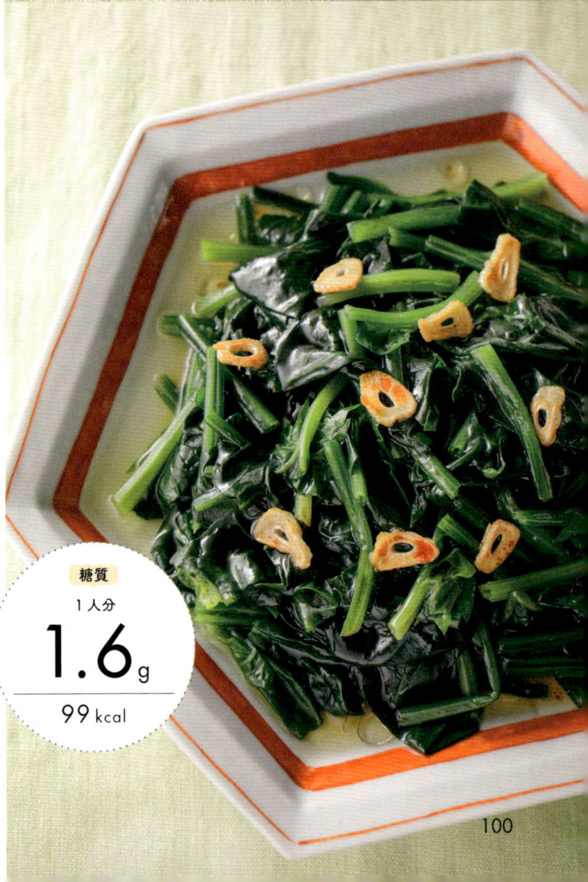

糖質
1人分
1.6g
99kcal

材料（2人分）

ほうれん草…1袋（200g）
にんにく…1片
サラダ油…大さじ1/2〜2
しょうゆ…小さじ2

作り方

1 ほうれん草は洗って5cm長さに切る。にんにくは薄切りにする。
2 1のほうれん草を熱湯でやわらかめに3〜4分ゆでる。水けを軽くきり、器に盛りつける。
3 フライパンに油、にんにくを入れて弱火にかけ、にんにくが少し色づいたら、油ごと2にかける。しょうゆもかける。

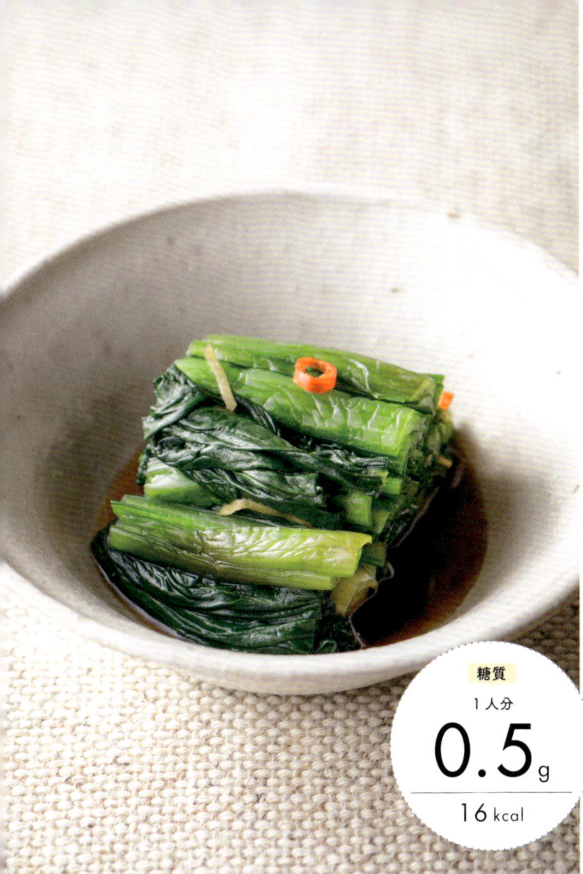

糖質
1人分
0.5g
16kcal

しょうがじょうゆで中華風の漬けもの

小松菜のしょうゆ漬け

材料（3～4人分）

小松菜…1/2袋（100g）
しょうが…1/2かけ
赤唐辛子…1/2本

Ⓐしょうゆ…大さじ1
　酒…小さじ1
　ごま油…大さじ1/2

作り方

1. 小松菜は熱湯で色が変わる程度にさっとゆでる。冷水にとり、水けをしっかりしぼる。
2. しょうがは皮をこそげ、せん切りにする。唐辛子は種をとり、小口切りにする。
3. ポリ袋に1と2を入れ、Ⓐを加えて軽くもむ。空気を抜いて袋の口をギュッとしめ、15分以上おく。
4. 4cm長さに切り、盛りつける。

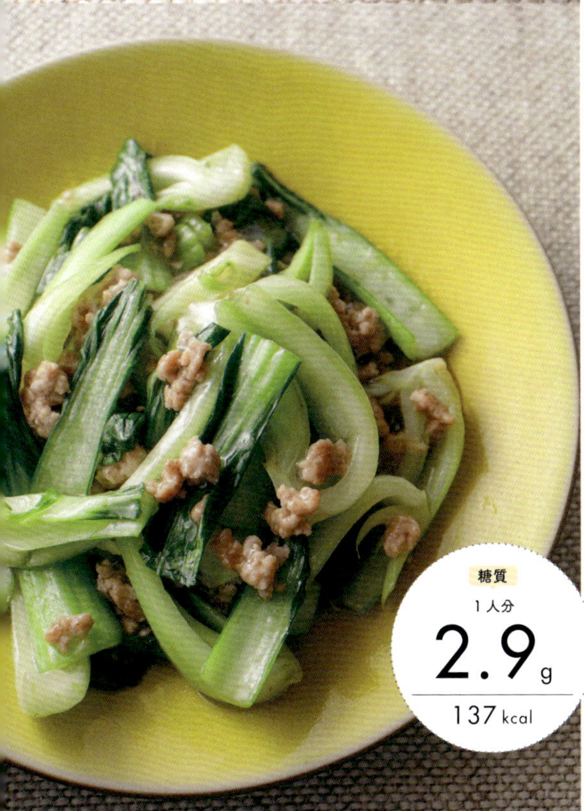

糖質
1人分
2.9g
137kcal

味をからめるための片栗粉はごく少量

チンゲン菜のひき肉炒め煮

材料（2人分）

チンゲン菜…2株（240g）
豚ひき肉…50g
しょうが（すりおろす）
　…1/2かけ分
塩、こしょう…各少々
ごま油…大さじ1～2

Ⓐ鶏がらスープの素
　　…小さじ1/2
　オイスターソース
　　…小さじ1
　酒…大さじ1/2
　水…65mℓ
Ⓑ片栗粉…小さじ2/3
　水…大さじ1

作り方

1. チンゲン菜は葉と茎に分け、葉は4cm長さ、茎は1cm幅、4cm長さに切る。
2. Ⓐ、Ⓑをそれぞれ混ぜる。
3. フライパンに油を温め、ひき肉、しょうがを入れ、肉がパラパラになるまで炒め、塩、こしょうをふる。
4. 1を加えて強火で炒め、しんなりしたらⒶを加えて炒め煮にする。Ⓑを煮汁の様子を見ながら少しずつ加え、とろみをつける。

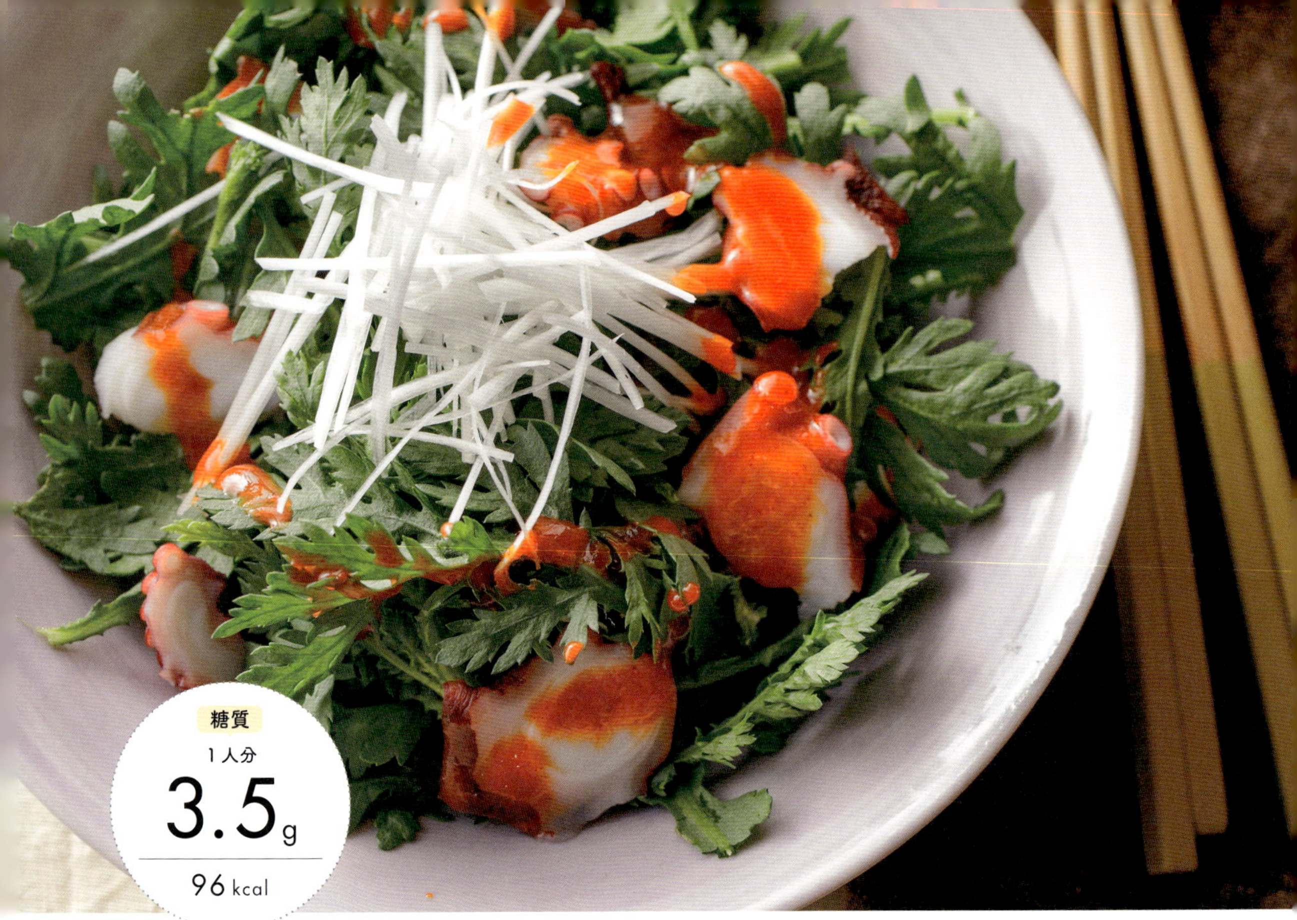

糖質
1人分
3.5g
96kcal

生の春菊は香りもやさしく食べやすい

春菊とたこの香りサラダ

材料（2人分）

春菊…1/3袋（50ｇ）
ゆでだこ…１本（60ｇ）
長ねぎ…４cm
Ⓐコチュジャン
　…大さじ1/2
　酢…大さじ１
　ごま油…大さじ１
　砂糖…小さじ1/2

作り方

1. 春菊は葉を摘み、葉の大きいものは半分に切る。長ねぎはせん切りにする。
2. たこはそぎ切りにする。
3. 春菊の葉と2を器に盛りつけ、長ねぎをのせる。混ぜ合わせたⒶをかける。

脂をオン ポイント

サラダは不足した脂を補うのに便利な副菜。市販のドレッシングを使う場合も、ノンオイルではなく、油が入っているものを選んで。

おいしいメモ

春菊の軸はかたいのでサラダには使いません。炒め物にするといいでしょう。春菊のかわりに水菜で作ってもおいしいです。

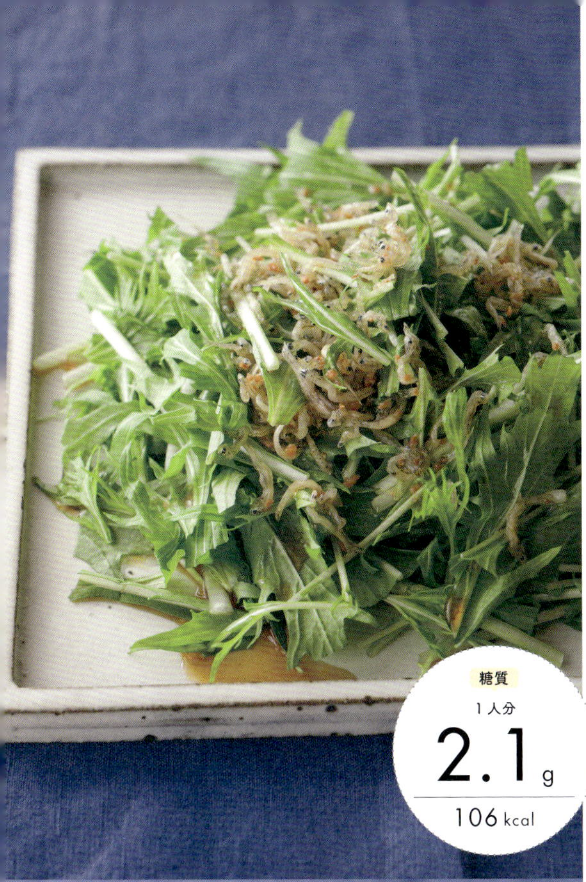

糖質

1人分

2.1g

106kcal

糖質の低い水菜をたっぷり使って

水菜のじゃこサラダ

材料（2人分）

水菜…2/3袋（100g）
ちりめんじゃこ…大さじ2
しょうが…1/2かけ
サラダ油…大さじ2
Ⓐしょうゆ…小さじ2
　酢…大さじ2
　塩、こしょう…各少々

作り方

1 水菜は4cm長さに切り、器に盛りつける。
2 しょうがはみじん切りにする。フライパンに油、しょうが、じゃこを入れて火にかけ、カリッとするまで炒める。火を止め、じゃこを1にのせる。
3 残った油にⒶを加え、火にかけてひと煮立ちさせる。2にかける。

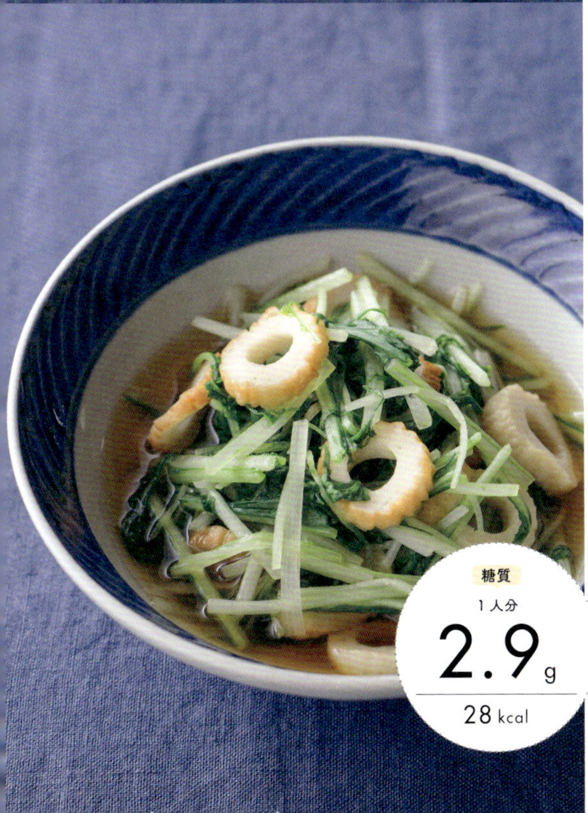

糖質

1人分

2.9g

28kcal

ちくわは糖質高めなので控えめに

水菜とちくわの煮びたし

材料（2人分）

水菜…2/3袋（100g）
ちくわ…1本（25g）
だし…100mℓ
しょうゆ…小さじ1
塩…少々

作り方

1 水菜は4～5cm長さに切る。ちくわは5mm厚さの小口切りにする。
2 鍋にだしとちくわを入れて火にかけ、沸騰したら水菜を入れる。しんなりしたらしょうゆ、塩を加えてひと煮立ちさせる。

糖質オフポイント

糖質高めのちくわですが、そのまま料理に使える便利な食材。量に気をつけて、たまには食べてもいいでしょう。

にらに油と卵をしっかりからめて

にらの卵とじ

材料（２人分）

にら…1/2束(50ｇ)
卵…２個
サラダ油…大さじ1/2

Ⓐだし…50mℓ
みりん…大さじ1/2
しょうゆ…大さじ1/2
塩…少々

作り方

1. にらは３～４㎝長さに切る。卵は溶きほぐす。
2. 鍋に油を入れて温め、にらをさっと炒める。Ⓐを加え、沸騰したら卵を回し入れ、半熟状になったら火を止める。

脂をオンポイント

にらのβ-カロテンは油で炒めて吸収率アップ。好みで油を増やしても。

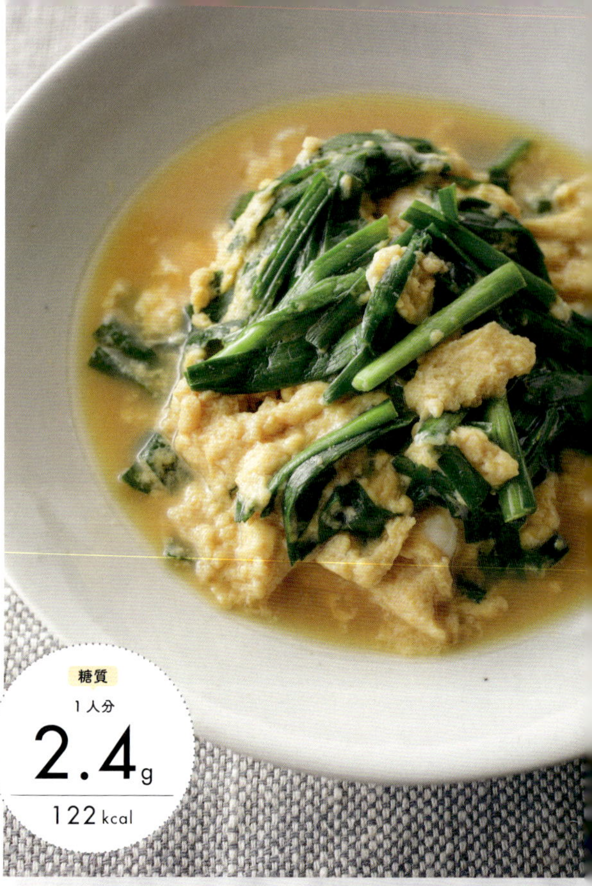

糖質
１人分
2.4g
122 kcal

ゆでたらにらはたっぷり食べられます

にらとささみのピリ辛あえ

材料（２人分）

にら…１束(50ｇ)
鶏ささみ…１本(50ｇ)
Ⓐ塩…少々
酒…小さじ１
水…小さじ２

Ⓑしょうゆ…大さじ1/2
ごま油…大さじ１
ラー油…少々

作り方

1. にらは熱湯でさっとゆで、ざるにあげて冷ます。４㎝長さに切る。
2. ささみはⒶをふり、ラップをふんわりかけて電子レンジで１～１分半加熱する。冷めるまでそのままにする。粗熱がとれたら筋をとりながら、細く裂く。
3. Ⓑを合わせ、1、2をあえる。

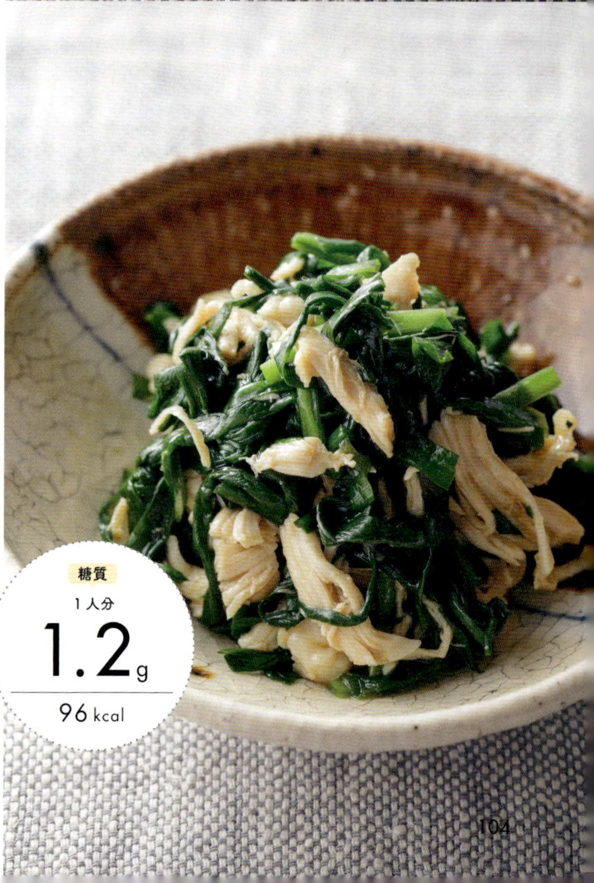

糖質
１人分
1.2g
96 kcal

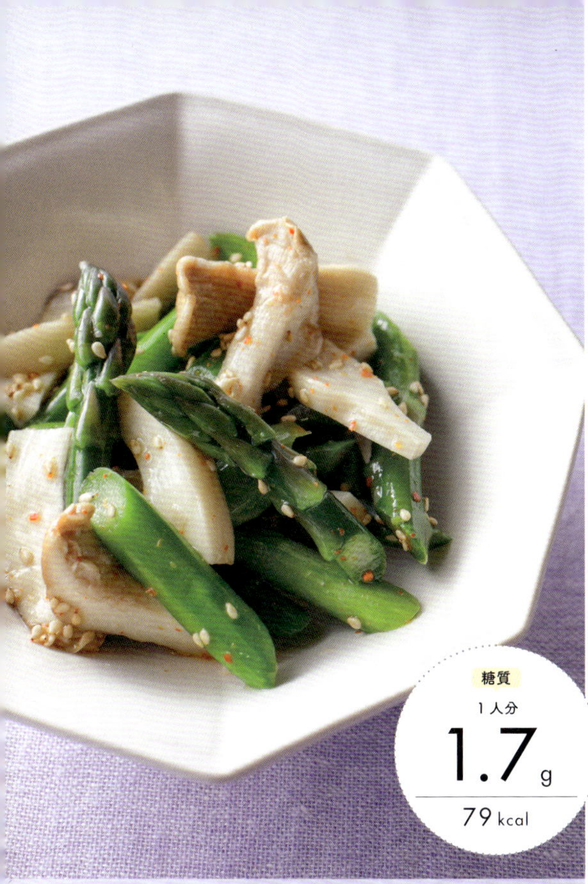

糖質
1人分
1.7g
79kcal

食べごたえあり&低糖質の組み合わせ

アスパラとエリンギの韓国風

材料（2人分）

グリーンアスパラガス…1束(100g)
エリンギ…1本(50g)

Ⓐ塩…小さじ1/6
白炒りごま…小さじ1
ごま油…大さじ1
一味唐辛子…少々

作り方

1. アスパラガスは根元のかたい部分を切り落とし、ピーラーで下から5〜6cmの皮をむき、4cm長さの斜め切りにする。エリンギは4cm長さに切り、放射状に6〜8等分にする。
2. 湯400mℓに塩小さじ1/4(各分量外)を加え、1を1〜2分ゆで、水けをきる。
3. Ⓐを混ぜ合わせ、2をあえる。

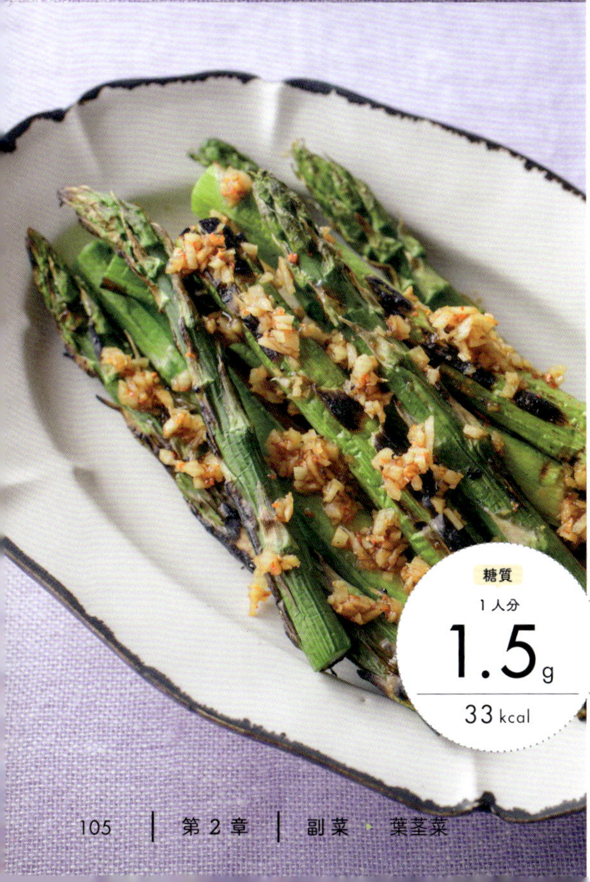

糖質
1人分
1.5g
33kcal

グリルで焼いたアスパラの香りと甘みを楽しむ

焼きアスパラの七味生姜醤油

材料（2人分）

グリーンアスパラガス…1束(100g)

Ⓐしょうが(みじん切り)…1/2かけ分
しょうゆ、サラダ油…各小さじ1
酒…小さじ1/2
七味唐辛子…少々

作り方

1. アスパラガスは根元のかたい部分を切り落とし、ピーラーで下から5〜6cmの皮をむく。半分に切る。
2. 魚焼きグリルを熱し、1を並べて5〜6分焼く(片面焼きの場合は途中で返す)。
3. 盛りつけ、混ぜ合わせたⒶをかける。

辛子入りマヨネーズの風味が爽やかに

セロリの辛子マヨネーズあえ

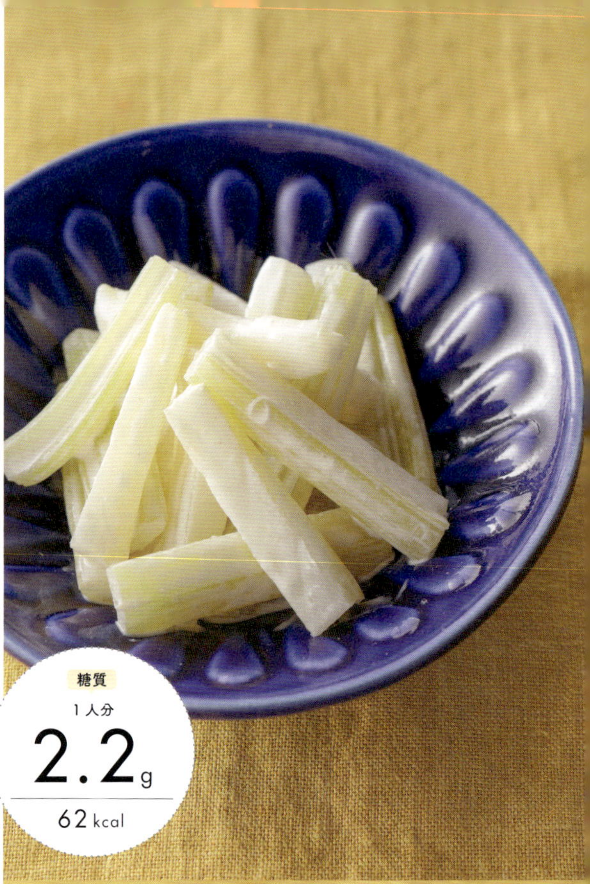

糖質
1人分
2.2g
62kcal

材料（2人分）

セロリ…1本(100g)
砂糖…小さじ1/2
Ⓐ練りがらし…小さじ1
　マヨネーズ…大さじ1と1/2
　酢…大さじ1/2

作り方

1 セロリは葉と筋をとり、1cm幅、5cm長さの棒状に切る。
2 湯400mℓに塩小さじ1/4（各分量外）を加え、1をさっとゆでる。
3 Ⓐを混ぜ、2が温かいうちに加えて混ぜる。

脂をオンポイント

マヨネーズは好みでもっとたっぷり加えても。

塩昆布と削りがつおのだしで味つけ

セロリのさっと煮

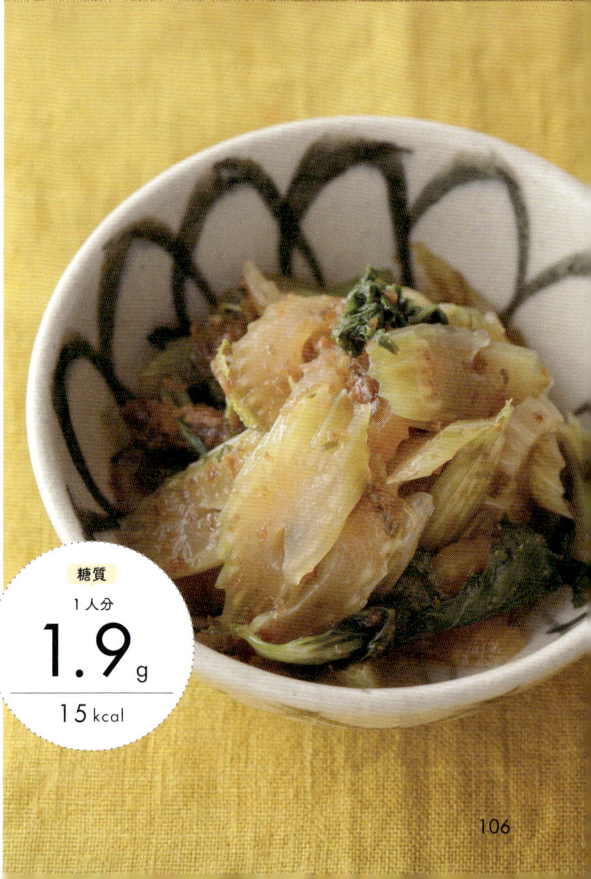

糖質
1人分
1.9g
15kcal

材料（2人分）

セロリ…1本(100g)
塩昆布…5g
削りがつお…2g
砂糖…少々
水…大さじ1

作り方

1 セロリは茎を薄切りに、葉と細い茎は3cm程度に切る。
2 鍋にすべての材料を入れ、2～3分炒り煮にする。

おいしいメモ

和風のさっぱりとした副菜です。油をたっぷり使った主菜と組み合わせて、脂が不足しないようにしましょう。

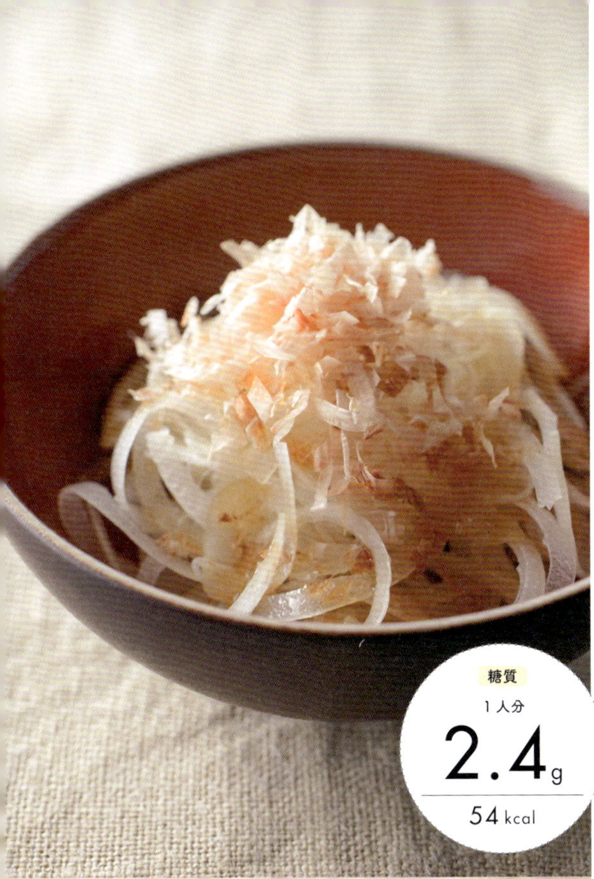

糖質
1人分
2.4g
54 kcal

玉ねぎは水にさらして
辛みをしっかりとる

オニオンスライス中国風

材料（2人分）

玉ねぎ…1/4個（50g）
削りがつお…ひとつまみ
Ⓐ酢…大さじ1
　しょうゆ…大さじ1/2
　こしょう…少々
　ごま油…大さじ1

作り方

1 玉ねぎは薄切りにし、水にさっとさらす。水けをしっかりきり、器に盛りつける。
2 Ⓐをよく混ぜて1にかけ、削りがつおをのせる。

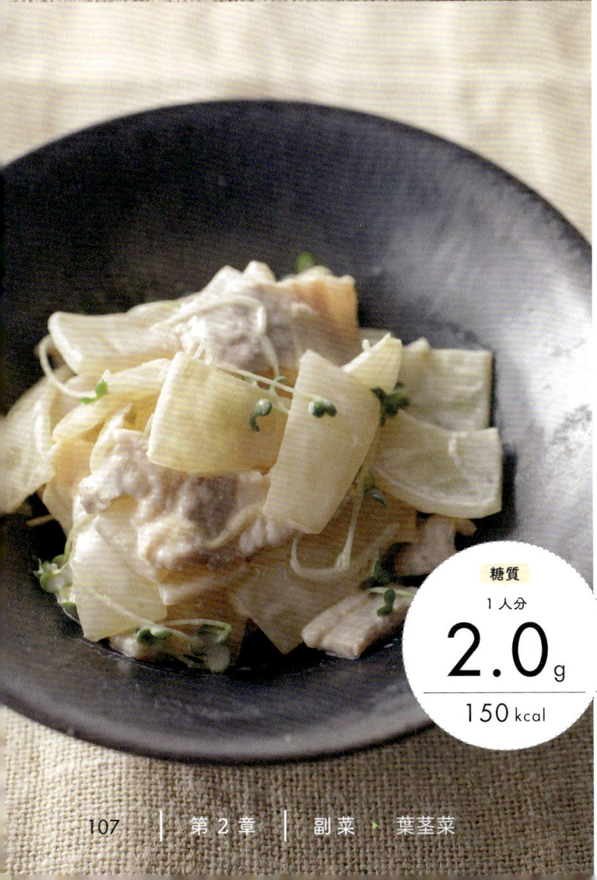

糖質
1人分
2.0g
150 kcal

こってりしたしょうゆマヨがよく合う

玉ねぎと豚肉のマヨあえ

材料（2人分）

玉ねぎ…1/4個（50g）
豚バラ肉…2枚（40g）
ブロッコリースプラウト
　…1/4パック
Ⓐマヨネーズ
　…大さじ1と1/2
　しょうゆ
　…小さじ1/2

作り方

1 玉ねぎは横半分にし、2㎝幅に切る。
2 豚肉は2㎝幅に切る。スプラウトは根元を切る。
3 鍋に湯を沸かし、1、豚肉の順にゆでる。水けをよくきる。
4 Ⓐを混ぜ、3、スプラウトをあえる。

糖質オフポイント

糖質多めの玉ねぎは同じ大きさに切って、バラバラにすると、重なり部分がなくなりボリュームが出ます。

レンジで手早く手間いらず

ブロッコリーのわさびあえ

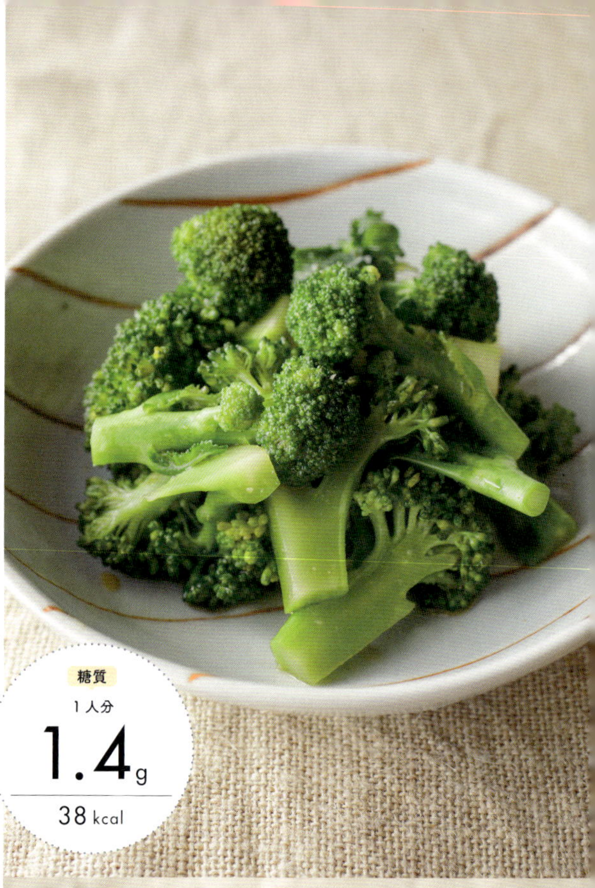

糖質
1人分
1.4g
38 kcal

材料（2人分）

ブロッコリー
…1/2株（100g）

Ⓐ練りわさび…小さじ1/2
しょうゆ…小さじ2
だし…小さじ2
サラダ油…小さじ1

作り方

1. ブロッコリーは小房に分け、耐熱皿にのせてラップをふわりとかける。電子レンジで1分半〜2分加熱する。
2. Ⓐをよく混ぜ、1をあえる。

脂をオンポイント

あっさりした主菜と合わせるときは、油の量を増やしても。

糖質が低めのウスターソースで味つけ

ブロッコリーとウインナーのバターソース炒め

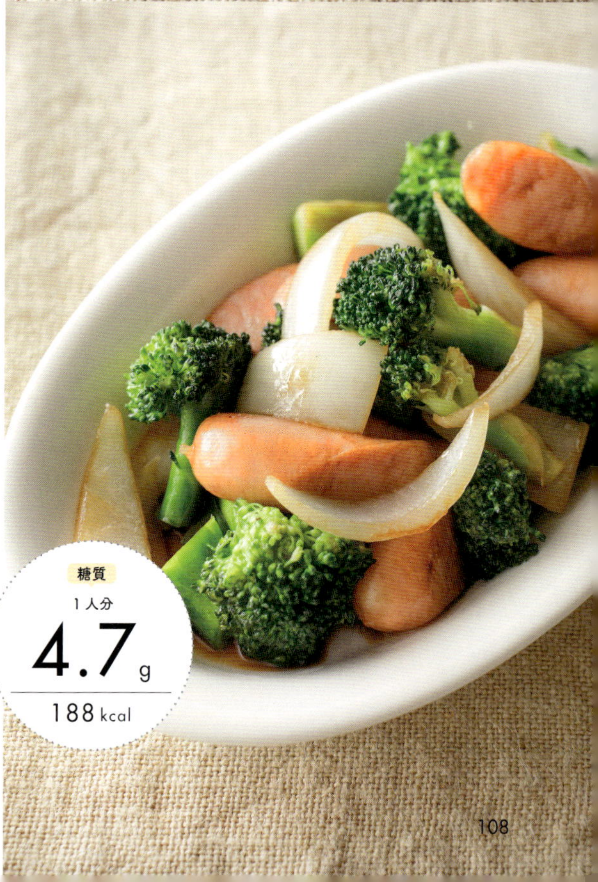

糖質
1人分
4.7g
188 kcal

材料（2人分）

ブロッコリー
…1/2株（100g）
ウインナーソーセージ
…3本（50g）
玉ねぎ…1/6個（35g）
ウスターソース…大さじ1
バター…20g

作り方

1. ブロッコリーは小房に分け、フライパンに入れる。大さじ2（分量外）の水を加え、ふたをして3〜4分蒸し煮にしてとり出し、水分が残っていたら捨てる。
2. 玉ねぎは1cm幅のくし形に切る。ウインナーは斜め半分に切る。
3. フライパンにバターを温め、2を炒める。玉ねぎが透き通ってきたら1、ソースを加えて、強火で炒める。

糖質オフポイント

ウインナーソーセージは栄養成分表示をチェックして、糖質低めのものを選びましょう。

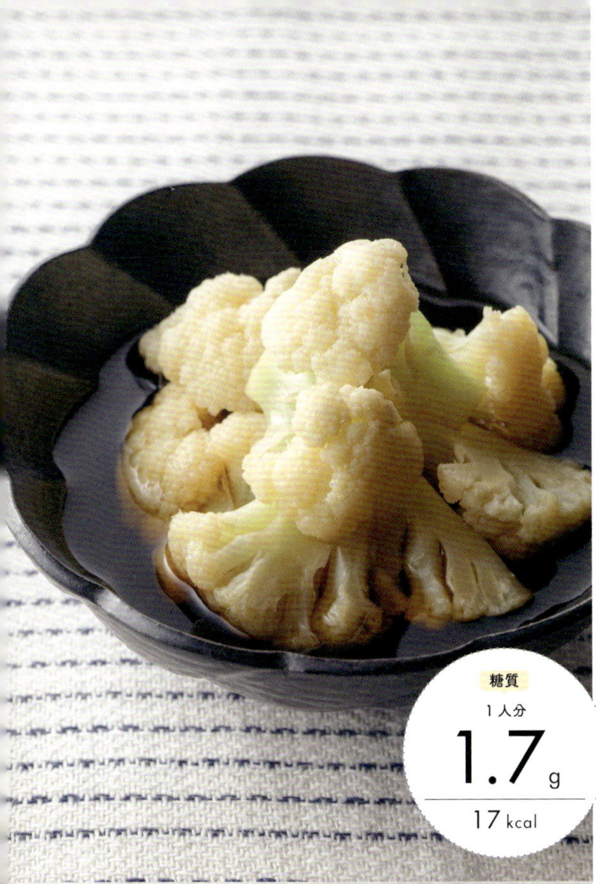

糖質
1人分
1.7g
17kcal

だしとしょうゆでさっぱりと食べる

カリフラワーの煮びたし

材料（2人分）

カリフラワー
…1/6株（100g）
だし…150mℓ
しょうゆ…小さじ1

作り方

1. カリフラワーは小房に分ける。
2. すべての材料を鍋に入れ、4～5分煮る。

脂をオンポイント

カリフラワーを油で炒めてから煮てもよいでしょう。

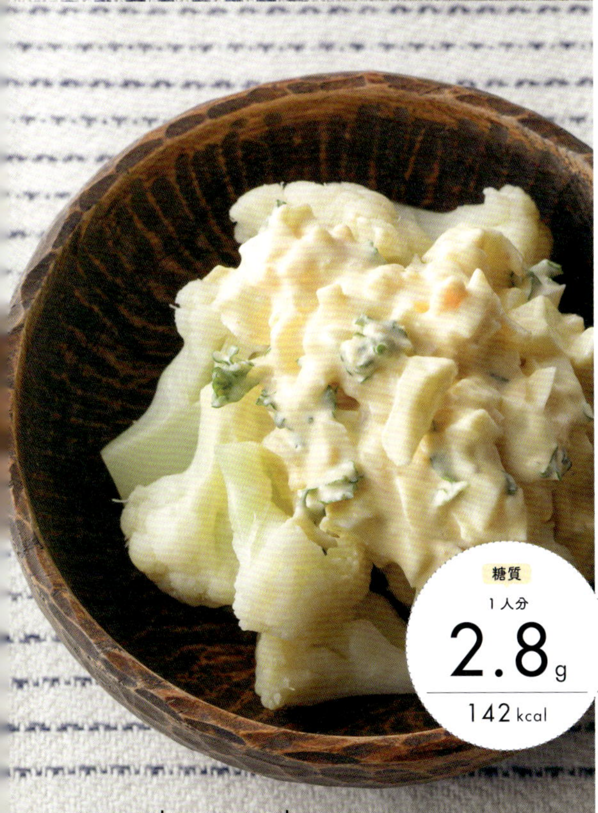

糖質
1人分
2.8g
142kcal

糖質の低いマヨネーズと卵でこっくりと

カリフラワーの卵マヨあえ

材料（2人分）

カリフラワー
…1/6株（100g）
らっきょう（あれば）…10g
パセリ…少々
ゆで卵…1個
マヨネーズ…大さじ2
塩、こしょう…各適量

作り方

1. カリフラワーは小房に分け、塩少々を加えた湯でかためにゆでる。
2. ゆで卵は黄身をつぶし、白身は粗みじん切りにする。
3. らっきょうとパセリはみじん切りにし、2とマヨネーズであえ、塩、こしょう各少々で味を調える。1にかける。

脂をオンポイント

マヨ＆ゆで卵の組み合わせは脂をオンの黄金コンビです。

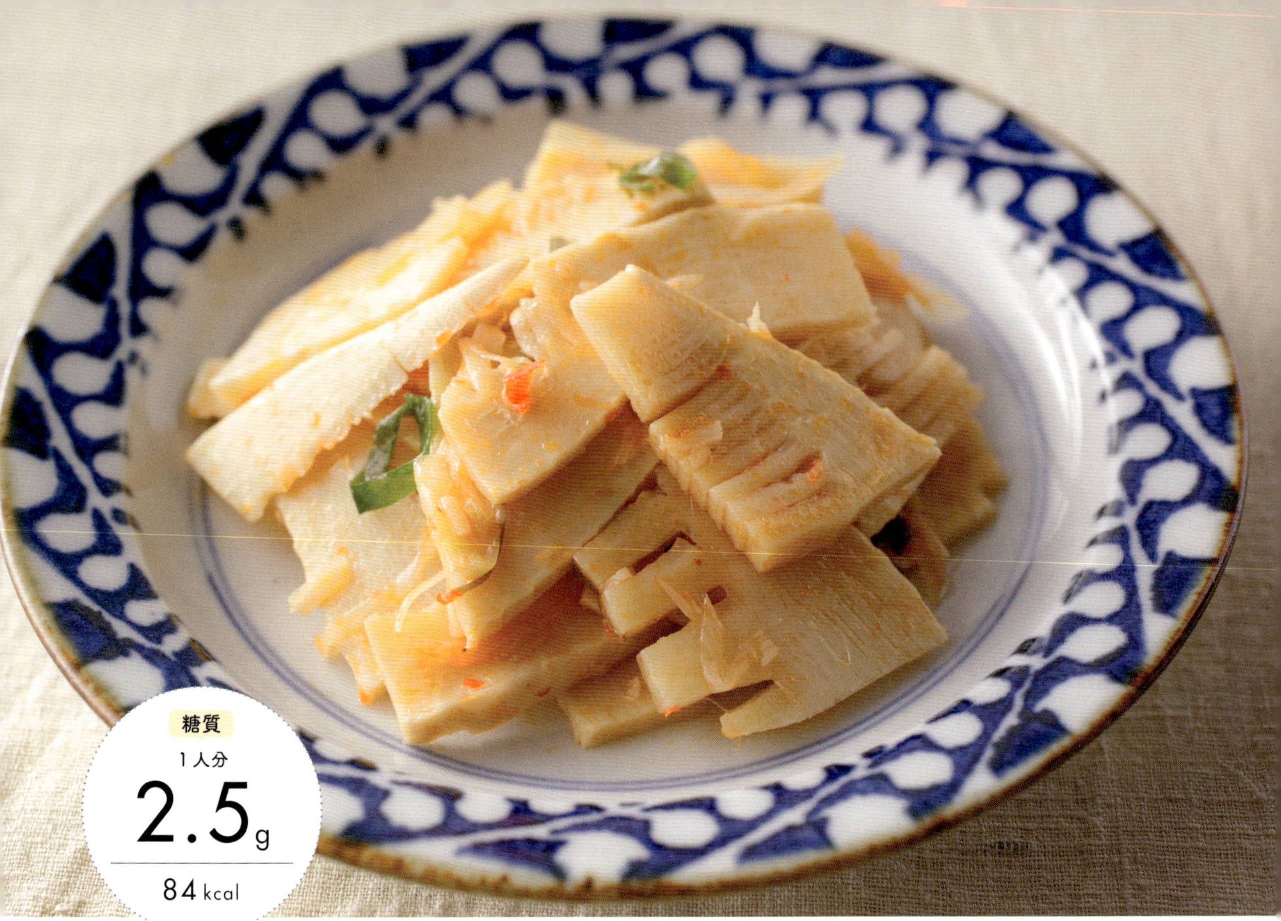

糖質
1人分
2.5g
84 kcal

糖質低めのたけのこをメインにして

たけのこピリッと炒め

材料（2人分）

たけのこ（水煮）…150ｇ
長ねぎ… 5㎝（10ｇ）
豆板醤…小さじ1/4～1/2
ごま油… 大さじ1
Ⓐ水…70㎖
　鶏がらスープの素
　　…小さじ1/2
　しょうゆ…小さじ1/2

作り方

1 たけのこは4㎝長さに切り、5㎜厚さのくし形に切る。長ねぎは縦半分に切り、斜め薄切りにする。
2 鍋に油を温め、1を1～2分炒め、豆板醤を加えて炒める。Ⓐを加え、煮汁がなくなるまで炒め煮にする。

脂をオン ポイント

たけのこをごま油でシンプルに炒めた、腹持ちのよいおかずです。よく噛んで食べると満腹感が得られやすくなります。好みで油を増やしてもOKです。

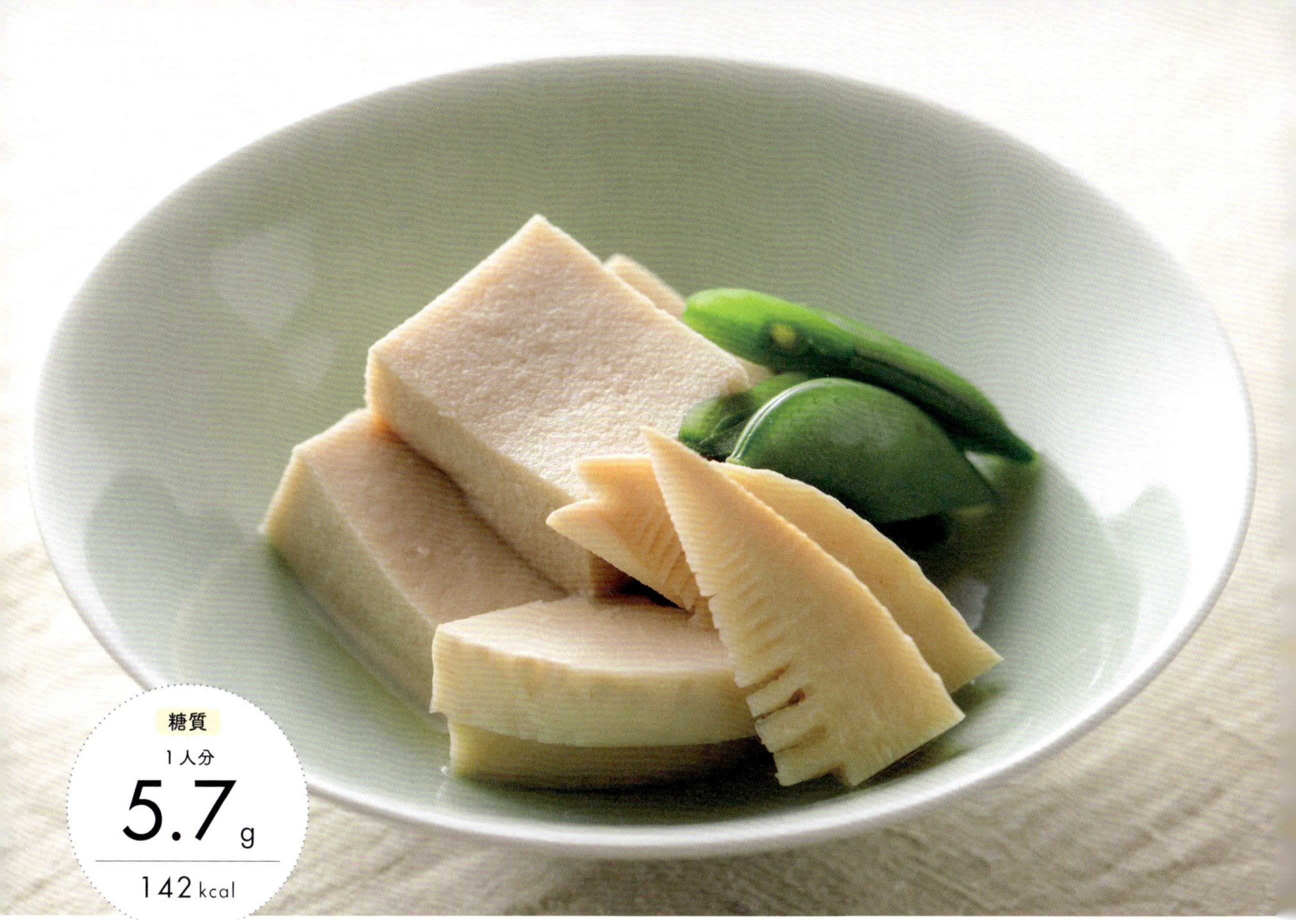

糖質
1人分
5.7g
142kcal

だしの旨みがじゅわっとあふれる

たけのこと高野豆腐の煮物

材料（2人分）

たけのこ（水煮）…100g
高野豆腐…2個
スナップエンドウ…4本
Ⓐだし…200mℓ
砂糖…小さじ2
塩…小さじ1/4
しょうゆ…小さじ1

作り方

1. たけのこはさっとゆでて臭いをとる。穂先と根元に分け、穂先は1.5cm幅のくし形に、根元は半月、大きければいちょうに切る。
2. 高野豆腐は表示通りにぬるま湯で戻す。手ではさんで水けをきり4等分にする。
3. スナップエンドウは筋をとり、約2分ゆでる。長ければ半分に切る。
4. 鍋にⒶ、1、2を入れて火にかける。沸騰したら弱火にし、落としぶたをして15分煮る。器に盛り、3を添える。

糖質オフポイント

砂糖とみりんは、同量なら糖質が高いのは砂糖。ですが、砂糖には保水性もあるので高野豆腐のようにふっくら煮たいときは、少量の砂糖を使います。料理に油は入っていませんが、高野豆腐の脂質は6.8gと高いのがポイントです。

おいしいメモ

高野豆腐は塩分を加えた煮汁で煮始めると煮崩れしません。

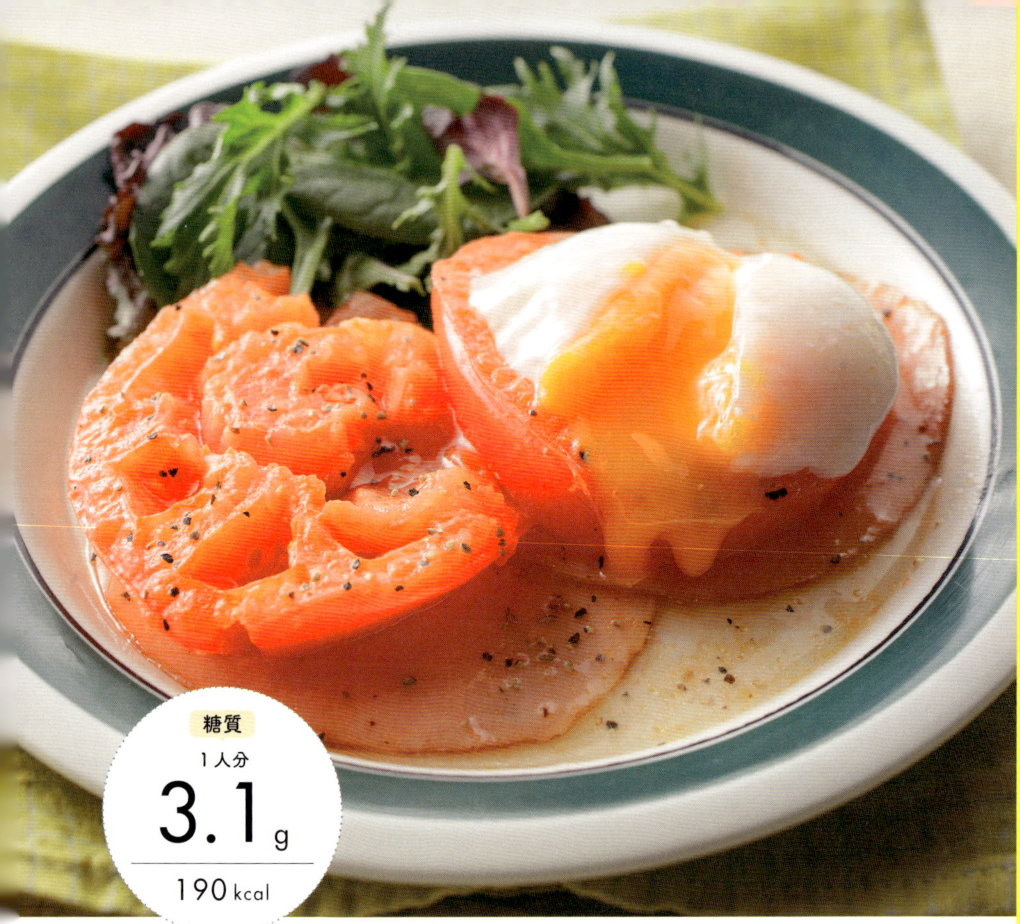

糖質
1人分
3.1g
190kcal

とろりとした卵と焼きトマトの相性は抜群！

トマトとハムのソテー 温泉卵のせ

材料（2人分）

トマト…1個（150g）
ロースハム…4枚
温泉卵…2個
塩、こしょう…各少々
サラダ油…大さじ1

作り方

1. トマトはへたをとり、4枚の輪切りにし、種をとる。
2. フライパンに油を温め、ハム、1を焼き、好みのベビーリーフ（分量外）とともに器に盛りつける。温泉卵をのせ、塩、こしょうをふる。

糖質オフポイント

ハムの中でもロース、ショルダーハムは糖質少なめ。プレスハムは多めです。つけ合わせのサラダには皿に残った油をからめてソースがわりにして食べると、腹持ちがよくなります。

実を食べる

果菜類

低糖質の果菜といえば「アボカド」。その他の果菜類は、糖質含有量がやや高いものが多いので食べすぎないように注意しましょう。

アボカド

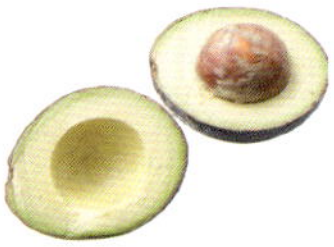

100g
糖質 0.9g　脂質 18.7g
低糖質、高脂肪の糖質オフに最適な食材

ピーマン

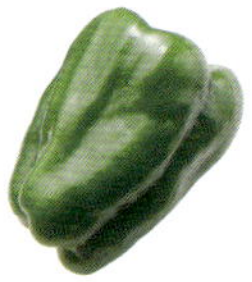

100g
糖質 2.8g　脂質 0.2g
血中の脂肪を除く作用のあるビタミンCが豊富

トマト

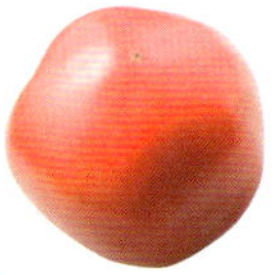

100g
糖質 3.7g　脂質 0.1g
免疫力を高めるリコピンを含む

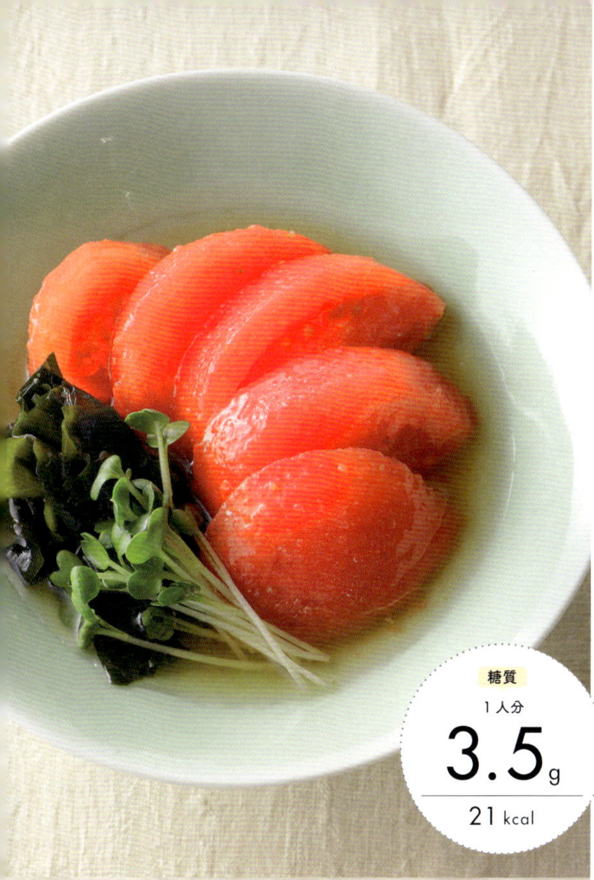

糖質
1人分
3.5g
21 kcal

かくし味にゆずこしょう。だし汁もおいしい

トマトとわかめのおひたし

材料（2人分）

トマト…1個（150g）
わかめ（塩蔵）…10g
貝割れ大根…1/4パック
Ⓐだし…100mℓ
ゆずこしょう
…小さじ1/2
しょうゆ…大さじ1/2

作り方

1. トマトのへたをくりぬく。湯むきし、縦半分に切り、1cm厚さに切る。Ⓐを合わせ、トマトを10分以上つける。
2. わかめは洗い、5分ほど水につけて戻す。3cm長さに切る。器に1、わかめを盛りつけ、つけ汁をかける。貝割れは根元を切り、長さを半分にして添える。

脂をオンポイント

仕上げにオリーブ油をかけてもおいしい。

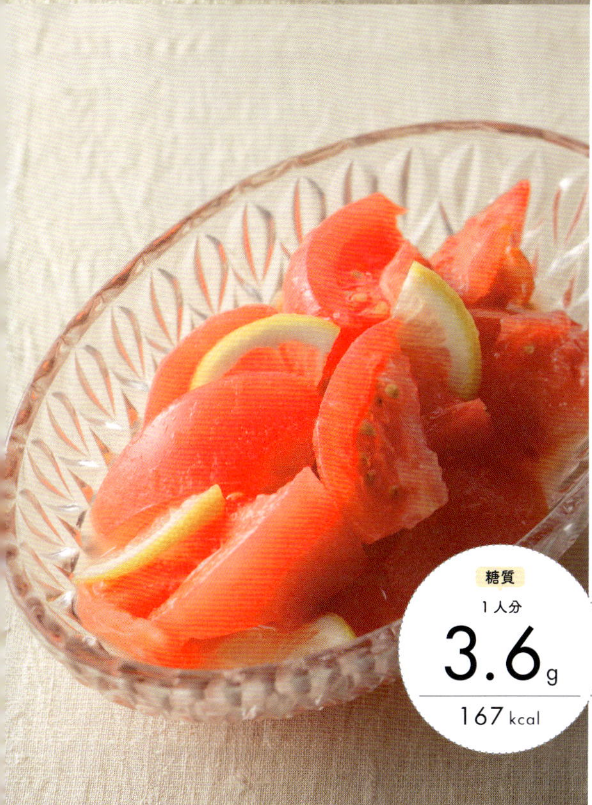

糖質
1人分
3.6g
167 kcal

レモンと塩のシンプルな味つけが爽快

トマトのレモンマリネ

材料（2人分）

トマト…1個（150g）
レモン…1/4個
塩…小さじ1/4
オリーブ油…大さじ2

作り方

1. トマトはへたをとり、乱切りにする。レモンは薄い輪切りを2枚とり、いちょう切りにする。残りは果汁をしぼる。
2. 全ての材料を混ぜ、15分以上冷やす。

脂をオンポイント

トマトにオリーブ油をからめて食べることで、しっかり油をとります。

汁けがなくなるまでしっかり炒め煮に

ピーマンきんぴら

材料（2人分）

ピーマン…3個（120g）
赤唐辛子…1/2本
ごま油…大さじ1～2
Ⓐ砂糖…小さじ1
　しょうゆ…大さじ1/2
　酒…大さじ1/2

作り方

1. ピーマンはへたと種をとり、縦に5㎜幅の細切りにする。唐辛子は種をとる。
2. フライパンに油、唐辛子を入れて温め、ピーマンを加えて炒める。全体に油が回ったらⒶを加え、煮汁がなくなるまで炒め煮にする。

おいしいメモ

ピーマンに汁けを吸わせることで、少量の砂糖でもコクがしっかり出ます。

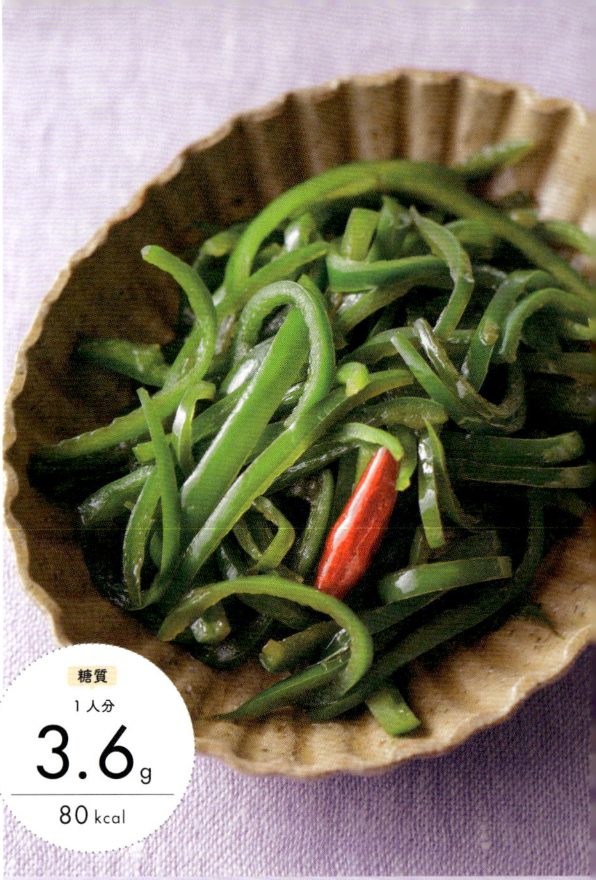

糖質
1人分
3.6g
80kcal

赤じそふりかけで味が決まる

ピーマンの赤じそ炒め

材料（2人分）

ピーマン…3個（120g）
ちりめんじゃこ…大さじ2
Ⓐ赤じそふりかけ
　…小さじ1
　酒…小さじ1
ごま油…大さじ1～2

作り方

1. ピーマンはへたと種をとり、横に5㎜幅の細切りにする。
2. フライパンに油を温め、1を炒める。つやが出たら、じゃこ、Ⓐを加えて炒める。

脂をオンポイント

ピーマンは油との相性がよく、炒めると苦味がやわらぎます。油は、主菜との油の量のバランスと好みで増やしてもOK。

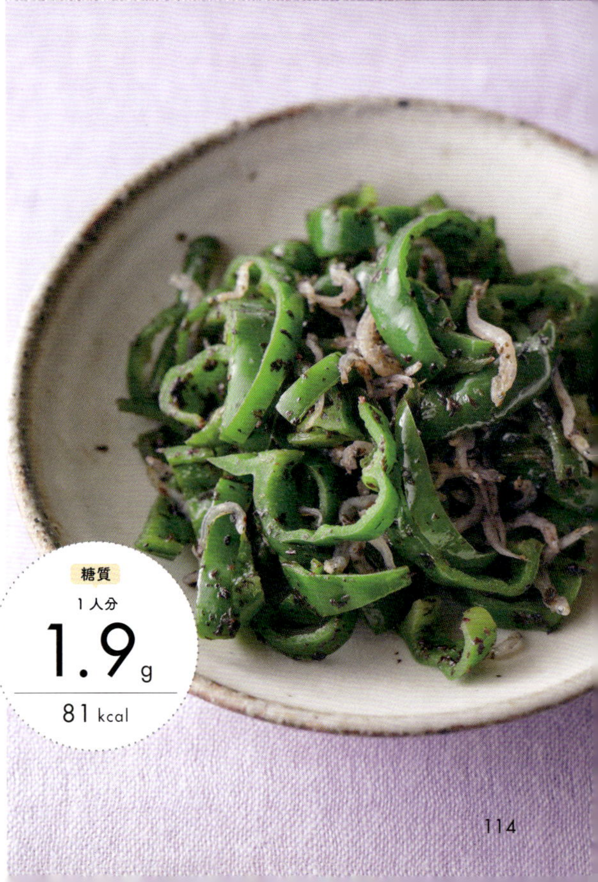

糖質
1人分
1.9g
81kcal

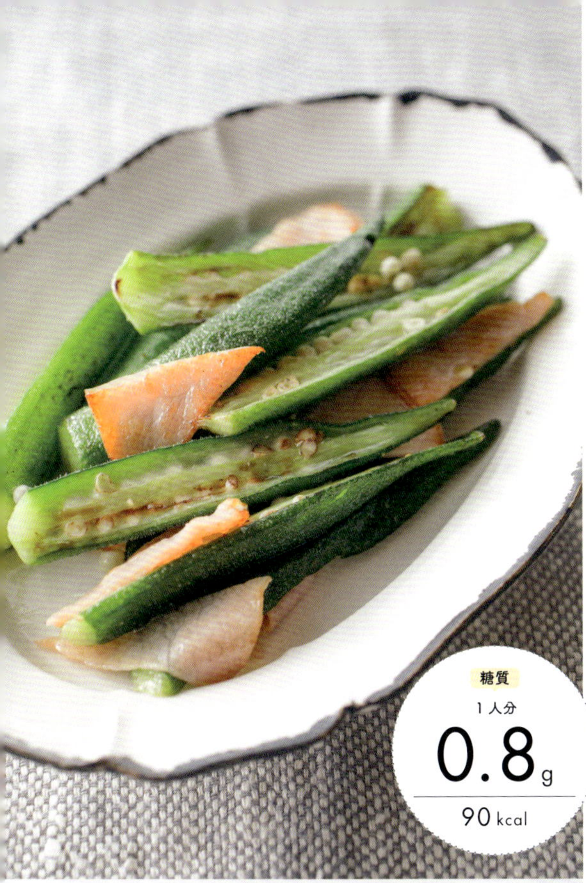

糖質
1人分
0.8g
90kcal

簡単なつまみにもなる

オクラのハムソテー

材料（2人分）

オクラ…1パック（100g）
ロースハム…2枚
オリーブ油…大さじ1～2
塩、こしょう…各少々

作り方

1. オクラはガクを鉛筆のように削る。塩少々（分量外）をふり、板ずりし、洗って水けをきる。縦半分に切る。
2. ハムは放射状に12等分する。
3. フライパンに油を温め、1を2～3分焼く。2を加えてひと混ぜし、塩、こしょうで味を調える。

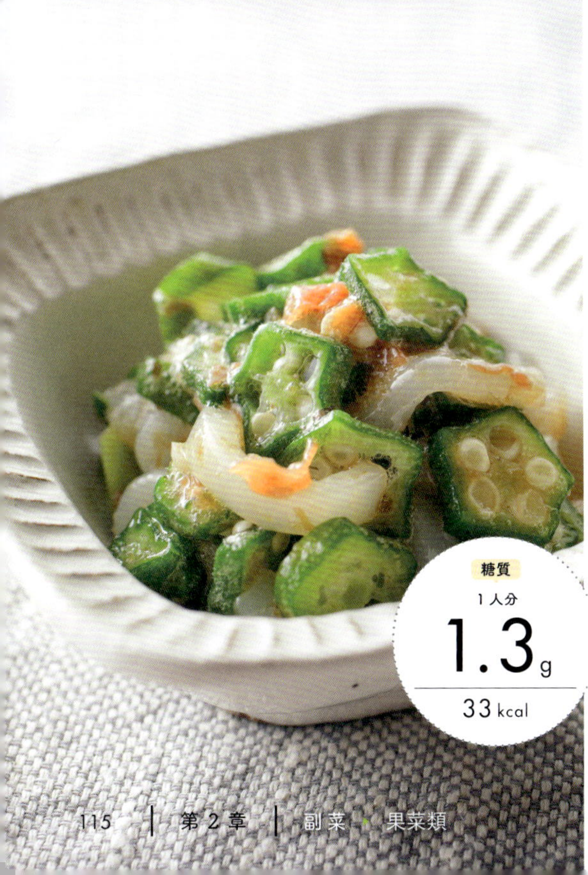

糖質
1人分
1.3g
33kcal

梅干しは甘くないものを選んで

オクラといかのねばねばあえ

材料（2人分）

オクラ…1パック（100g）
いか（刺身用細切り）…30g
梅干し…1/2個（5g）
Ⓐ削りがつお…少々
しょうゆ…小さじ1
酒…小さじ1

作り方

1. オクラはガクを鉛筆のように削る。塩少々（分量外）をふり、板ずりして熱湯でゆでる。小口切りにする。
2. いかは3～4cm長さに切る。
3. 梅肉を叩いてペースト状にし、Ⓐと混ぜ、1、2とあえる。

脂をオンポイント

サラダ油やごま油を加えると腹持ちがアップする。

旨みの強い煮物は少量の砂糖で満足

なすの中華煮

材料（2人分）

なす…2本（140g）
長ねぎ…5cm（10g）
しょうが…1/2かけ
赤唐辛子…1/4本
干しえび…大さじ1
ごま油…大さじ1
サラダ油…大さじ1～2

Ⓐ水…50mℓ
砂糖…小さじ1/4
スープの素…小さじ1/3
オイスターソース…小さじ2

作り方

1. なすは皮を縞目にむき、ひと口大の乱切りにして水にさらし水けをきる。長ねぎは斜め薄切り、しょうがはせん切りにする。
2. 干しえびはひたひたの水に30分つけ、5mmに切る。
3. フライパンにごま油とサラダ油を温め、なすを入れて炒める。全体に油が回ったら長ねぎ、しょうが、種をとった唐辛子を加えて炒める。
4. ③に②を汁ごと、Ⓐを加え、ふたをして弱火で10～15分煮る。途中、ときどき混ぜる。

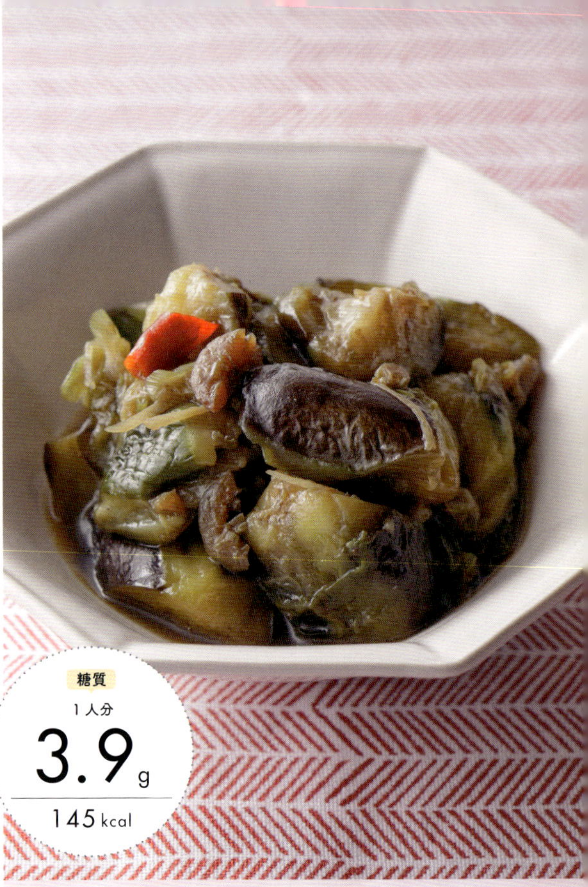

糖質
1人分
3.9g
145kcal

低糖質のわかめで歯ごたえよく

蒸しなすとわかめの辛子あえ

材料（2人分）

なす…2本（140g）
わかめ（塩蔵）…15g

Ⓐ練りがらし…小さじ1
しょうゆ…大さじ1/2
みりん…小さじ1/2
サラダ油…小さじ1～3

作り方

1. なすはへたをとり、縦に6～8等分し、4～5cm長さに切る。水につけてアクを抜き、耐熱皿に並べる。
2. ラップをふんわりとかけ、電子レンジで2～3分加熱する。粗熱がとれたら軽くしぼる。
3. わかめは洗い、水に5分ほどつけて戻し、4cm長さに切る。
4. ボウルにⒶを入れてよく混ぜ、②、③をあえる。

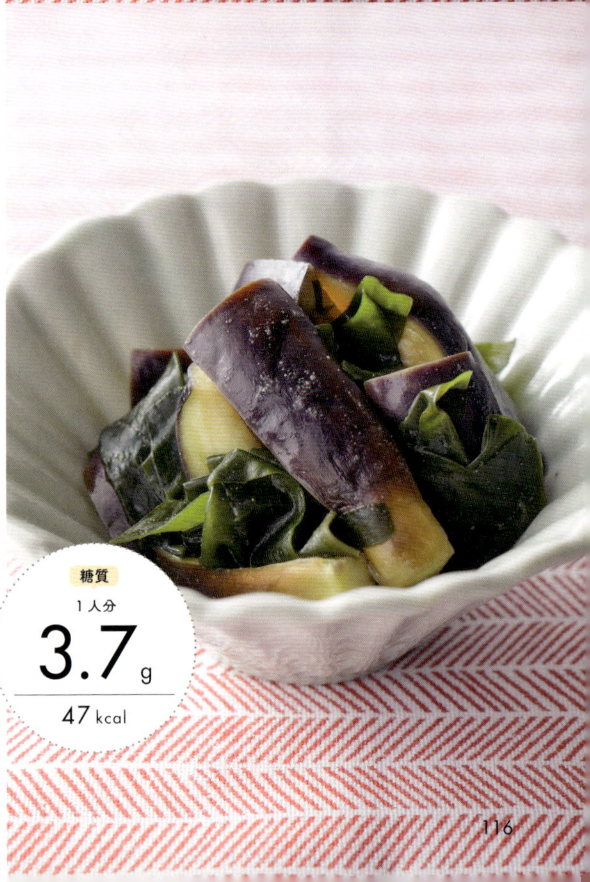

糖質
1人分
3.7g
47kcal

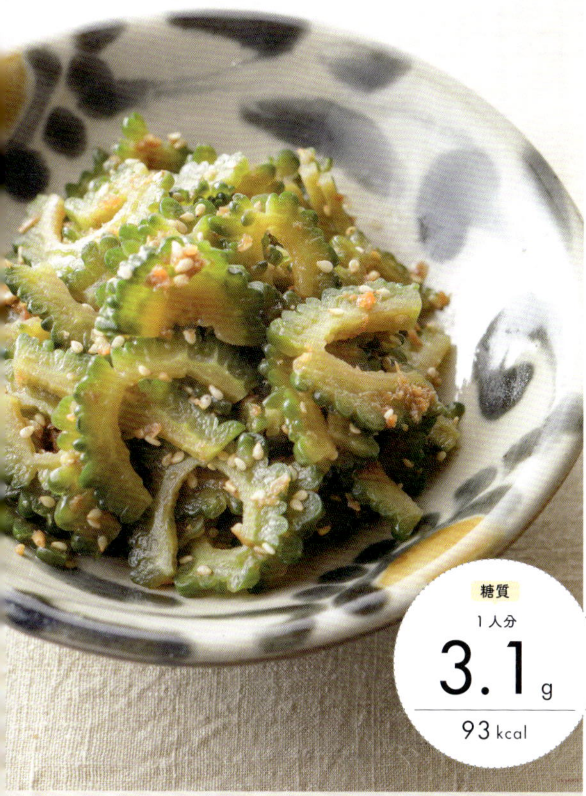

糖質
1人分
3.1g
93kcal

ごま油がゴーヤの苦みをやわらげる

ゴーヤの炒め煮

材料（2人分）

ゴーヤ…1本（120g）
ごま油…大さじ1～2
削りがつお…2g
白炒りごま…小さじ1

Ⓐ砂糖…小さじ1
酒、しょうゆ
…各小さじ2
だし…大さじ1

作り方

1 ゴーヤは縦半分にし、種とわたをとって3㎜厚さに切る。
2 鍋に油を温め、1を炒める。全体に油が回ったらⒶを加え、煮汁がほとんどなくなるまで炒め煮にする。削りがつお、ごまを加えて混ぜ、火を止める。

脂をオンポイント

炒めてから煮ることでゴーヤの苦みがやわらぎ、不足しがちな油もしっかりとれます。

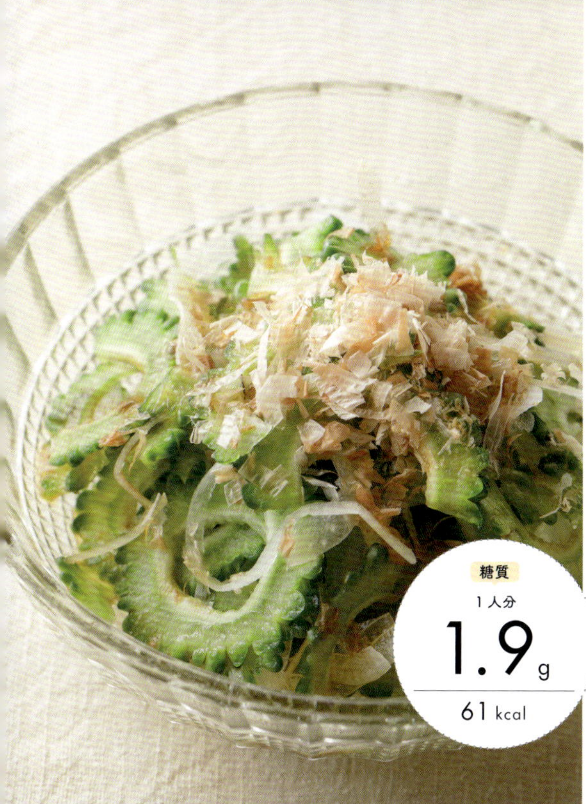

糖質
1人分
1.9g
61kcal

少量の玉ねぎの辛みがアクセント

ゴーヤサラダ

材料（2人分）

ゴーヤ…1/2本（60g）
玉ねぎ…1/8個（25g）
削りがつお…2g

Ⓐしょうゆ…小さじ2
酢、レモン果汁
…各小さじ2
サラダ油…大さじ1～2

作り方

1 ゴーヤは縦半分にし、種とわたをとり、玉ねぎとともに薄切りにする。水にさらして水けをきる。
2 1を器に盛りつけ、削りがつお、混ぜ合わせたⒶをかける。

脂をオンポイント

腹持ちが悪いと感じたときは、マヨネーズをかけても0K。

チーズとオイルをしっかりからめて

ズッキーニのサラダ

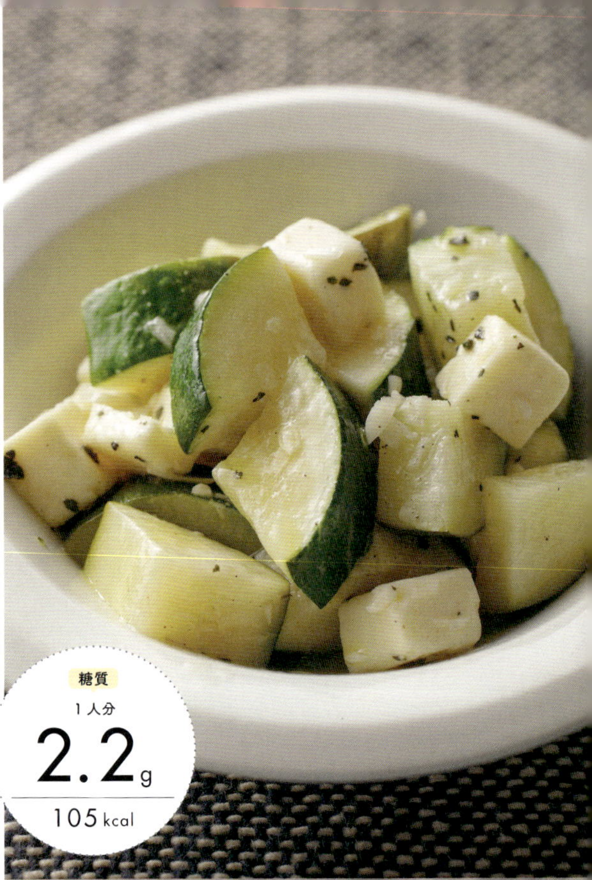

糖質
1人分
2.2g
105kcal

材料（2人分）

ズッキーニ…1本(150g)
プロセスチーズ…30g
バジル（乾燥）…少々

Ⓐ酢…大さじ1
塩…小さじ1/6
こしょう…少々
にんにく(みじん切り)
…1/2片分
オリーブ油
…大さじ1〜2

作り方

1. ズッキーニは1.5cm厚さのいちょう切りにする。チーズは1cm角に切る。
2. Ⓐを混ぜ合わせ、ズッキーニと混ぜる。ラップをふんわりとかけ、電子レンジで2分加熱する。
3. ②が冷めたら、チーズ、バジルを混ぜる。

チーズの旨みとコクで満足!

ズッキーニのチーズ焼き

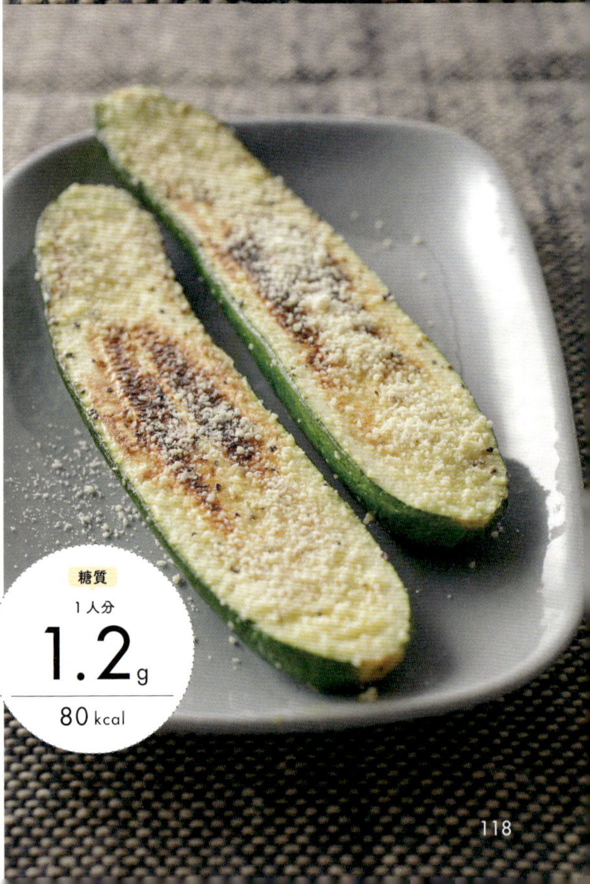

糖質
1人分
1.2g
80kcal

材料（2人分）

ズッキーニ…1本(150g)
塩…小さじ1/4
粉チーズ…大さじ1
塩、こしょう…各少々
オリーブ油…大さじ1

作り方

1. ズッキーニは縦半分に切る。塩をふり、5分おく。水けをふく。
2. フライパンに油を温め、①を両面こんがりと焼く。塩、こしょう、粉チーズをかける。

糖質オフポイント

チーズの量を増やしてもOKです。コクと満腹感がアップします。

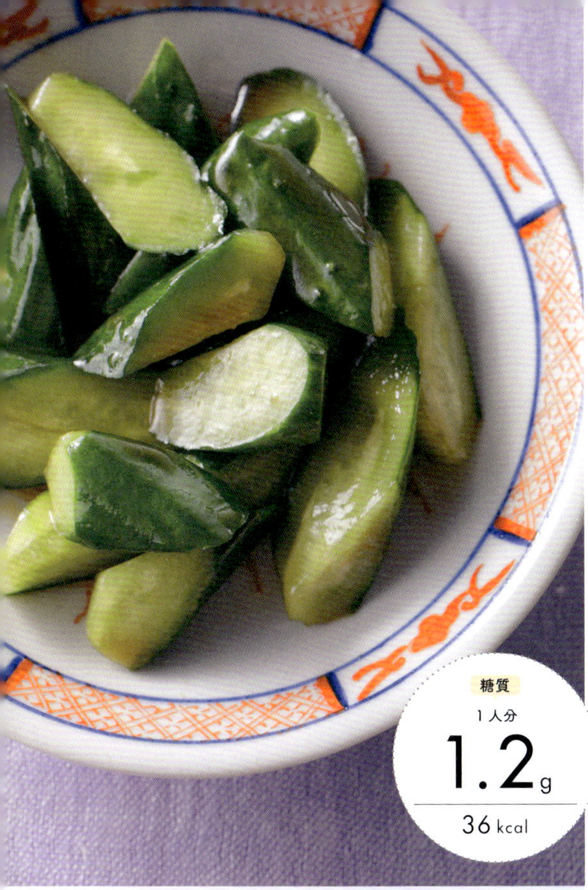

糖質
1人分
1.2g
36kcal

2種の油でコクのある漬物に

きゅうりのピリ辛漬け

材料（2人分）

きゅうり…1本(100g)
塩…小さじ1/4
Ⓐしょうゆ…小さじ1
　ごま油…大さじ1/2〜1
　ラー油…少々

作り方

1 きゅうりは長めの乱切りにし、塩をふって10分おく。水けをしぼる。
2 ボウルにⒶを合わせ、1を混ぜて約15分おく。途中、ときどき混ぜる。

糖質オフポイント

市販のきゅうりの漬物は、砂糖や人工甘味料を使っているものが多いので自家製で糖質をおさえましょう。

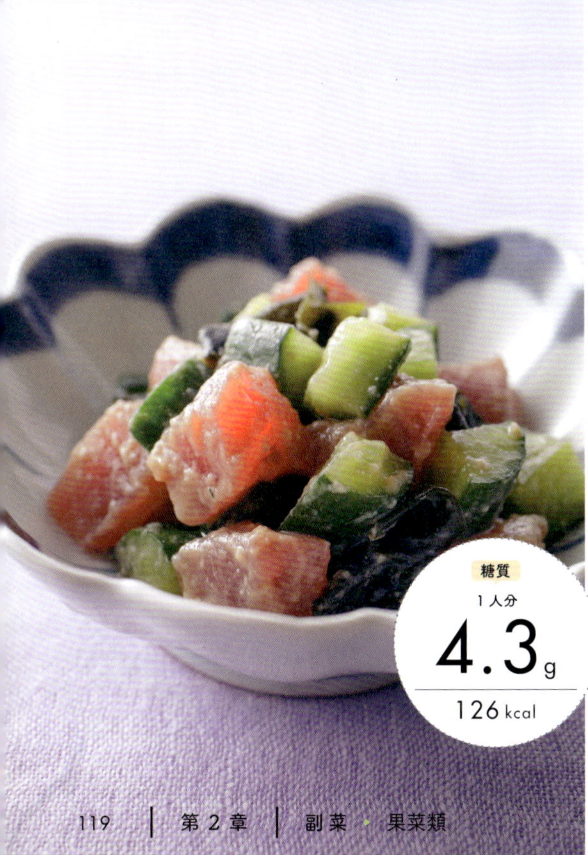

糖質
1人分
4.3g
126kcal

砂糖控えめでも甘みがきいてる

きゅうりとまぐろのサラダ

材料（2人分）

きゅうり…1本(100g)
まぐろ…60g
わかめ(塩蔵)…10g
Ⓐみそ…大さじ1と1/2
　砂糖…小さじ1/2
　酢…小さじ2
　サラダ油…大さじ1

作り方

1 きゅうり、まぐろは1cm角程度に切る。きゅうりは塩少々(分量外)をふって10分おき、水けをしぼる。
2 わかめは洗い、水に5分ほどつけて戻し、3cm長さに切る。
3 Ⓐをよく混ぜ、1、2をあえる。

脂をオンポイント

酢みそあえに油を加えることでコクが出て腹持ちもアップします。

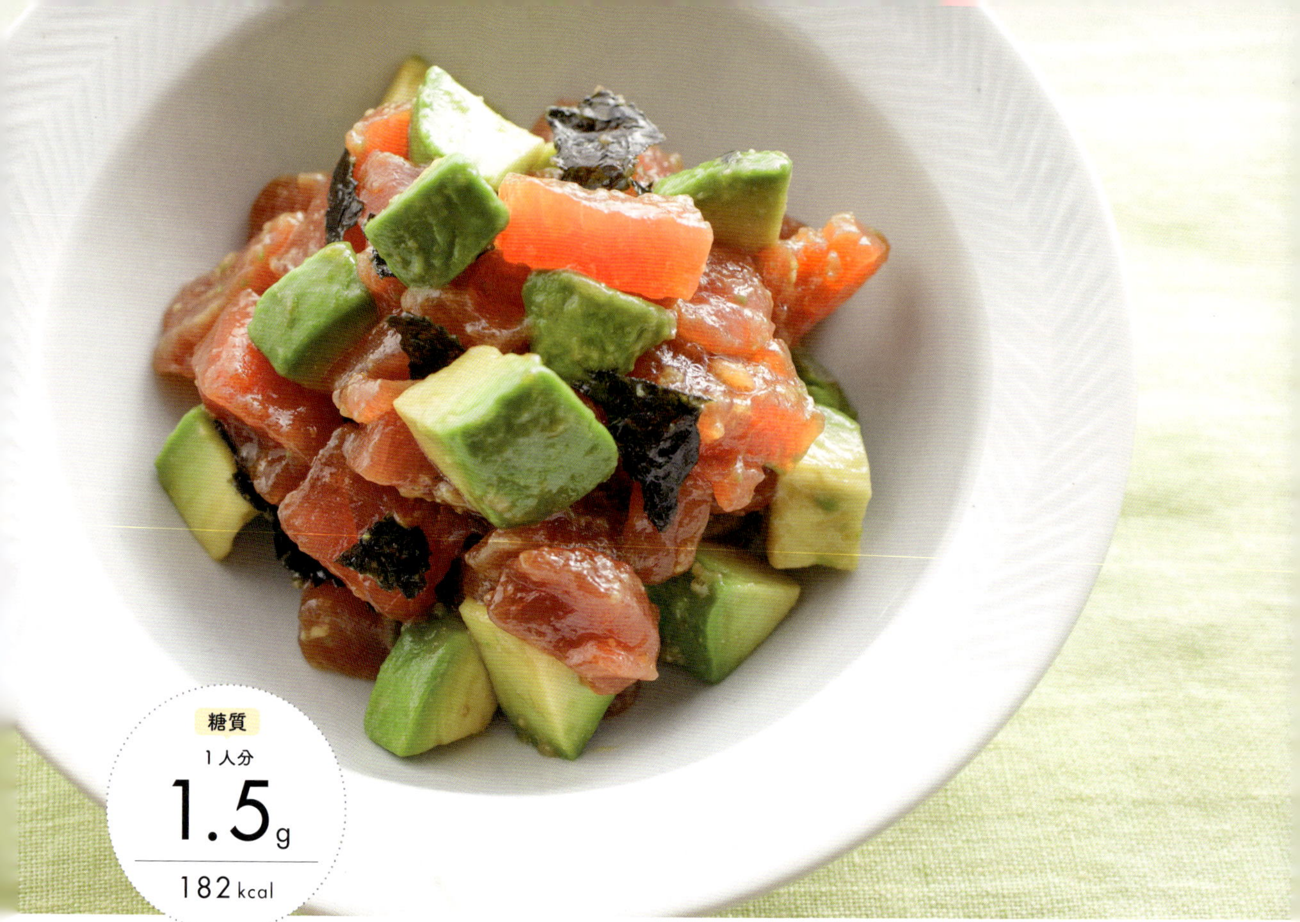

糖質
1人分
1.5g
182kcal

森のバターとも呼ばれるアボカドは良質な脂肪がたっぷり

アボカドとまぐろののりわさび

材料（2人分）

アボカド…1/2個（100g）
まぐろ（刺身用）…100g
焼きのり…1/8枚
Ⓐ練りわさび…小さじ1/2
　しょうゆ…大さじ1/2
　オリーブ油…大さじ1

作り方

1. まぐろは1cm角に切り、混ぜたⒶに約10分つける。ときどき混ぜる。
2. アボカドは種と皮をとり、1cm角に切る。
3. のりをちぎり、1、2と合わせてやさしく混ぜる。

脂をオン ポイント

高脂質なアボカドを食べて、糖質を減らした分のカロリーを効率よく補います。

おいしいメモ

アボカドは色が変わりやすいので、食べる直前に切るとよいでしょう。

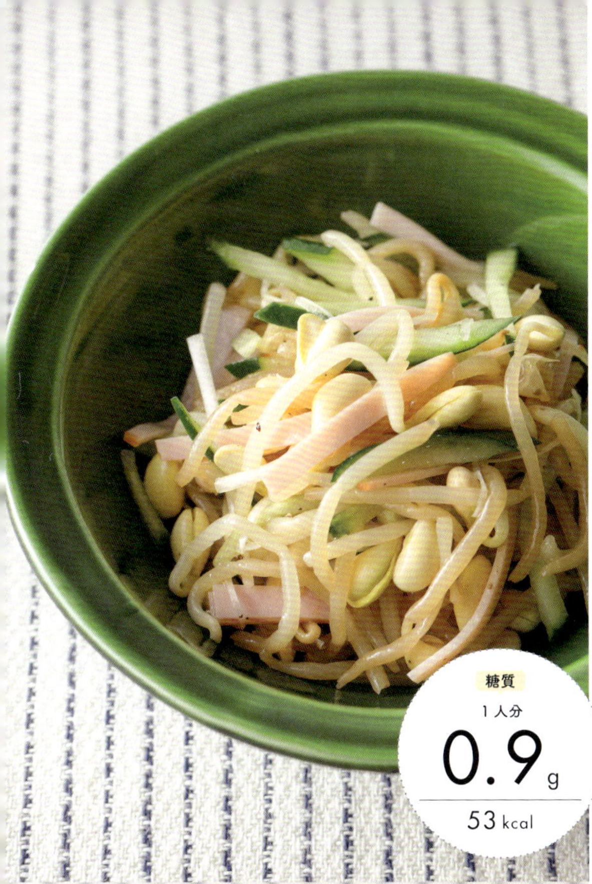

糖質
1人分
0.9g
53 kcal

歯ごたえのあるもやし
たっぷりで満足感アップ

もやしとハムのサラダ

材料（2人分）

大豆もやし…1袋（200g）
きゅうり…1/2本（50g）
ロースハム…2枚
長ねぎ…5cm（10g）
Ⓐ酢…大さじ1と1/2
しょうゆ…大さじ1/2
こしょう…少々
ごま油…大さじ1～2

作り方

1 もやしはひげ根をとり、ひたひたの湯と塩少々（各分量外）を加え、ふたをして5～6分蒸し煮にする。ざるにとって水けをきる。
2 きゅうり、ハム、長ねぎは4cm長さの細切りにする。
3 ボウルにⒶを合わせ、1、2を混ぜる。

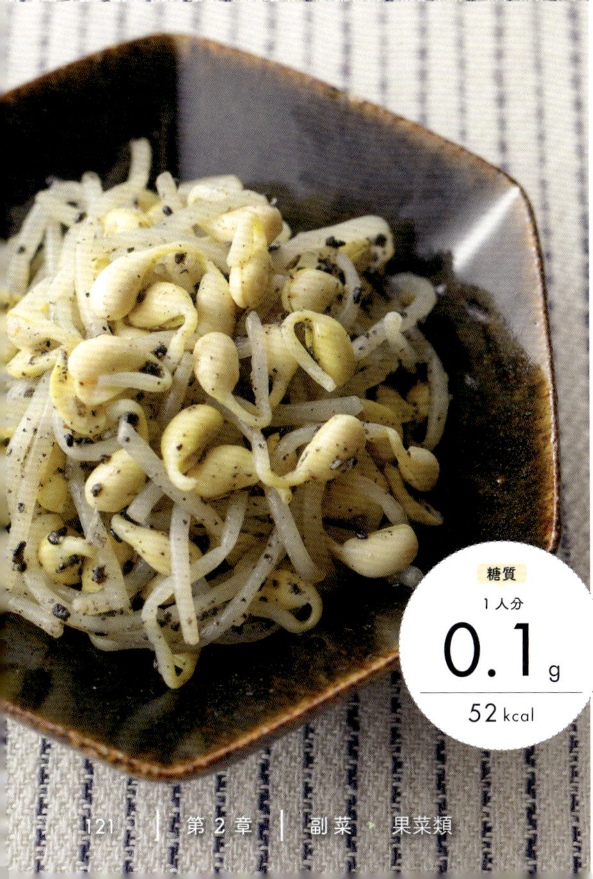

糖質
1人分
0.1g
52 kcal

油分の多いすりごまを入れてこっくりと

もやしのナムル

材料（2人分）

大豆もやし…1袋（200g）
Ⓐ塩…小さじ1/3
こしょう…少々
黒すりごま…大さじ1/2
にんにく（すりおろす）…1/8片分
ごま油…大さじ1～2

作り方

1 もやしはひげ根をとり、ひたひたの湯と塩少々（各分量外）を加え、ふたをして5～6分蒸し煮する。ざるにとって水けをきる。
2 ボウルにⒶを入れ、1が温かいうちにあえる。

脂をオンポイント

油をしっかりからめたもやしのナムル。もやしは食物繊維が豊富で便秘対策にもなるので、常備しておきたい1品。冷蔵庫で3～4日間保存できます。

根菜

野菜の中でも根菜は糖質高め。にんじんなどは食べる分量に注意。本書では、糖質の特に高いさつまいもやかぼちゃは使っていません。

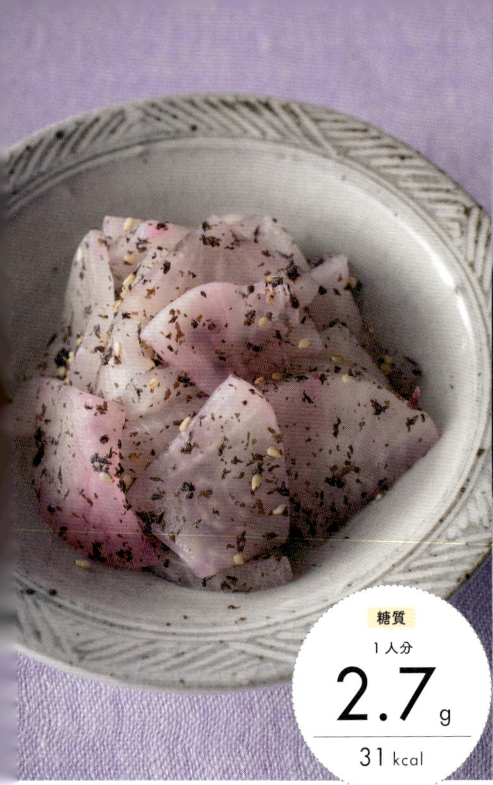

糖質
1人分
2.7g
31 kcal

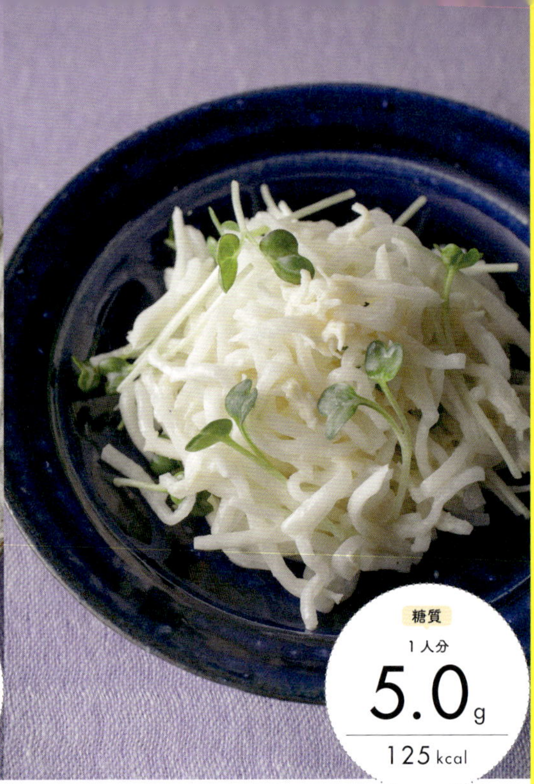

糖質
1人分
5.0g
125 kcal

赤じそふりかけで味つけ!

大根の赤じそあえ

材料（2人分）

大根…4㎝（200ｇ）
塩…小さじ1/3
赤じそふりかけ…小さじ1/2
白炒りごま…小さじ1

作り方

1. 大根は3㎜厚さのいちょう切りにする。塩をふって10分おき、水けをしぼる。
2. 1に赤じそふりかけ、炒りごまを加えて混ぜ、15分以上おく。

おいしいメモ

油を使った主菜の箸休めにおすすめです。

糖質少なめのドレッシングで

大根とほたてのわさびサラダ

材料（2人分）

大根…5㎝（250ｇ）
塩…小さじ1/3
酢…大さじ1
貝割れ大根…1/4パック
ほたて缶…1/2缶
マヨネーズ…大さじ2
練りわさび…小さじ2/3
しょうゆ…小さじ1/2

作り方

1. 大根は細切りにし、塩をふって10分おく。水けをしぼり、酢を混ぜる。貝割れは根元を切り、長さを半分に切る。
2. ほたて缶はほぐす。汁はとっておく。
3. ボウルにマヨネーズを入れ、ほたて缶の汁、わさび、しょうゆを混ぜる。なめらかになったらほたてを加えて混ぜる。1の大根の水けを再度きってほぐしながら加える。貝割れを加える。

かぶ

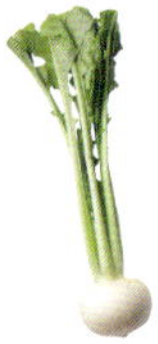

100g　糖質 3.1g　脂質 0.1g

消化酵素や整腸作用の強い成分を含む

大根

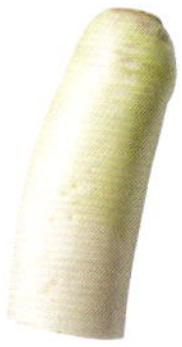

100g　糖質 2.7g　脂質 0.1g

たんぱく質や脂肪の消化を助けるジアスターゼを含む

にんじん

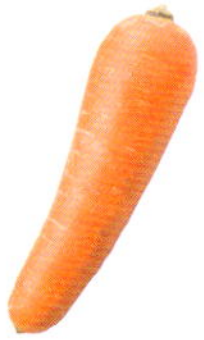

150g　糖質 6.3g　脂質 0.1g

油で調理するとカロテンの吸収率が1.5倍になる

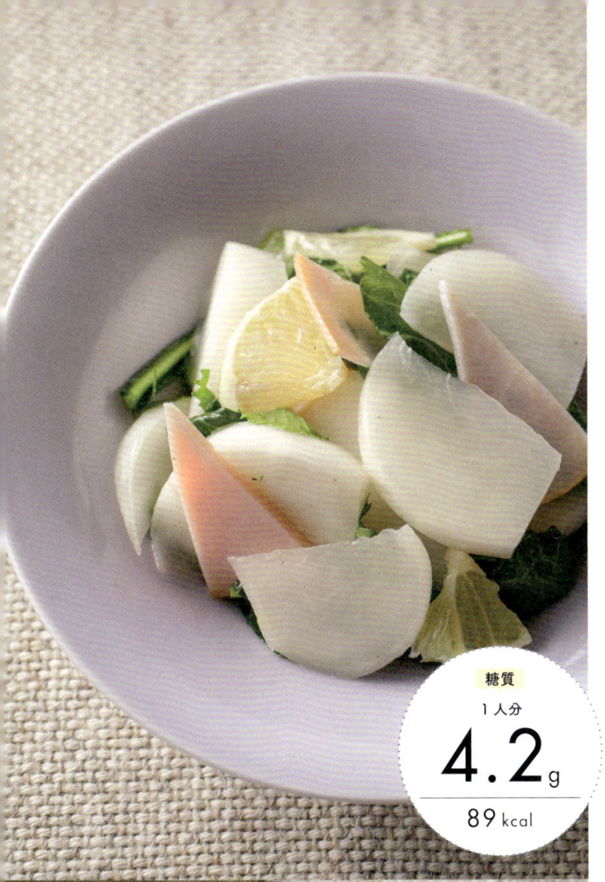
糖質
1人分
4.2g
89kcal

糖質ゼロのドレッシングでさっぱりと

かぶのレモンサラダ

材料（2人分）

かぶ…2個（200g）
塩…小さじ1/4
レモン…1/4個
ロースハム…2枚

Ⓐ酢…大さじ1
　塩…小さじ1/8
　こしょう…少々
　オリーブ油…大さじ1〜2

作り方

1. かぶは葉と実を分け、葉は3cm長さ、実は5mm厚さのくし形に切る。全体に塩をふり、10分ほどおいて水けをしぼる。
2. レモンは皮をむき、いちょう切りにしてⒶと混ぜる。
3. ハムは放射状に12等分に切る。1、2と混ぜる。

脂をオンポイント

ドレッシングのオリーブ油は2倍まで増やしてもOK。

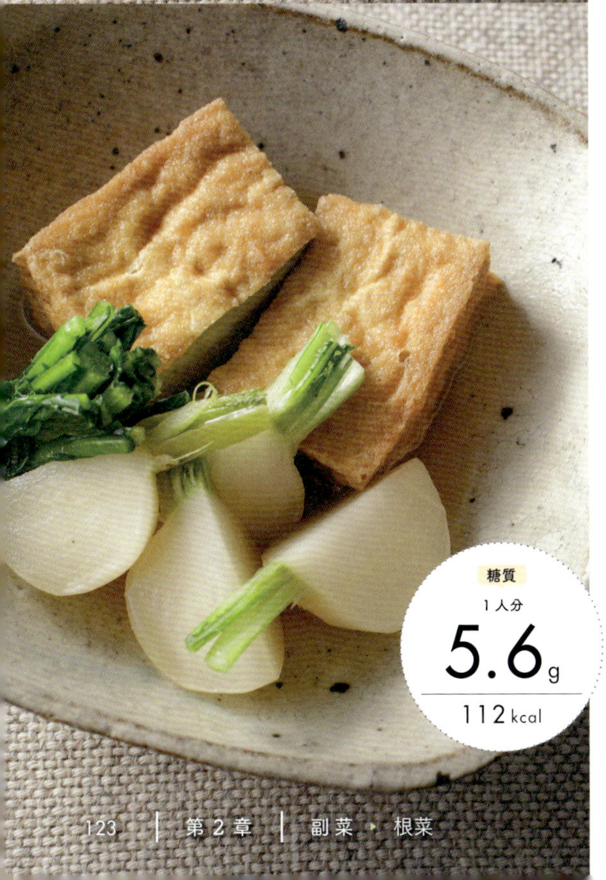
糖質
1人分
5.6g
112kcal

さっぱり和食には厚揚げで脂をオン

かぶと厚揚げの煮物

材料（2人分）

かぶ…2個（200g）
厚揚げ…1/2枚（100g）
Ⓐだし…200mℓ
　砂糖…小さじ1
　酒…小さじ1
　しょうゆ…小さじ2

作り方

1. かぶは実に2cmほど葉をつけて切り、葉はゆでて4cm長さに切る。実は4等分のくし形に切り、皮をむく。
2. 厚揚げは竹串を刺し、数か所穴をあける。4等分に切る。
3. 鍋にⒶと2を入れ、落としぶたとふたをして弱火で15〜20分煮る。かぶの実を加え、5〜7分煮る。器に盛りつけ、かぶの葉を添える。

オニオンドレッシングで爽やかに

にんじんのリボンサラダ

材料（２人分）

にんじん…1/3本(50ｇ)
きゅうり…1/2本(50ｇ)
セロリ…1/5本(20ｇ)

Ⓐ玉ねぎ(すりおろす)
…大さじ１
酢…大さじ１
塩…小さじ1/6
オリーブ油
…大さじ１と1/2〜２

作り方

1 にんじん、きゅうり、セロリは筋をとり、ピーラーで10㎝長さのリボン状にする。冷水につけ、パリッとしたら水けをよくきる。
2 Ⓐをよく混ぜる。
3 1を盛りつけ、2をかける。

脂をオンポイント

にんじんのβ-カロテンは油と一緒にとると吸収率アップ。油をしっかりからめて食べましょう。

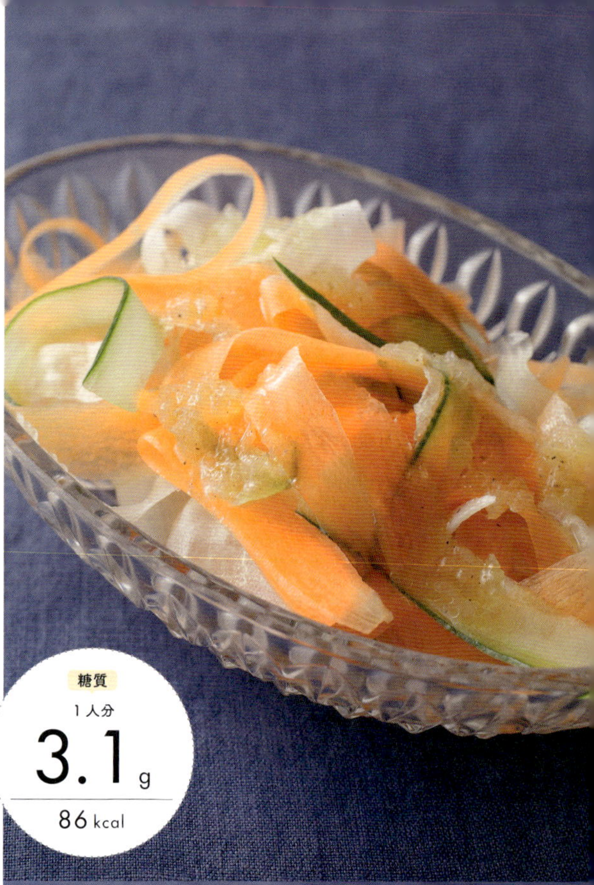

糖質
1人分
3.1g
86kcal

ツナ缶のオイルもしっかり使って

にんじんと卵のツナ炒め

材料（２人分）

にんじん…1/2本(75ｇ)
塩…小さじ1/4
きくらげ…2ｇ
ツナ(油漬け)
…小1/2缶(35ｇ)

ごま油…大さじ１
卵…１個
Ⓐ牛乳…大さじ１
塩…少々
サラダ油…大さじ1/2

作り方

1 にんじんはせん切りにし、塩をふって10分おく。水けをしぼる。
2 きくらげは水につけて戻す。石づきをとり、せん切りにする。卵は溶きほぐし、Ⓐを加えて混ぜる。
3 フライパンに油を温め、1を炒める。しんなりしたらきくらげ、ツナを油ごと加えて炒める。端に寄せ、卵液を入れて炒り卵を作る。半熟状になったら全体を混ぜ、塩、こしょう（分量外）で調味する。

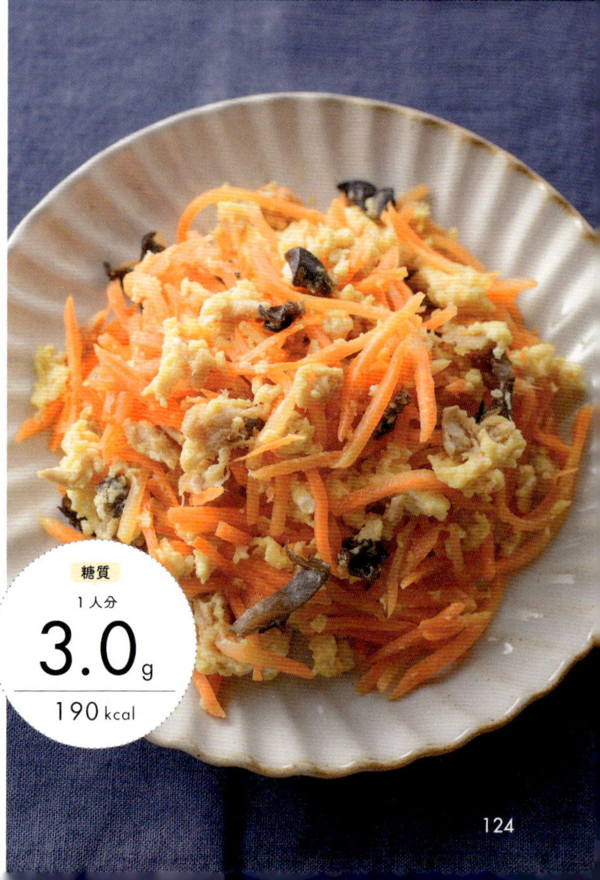

糖質
1人分
3.0g
190kcal

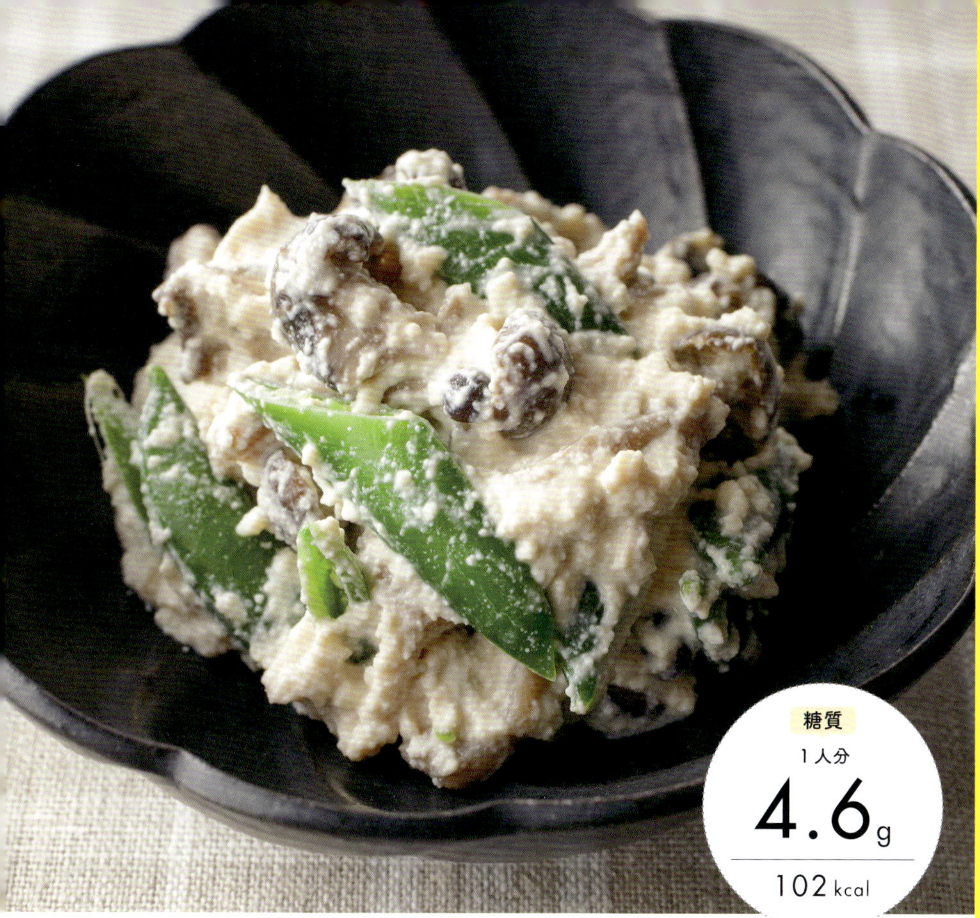

糖質
1人分
4.6g
102kcal

スナップエンドウは糖質高めなので使いすぎないで！

スナップエンドウときのこの白あえ

材料（2人分）

スナップエンドウ…40g
しいたけ…2個
しめじ…1/4パック（25g）
木綿豆腐…100g
Ⓐだし…大さじ2
　砂糖…小さじ1/2
　しょうゆ…小さじ1
Ⓑ白練りごま…大さじ1
　砂糖…小さじ1/2
　塩…小さじ1/8

作り方

1. スナップエンドウは筋をとり、2〜3分ゆで、2〜3cm長さの斜め切りにする。しいたけは放射状に8等分、しめじは根元を切り、1本ずつにほぐす。
2. 鍋にⒶ、きのこを入れ、煮汁がなくなるまで炒り煮にする。
3. 豆腐は手でほぐし、ペーパータオルで包んで水けをきる。ボウルかすり鉢に入れてなめらかにする。Ⓑを加えて混ぜる。
4. 3に2、スナップエンドウを加えてあえる。

脂をオンポイント

練りごまは良質な脂をたくさん含んだ、体にやさしい食材。好みでもっと増やしても。

豆・きのこ

豆類はビタミンB群やカルシウムが豊富です。きのこは、低糖質で食物繊維が豊富なので、積極的にとっていきたい食材です。

スナップエンドウ

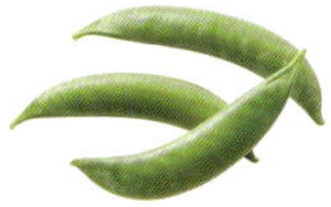

100g
糖質 7.4g　脂質 0.1g
抗酸化作用の強いβ-カロテンなどを含む

さやいんげん

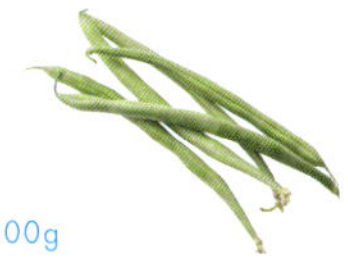

100g
糖質 2.7g　脂質 0.1g
塩分排出の作用があるカリウムが豊富なため高血圧改善にも

しいたけ

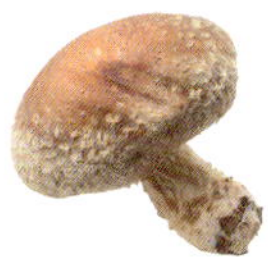

100g
糖質 1.5g　脂質 0.3g
血中のコレステロール量を低下させるエリタデニンを含む

糖質の低いマヨネーズでふわふわに

スナップエンドウとトマトのマヨ玉

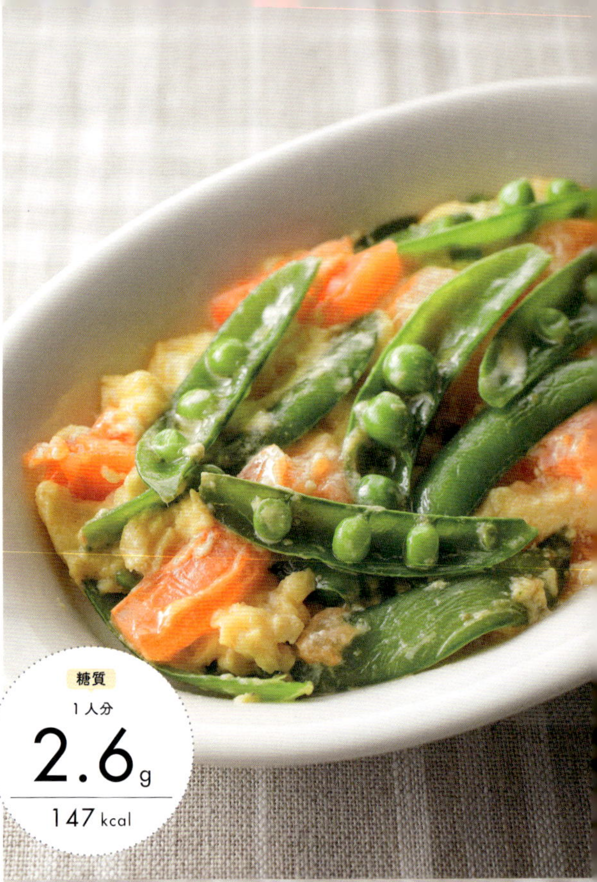

材料（2人分）

スナップエンドウ…50g
トマト…1/4個（35g）
卵…1個
オリーブ油…大さじ1～2
Ⓐマヨネーズ…大さじ1
　塩、こしょう…各少々

作り方

1. スナップエンドウは筋をとり、ゆでてさやを開く。トマトはへたをとり、2cm角に切る。
2. 卵を溶き、Ⓐを加えてざっくり混ぜる（マヨネーズは溶けきらなくてもよい）。
3. フライパンに油を温め、トマトを炒め、スナップエンドウを加える。2を入れて混ぜ、半熟になったら火を止める。

糖質
1人分
2.6g
147kcal

たらことチーズを混ぜてソースに

スナップエンドウのたらこクリームがけ

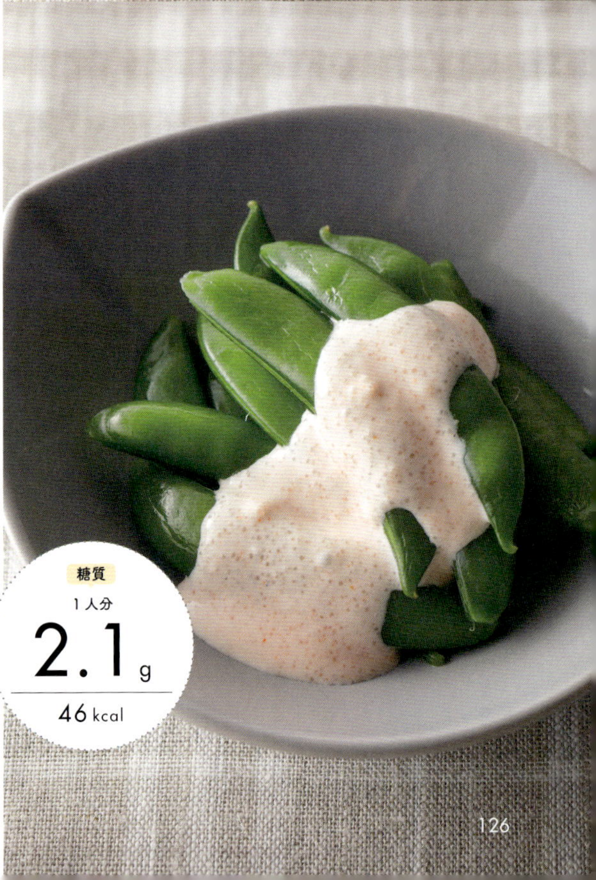

材料（2人分）

スナップエンドウ…50g
たらこ…10g
クリームチーズ…15g
Ⓐ牛乳…大さじ1/2
　塩、こしょう…各少々

作り方

1. スナップエンドウは筋をとり、2～3分ゆでて器に盛る。クリームチーズは室温に戻す。
2. たらこは薄皮をとり、やわらかくなったクリームチーズと混ぜる。Ⓐも加えて混ぜ、1にかける。

脂をオンポイント

好みでクリームチーズを増やしても。

糖質
1人分
2.1g
46kcal

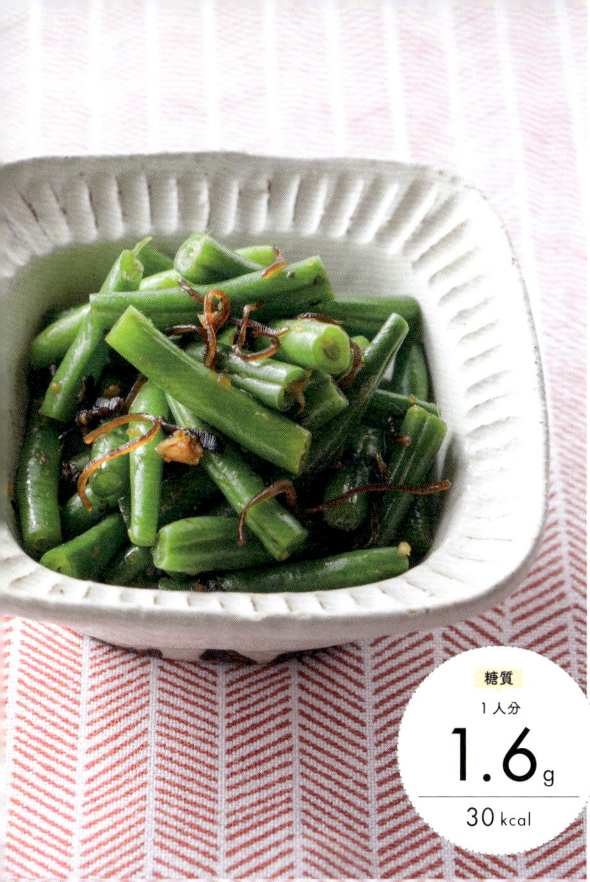

糖質
1人分
1.6g
30kcal

味つけのベースは塩昆布で手間いらず

さやいんげんの塩昆布あえ

材料（2人分）

さやいんげん…80g
塩昆布…3g
Ⓐしょうが（すりおろす）…1/2かけ分
　しょうゆ…小さじ1/2
　ごま油…小さじ1

作り方

1 いんげんは筋があればとり、1〜2分ゆでる。4㎝長さに切る。
2 塩昆布とⒶを混ぜ、1をあえる。

脂をオンポイント

シンプルなあえものには、ごま油で風味とコクをプラス。好みでごま油を増やしてもOKです。

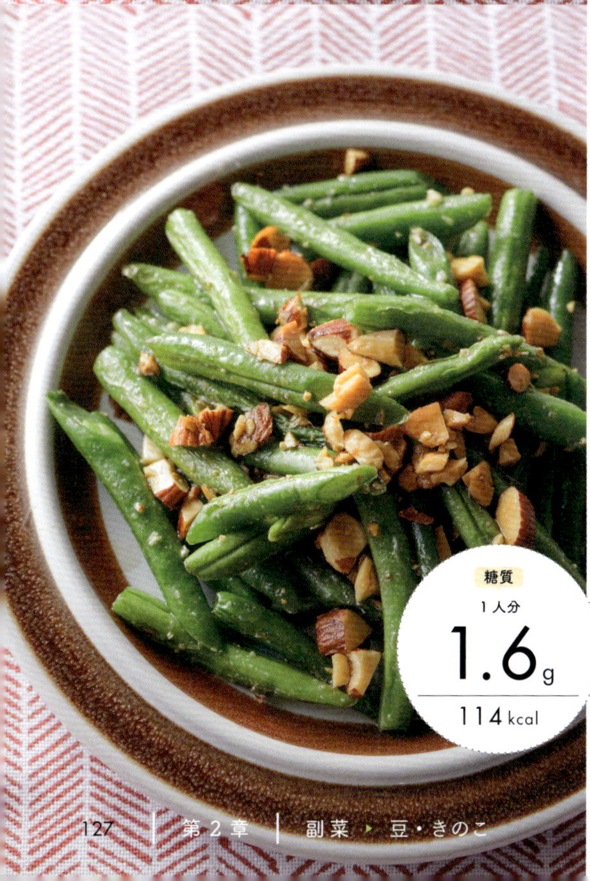

糖質
1人分
1.6g
114kcal

アーモンドの脂質を生かして

さやいんげんのアーモンドバターソテー

材料（2人分）

さやいんげん…80g
アーモンド（ロースト）…10g
バター…20g
塩、こしょう…各少々

作り方

1 いんげんは筋があればとり、5㎝長さの斜め切りにする。耐熱皿に入れ、ラップをふんわりとかけ電子レンジで1〜1分半加熱する。
2 アーモンドは5㎜角程度に刻む。
3 フライパンにバターを温め、1を中火でさっと炒める。2を加え、塩、こしょうで味を調える。

脂をオンポイント

脂肪分の高いアーモンドとバターをたっぷり加えて脂肪分をプラスします。

砂糖を使わないマヨ入り白あえ衣で

枝豆のマヨ白あえ

材料（2人分）

枝豆…100ｇ
きゅうり…1/2本（50ｇ）
ミニトマト…1個
絹ごし豆腐…50ｇ
Ⓐマヨネーズ
…大さじ1～2
塩、こしょう…各少々

作り方

1. 枝豆は3～4分ゆでてさやから出す。きゅうりは縦半分に切り、5㎜厚さの斜め切りにし、塩少々（分量外）をふって5分おく。水けをしぼる。
2. ミニトマトはへたをとり、8等分する。
3. 豆腐をペーパータオルで包み、水きりする。なめらかにし、Ⓐを加える。
4. 3で1、2をあえる。

脂をオンポイント

腹持ちが悪いと感じたらマヨネーズを増やして。マヨネーズはカロリーハーフタイプではなく、普通のものを使いましょう。

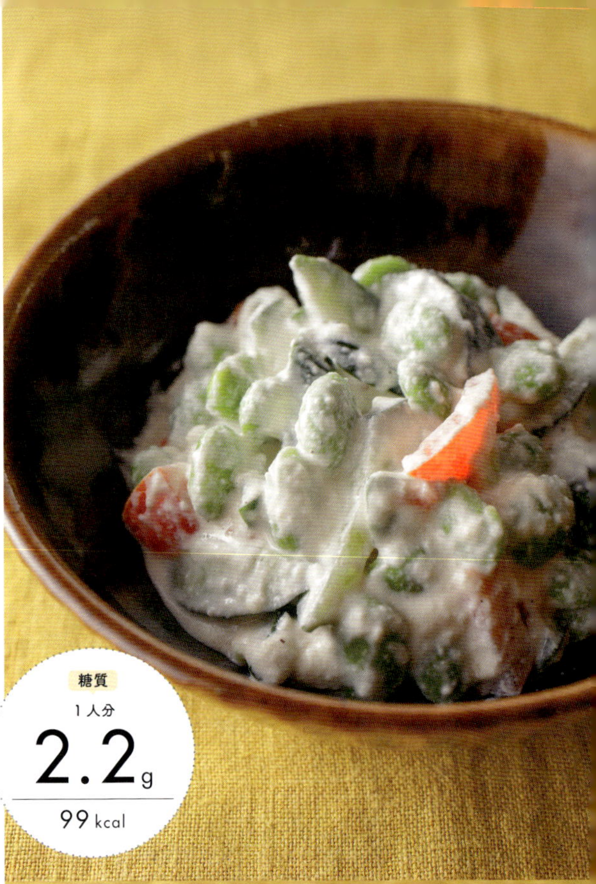

糖質
1人分
2.2g
99kcal

油をたっぷり使って腹持ちアップ

枝豆のにんにく風味

材料（2人分）

枝豆…100ｇ
にんにく…1/2片
赤唐辛子…1/2本
塩…小さじ1/3
こしょう…少々
オリーブ油…大さじ1～2

作り方

1. 枝豆は3～4分ゆでる。にんにくはみじん切り、唐辛子は種をとり、小口切りにする。
2. フライパンに油、にんにく、唐辛子を入れて弱火で温め、香りが出たら枝豆を中火で1～2分炒める。塩、こしょうをふる（冷凍枝豆の場合は、塩をふってあるので塩は少々にする）。

脂をオンポイント

油で炒めるこのレシピは、塩ゆでの枝豆より腹持ちが良いのでおすすめです。

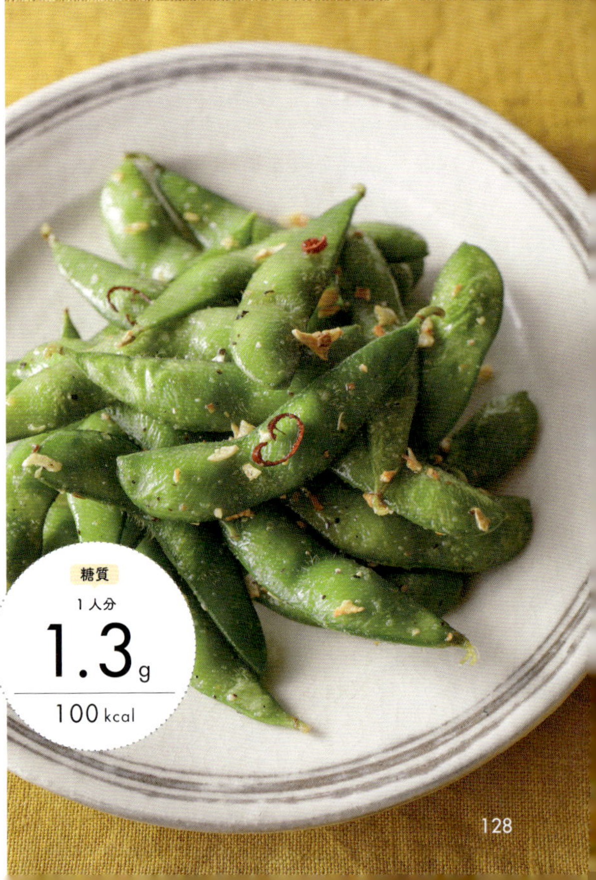

糖質
1人分
1.3g
100kcal

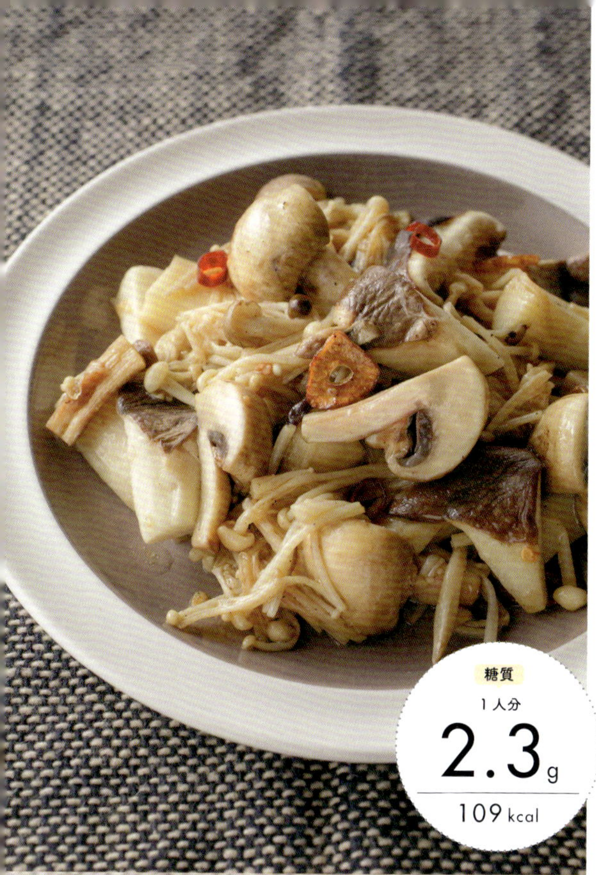

糖質
1人分
2.3g
109kcal

食物繊維豊富なきのこたっぷり

きのこのペペロンチーノ風

材料（2人分）

きのこ（好みのもの、マッシュルーム、エリンギなど）…200g
にんにく（薄切り）…1/2片分
赤唐辛子（小口切り）…1/2本分
塩…小さじ1/3
こしょう、しょうゆ…各少々
オリーブ油…大さじ2～3

作り方

1. きのこは石づきや根元を切り、3～4cm長さのひと口大にする。
2. フライパンに油、にんにく、唐辛子を入れて弱火にかける。香りが出てきたら①を入れ、塩、こしょうをふり、強火で炒める。しんなりしたら、しょうゆを加え、火を止める。

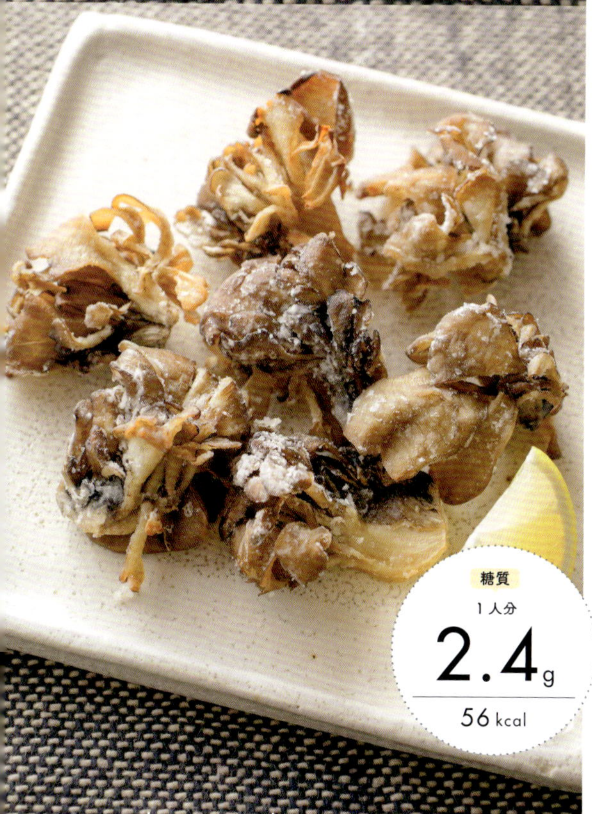

糖質
1人分
2.4g
56kcal

油をたっぷり吸わせて、粉は少なめ！

まいたけのから揚げ

材料（2人分）

まいたけ…1パック（100g）
片栗粉…大さじ1/2
塩…少々
レモン…1/8個
揚げ油…適量

作り方

1. まいたけはひと口大に分ける。片栗粉を茶こしでまぶす。
2. フライパンに揚げ油を底から1cm程度入れ、170℃に温めて①を2～3分揚げる。温かいうちに塩をふる。レモンをくし形に切って添える。

糖質オフポイント

粉は茶こしでふるって糖質を減らします。

プリッとした食感がおいしい

焼きエリンギのしょうゆがけ

材料（2人分）

エリンギ…1パック（100g）
Ⓐしょうが（すりおろす）…1/2かけ分
　しょうゆ…小さじ1
　サラダ油…小さじ1～大さじ2

作り方

1. エリンギは縦半分に切り、魚焼きグリルかオーブントースターで6～7分こんがりするまで焼く。
2. 焼きたてを手で裂き（手で裂くほうが味がなじみやすい）、混ぜ合わせたⒶをかける。

脂をオンポイント

きのこに油をしっかりからめながら、油も余すことなくとること。好みで油を増やしても。

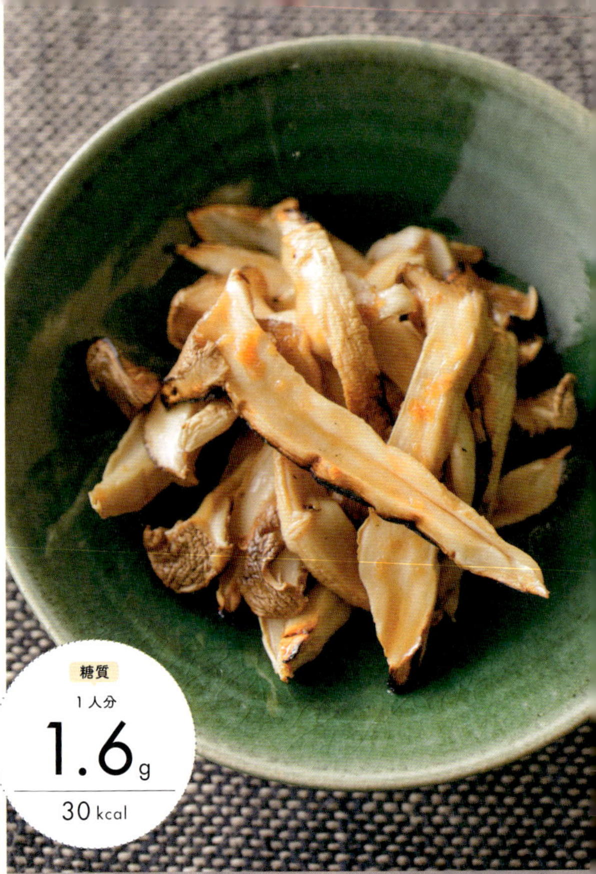

糖質
1人分
1.6g
30kcal

ピザ生地のかわりにしいたけで

しいたけのひと口ピザ

材料（2人分）

しいたけ…6個
ミニトマト…3個
ピザ用チーズ…30g
塩、こしょう…各少々
オリーブ油…大さじ1/2～1
パセリ（みじん切り）…少々

作り方

1. しいたけは軸をとり、塩、こしょうをふる。ミニトマトは半分に切る。
2. しいたけの笠の裏側にトマト、チーズをのせる。
3. フライパンに油を温め、2のしいたけを下にして並べる。ふたをして6～7分、チーズが溶けるまで蒸し焼きにし、パセリをふる。

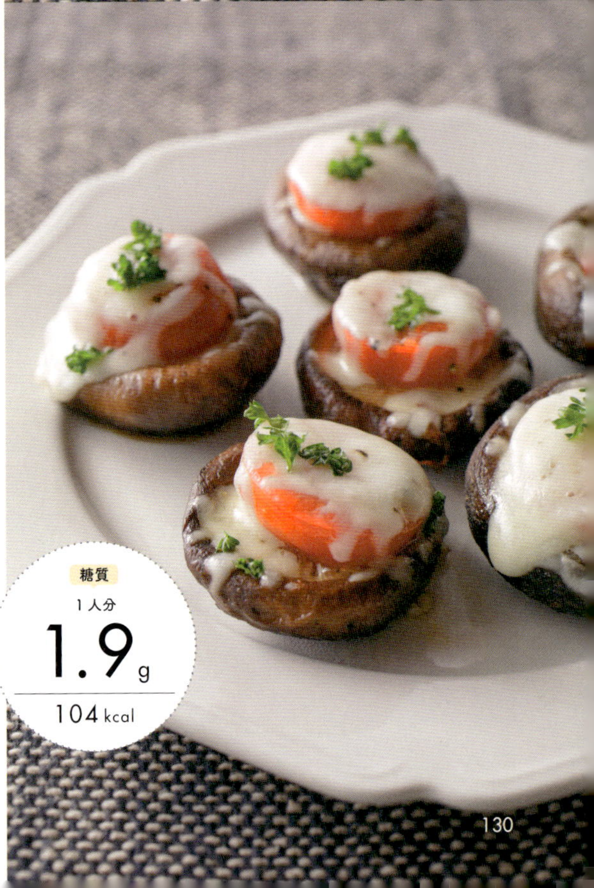

糖質
1人分
1.9g
104kcal

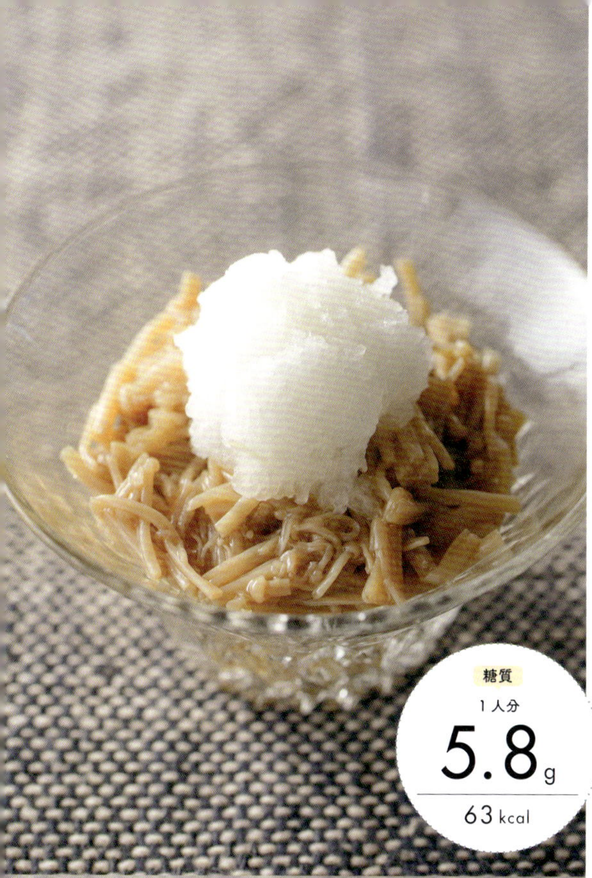

糖質
1人分
5.8g
63 kcal

自家製だからみりん小さじ1だけ

手作りなめたけの大根おろし

材料（2人分）

えのきだけ…1袋（150g）
大根…2cm（100g）
Ⓐみりん…小さじ1
　しょうゆ…大さじ1
　ごま油…大さじ1/2〜1

作り方

1. えのきは根元を切り落とし、2cm長さに切る。鍋に入れてⒶを加え、ふたをして弱火で蒸し煮にする。水分が出てきたら、ふたをとり、混ぜながら煮汁が少なくなるまで中火で煮る。
2. 大根は皮をむいておろし、ざるにあげて自然に水けをきる。1にのせて食べる。

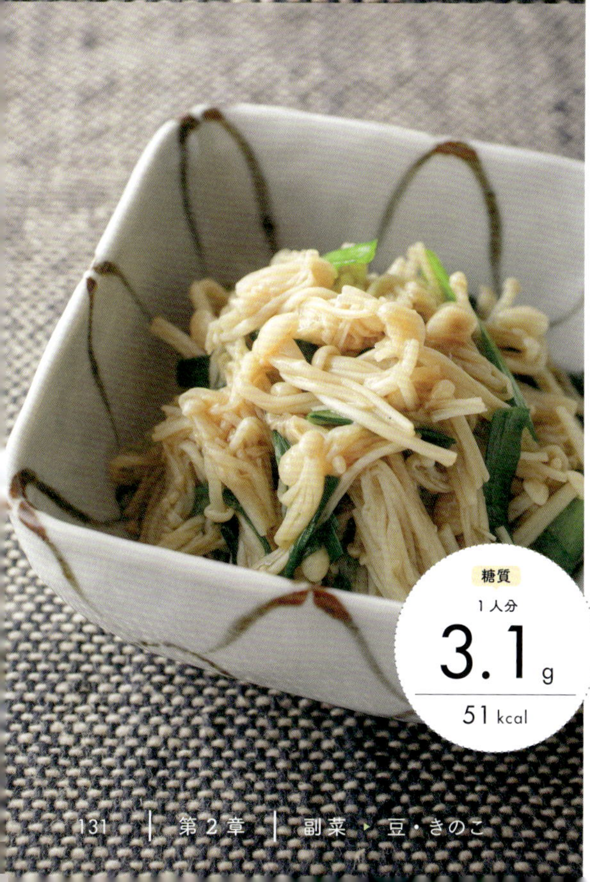

糖質
1人分
3.1g
51 kcal

えのきの旨みをきかせ砂糖なし！

にらとえのきのあえもの

材料（2人分）

えのきだけ…1袋（150g）
にら…1/2束（50g）
Ⓐ酒…小さじ1
　ごま油…大さじ1/2〜1
　塩…少々
しょうゆ…小さじ1

作り方

1. えのきは根元を切り、長さを半分にする。にらは4cm長さに切る。
2. 鍋にえのきとⒶを入れ、ふたをして2〜3分蒸し煮にする。しんなりしたらにらを加え、にらの色が変わったらしょうゆを加えてひと混ぜする。

脂をオンポイント

物足らなさを感じたときは、ごま油の量を増やしてもOK。

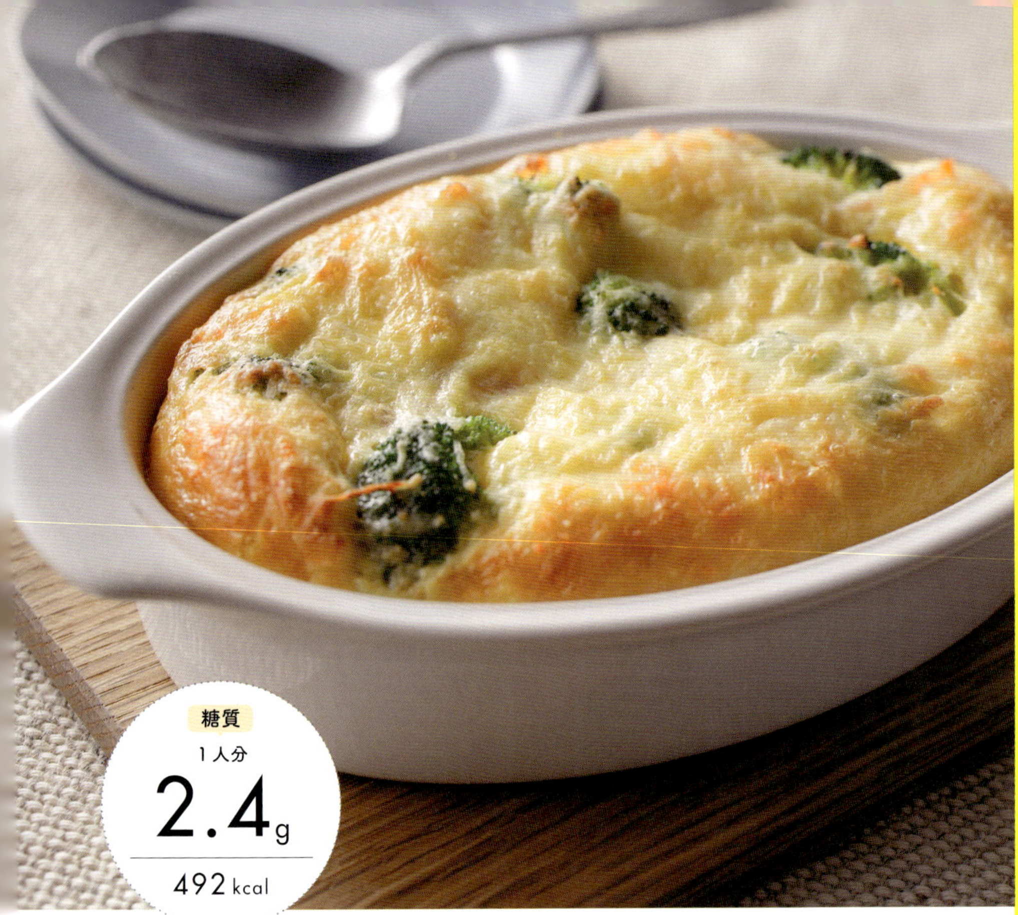

糖質
1人分
2.4g
492kcal

パイ皮を使わず、手軽に糖質オフ

ブロッコリーとベーコンの皮なしキッシュ

材料（２人分）
＊約300mℓの耐熱皿１個分

卵…２個
ブロッコリー…1/4株(50ｇ)
ベーコン…２枚
ピザ用チーズ…50ｇ
塩、こしょう…各少々
サラダ油…少々
Ⓐ生クリーム…100mℓ
　塩…小さじ1/4
　こしょう…少々
　ナツメグ(あれば)…少々

作り方

1. ブロッコリーは小房に分け、さっとゆでるか、電子レンジで１分加熱する。ベーコンは１㎝幅に切る。
2. フライパンに油を温め、1を炒め、塩、こしょうをふって冷ます。
3. 卵を溶きほぐし、Ⓐを混ぜる。2を加え、耐熱皿に入れる。チーズをちらす。180℃に温めたオーブンで約20分焼く。

脂をオンポイント

チーズや生クリームたっぷりのキッシュはコクがあり、腹持ち抜群。チーズは好きなだけかけて大丈夫です。

卵・豆腐・大豆製品

卵は低糖質でほとんどの栄養素を含む優等生。豆腐や大豆製品にもミネラルが豊富。どちらも丈夫な体を作るので、積極的に食べましょう。

卵

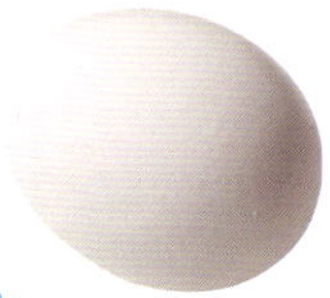

60g

糖質	脂質
0.2g	5.2g

代謝を高め抗酸化作用もある物質が豊富

厚揚げ

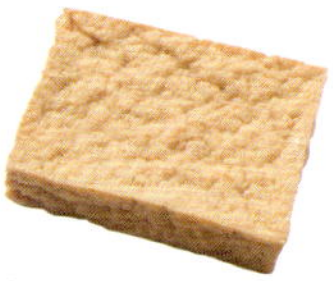

100g

糖質	脂質
0.2g	11.3g

調理するとき、油抜きはせずに使う

納豆

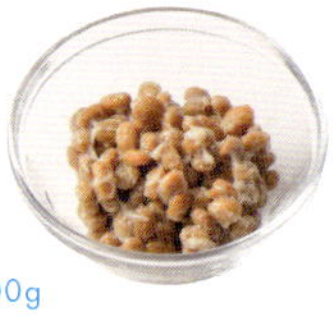

100g

糖質	脂質
5.4g	10.0g

骨の強化に作用するビタミンなどが豊富

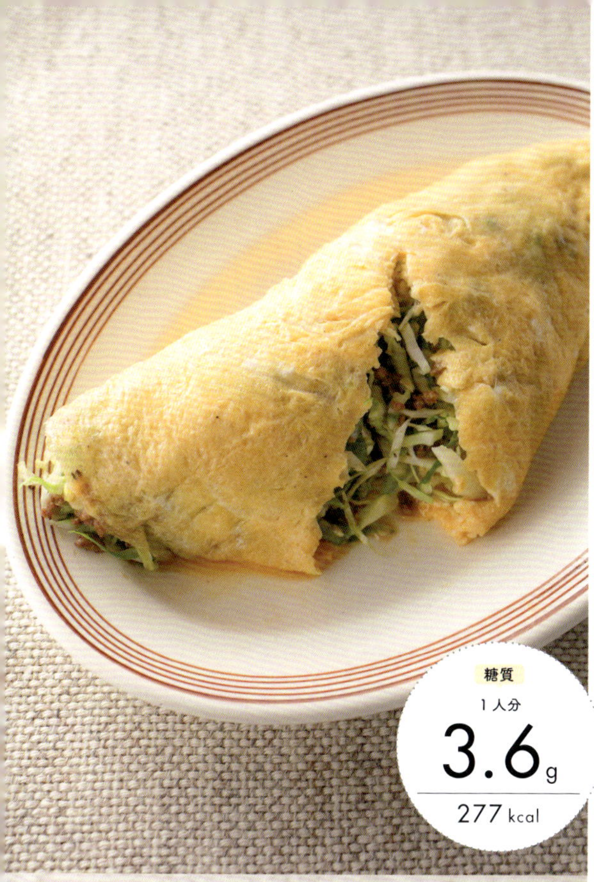

糖質
1人分
3.6g
277 kcal

ごはんのかわりにキャベツをたっぷり!

オムキャベツ

材料（2人分）

卵…2個
塩、こしょう…各少々
キャベツ…2枚（120g）
豚ひき肉…60g
ウスターソース
…小さじ2
サラダ油…大さじ2

作り方

1. キャベツはせん切りにする。
2. フライパンに半量の油を温め、ひき肉を炒める。こんがりしたらソースを加え、汁けがなくなるまで炒める。1と混ぜ、とりだす。フライパンの汚れをとる。
3. 卵は溶きほぐし、塩、こしょうを混ぜる。
4. 別のフライパンに残りの油を入れて温める。3を入れ半熟状にする。弱火にし、中央に2をのせる。
5. 手前側の卵をキャベツにかけ、くるむようにしながら全体を向こう側に寄せる。フライパンを逆手に持ち、皿に盛りつける。ペーパータオルで形を整える。

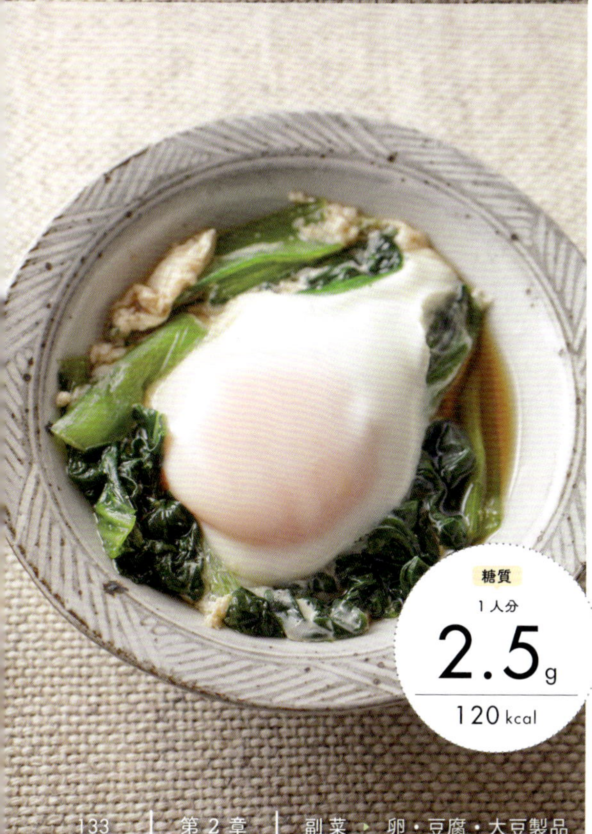

糖質
1人分
2.5g
120 kcal

卵を小松菜にからめていただく

小松菜の巣ごもり卵風

材料（2人分）

卵…2個
小松菜…80g
Ⓐだし…150mℓ
　砂糖…小さじ1
　しょうゆ…大さじ1/2
サラダ油…大さじ1/2〜2

作り方

1. 小松菜は茎と葉に分け、3cm長さに切る。
2. 鍋に油を温め、小松菜を入れて炒める。しんなりしたらⒶを加えてひと煮立ちさせる。
3. 小松菜にくぼみを2つ作り、卵を割り入れてふたをする。弱火で約3分、卵黄の表面がうっすら白くなるまで蒸し煮にする。

糖質オフポイント

青菜と卵、油がひと皿でとれる副菜。朝食で糖質オフするときにおすすめです。

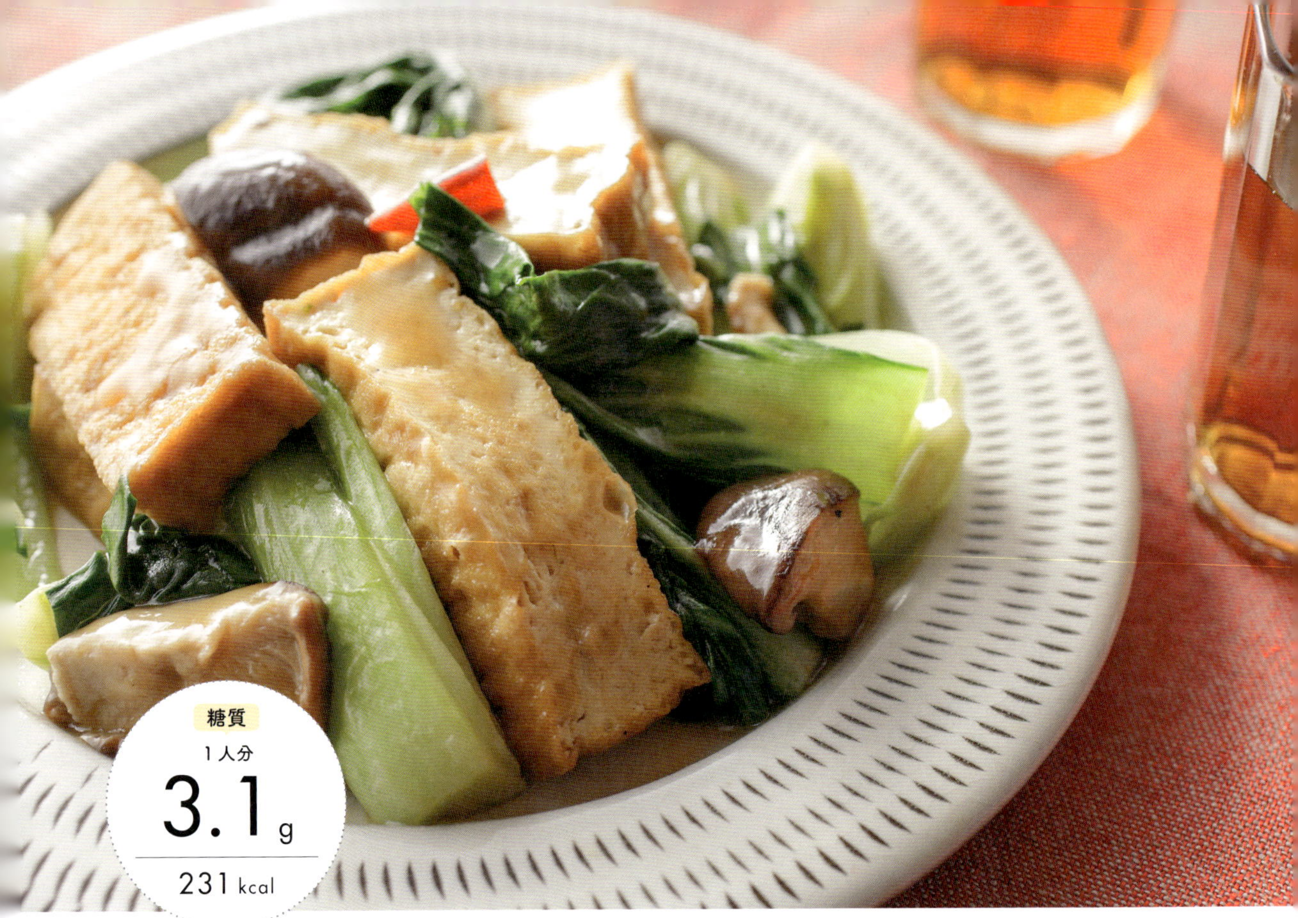

糖質
1人分
3.1g
231 kcal

とろみをつけた煮汁をしっかりからませて

厚揚げとチンゲン菜のうま煮

材料（2人分）

厚揚げ…1枚（200g）
チンゲン菜…1株（100g）
しいたけ…4個
ごま油…大さじ1～2
Ⓐ水…100mℓ
　鶏がらスープの素
　　…小さじ1/2
　オイスターソース
　　…小さじ1
　しょうゆ…小さじ1
　酒…小さじ2
　赤唐辛子…1/2本
Ⓑ片栗粉…小さじ1/2
　水…小さじ2

作り方

1. 厚揚げは1cm厚さに切る。
2. チンゲン菜は葉と茎に分け、葉は4cm長さ、茎は6つ割りにする。しいたけは軸をとり、2～4つのそぎ切りにする。
3. 鍋に油を温め、1、しいたけを炒める。厚揚げに焼き色がついたら、混ぜ合わせたⒶを加え、ふたをして3～4分煮る。
4. チンゲン菜を加え、さらに2～3分火が通るまで煮る。合わせたⒷを回し入れてとろみをつける。

糖質オフ ポイント

煮汁を少なくすることで、味をからめてとろみをつけるための片栗粉は少量ですむようにしています。厚揚げは油抜きせずに使い、コクと風味をプラスします。

おいしいメモ

厚揚げを先に煮て味をつけてからチンゲン菜を加えると、彩りも食感もよく仕上がります。

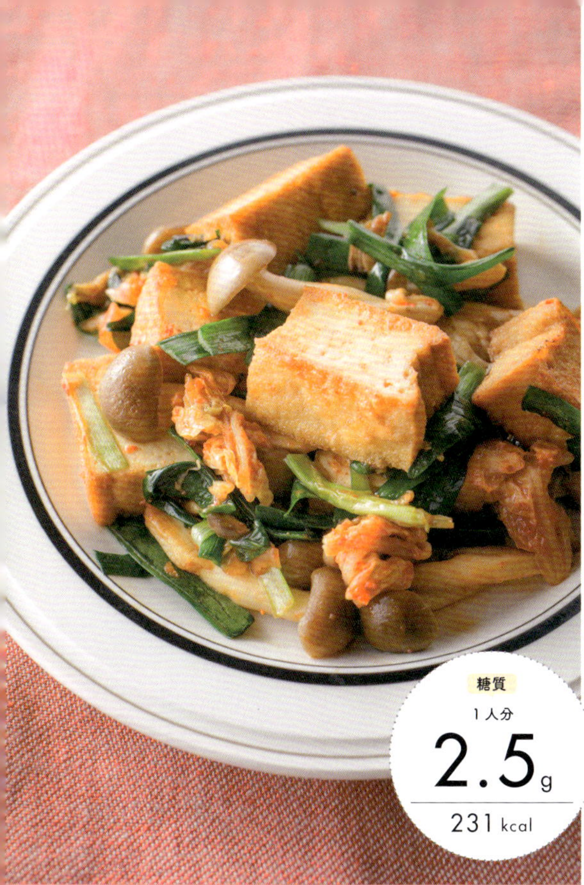
糖質
1人分
2.5g
231 kcal

少量のキムチで旨みと酸味をプラス

厚揚げのキムチ炒め

材料（2人分）

厚揚げ…1枚（200ｇ）
キムチ…50ｇ
しめじ…1/2パック（50ｇ）
にら…1/2束（50ｇ）
サラダ油…大さじ1～2
Ⓐしょうゆ…小さじ1
　酒…小さじ1

作り方

1 厚揚げは縦半分にし、1.5cm厚さに切る。キムチは大きいものは2cm幅に切る。しめじは根元を切り、小房に分ける。にらは4cm長さに切る。
2 フライパンに油を温め、厚揚げ、しめじを炒める。焼き色がついたらⒶを加えて混ぜる。キムチとにらを加え、にらがしんなりしたら火を止める。

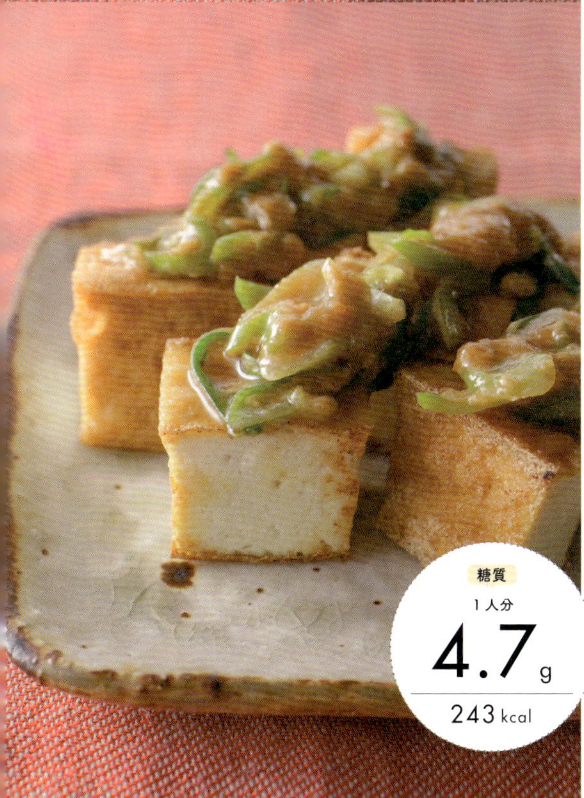
糖質
1人分
4.7g
243 kcal

みそを生かして砂糖は少量に

厚揚げのねぎみそ焼き

材料（2人分）

厚揚げ…1枚（200ｇ）
長ねぎ…1/2本（50ｇ）
Ⓐみそ…大さじ1と1/2
　砂糖…小さじ1/2
　水…大さじ2
サラダ油…大さじ1

作り方

1 厚揚げは2cm角に切る。長ねぎは斜め薄切りにする。Ⓐは混ぜ合わせる。
2 フライパンに半量の油を温め、厚揚げを入れて焼きつけて器に盛りつける。
3 2のフライパンに残りの油を温め、長ねぎを炒める。しんなりしたらⒶを加え、ひと煮立ちしたら火を止め、2にのせる。

脂をオンポイント

油の量は好みで増やしても。

バターがコク出しになる

油揚げときのこのさっと煮

材料（2人分）

油揚げ…1枚
しめじ…1/2パック（50g）
しいたけ…2個
水菜…1株（20g）

Ⓐだし…150mℓ
塩…小さじ1/4
しょうゆ…小さじ1
酒…小さじ1
バター…20g

作り方

1. しめじは根元を切り落とし、小房に分ける。しいたけは薄切りに、水菜は3cm長さに切る。油揚げは半分に切り、1cm幅の短冊切りにする。
2. 鍋にⒶを煮立て、しめじ、しいたけ、油揚げを入れ、約2分煮る。水菜を加え、ひと煮立ちさせる。

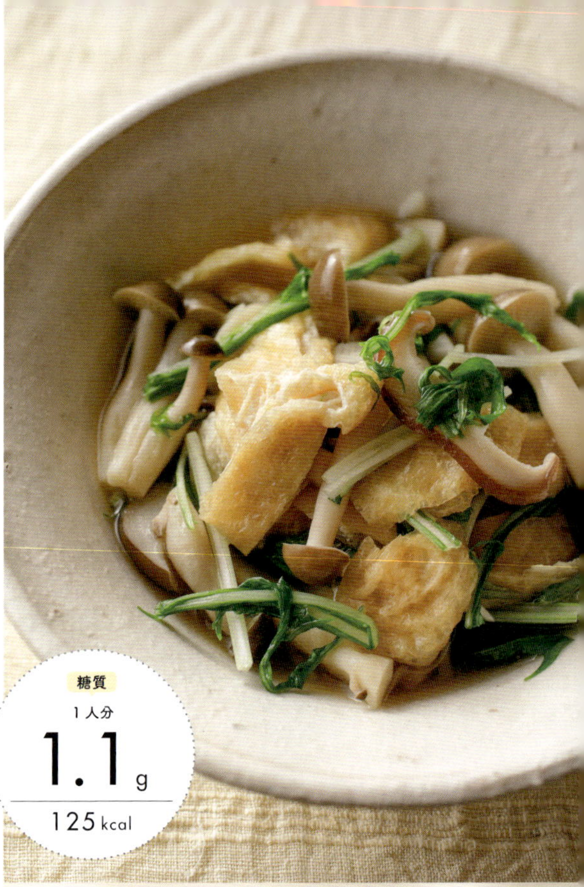

糖質
1人分
1.1g
125kcal

しょうゆだけでシンプルに調味

焼き油揚げのおろしあえ

材料（2人分）

油揚げ…2枚
大根…4cm（200g）
しょうが…1/2かけ
青じそ…1枚
サラダ油…大さじ1/2〜1
しょうゆ…大さじ1/2

作り方

1. フライパンに油を温め、油揚げをカリッとするまで両面を焼く。1cm幅、3cm長さの短冊切りにする。
2. 大根はすりおろし、ざるにあげて自然に水けをきる。しょうがはすりおろす。青じそはせん切りにする。
3. 1に2をのせ、しょうゆをかける。

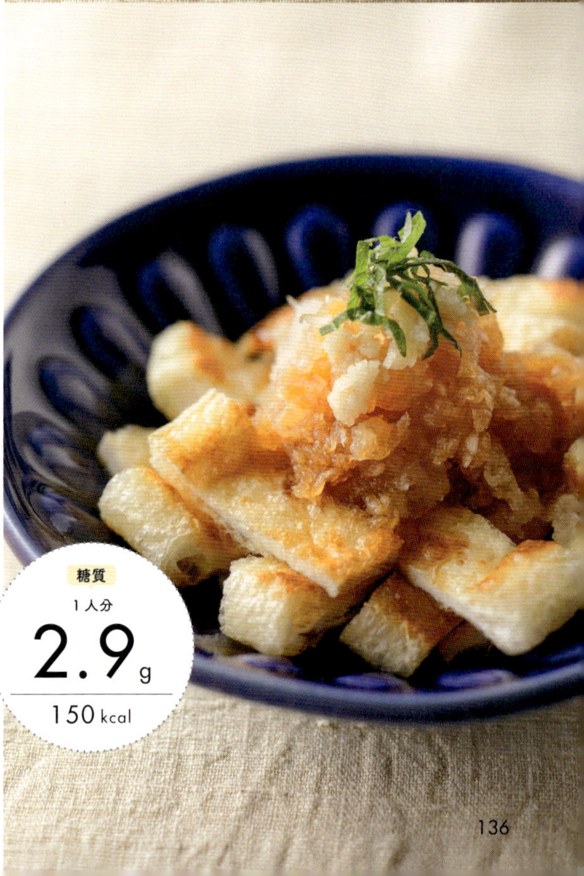

糖質
1人分
2.9g
150kcal

たれのかわりにカレー粉でアクセント

納豆のせトースト

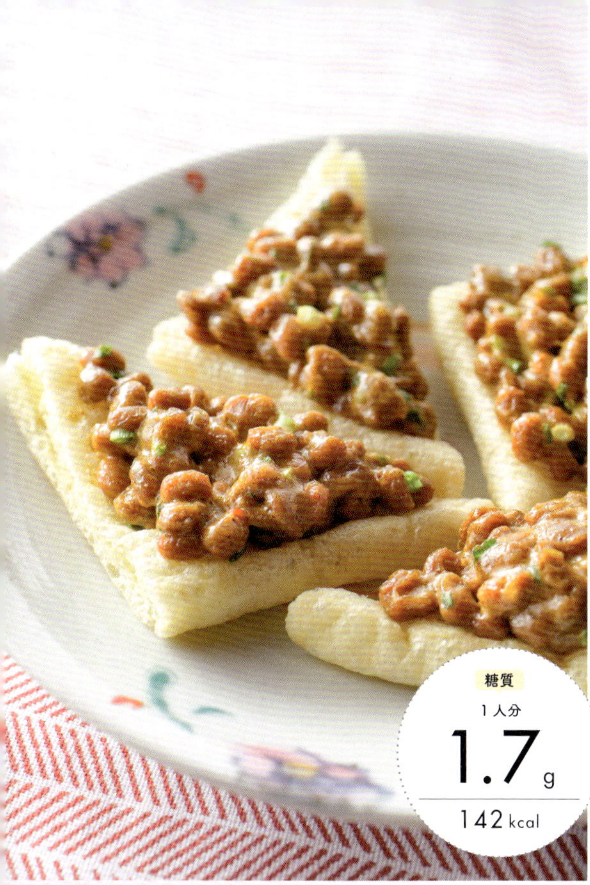

糖質
1人分
1.7g
142kcal

材料（2人分）

油揚げ…1枚
納豆…1パック
万能ねぎ…1本
Ⓐカレー粉…小さじ1/2
　マヨネーズ
　　…大さじ1～2
　しょうゆ…小さじ1～2

作り方

1 油揚げは半分に切ってから斜め半分にし、三角形を4つ作る。万能ねぎは小口切りにする。
2 納豆を混ぜ、Ⓐ、万能ねぎを加え、油揚げにのせる。
3 トースターで3～4分、こんがりするまで焼く。

糖質オフポイント

添付のたれには糖類が入っていることも多いので使いません。

ごま油がおいしさの決め手

にら納豆

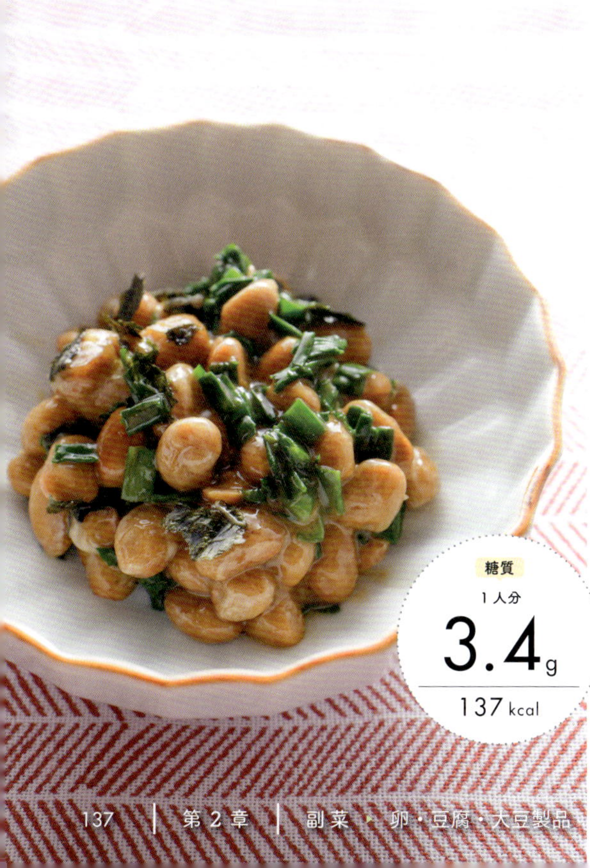

糖質
1人分
3.4g
137kcal

材料（2人分）

納豆…2パック
にら…1/2束（50g）
焼きのり…1/4枚
しょうゆ…小さじ2
ごま油…小さじ2～4

作り方

1 にらは食感が残る程度にさっとゆでる。水けをしぼり、刻む。のりはちぎる。
2 納豆、1を混ぜ、しょうゆ、ごま油であえる。

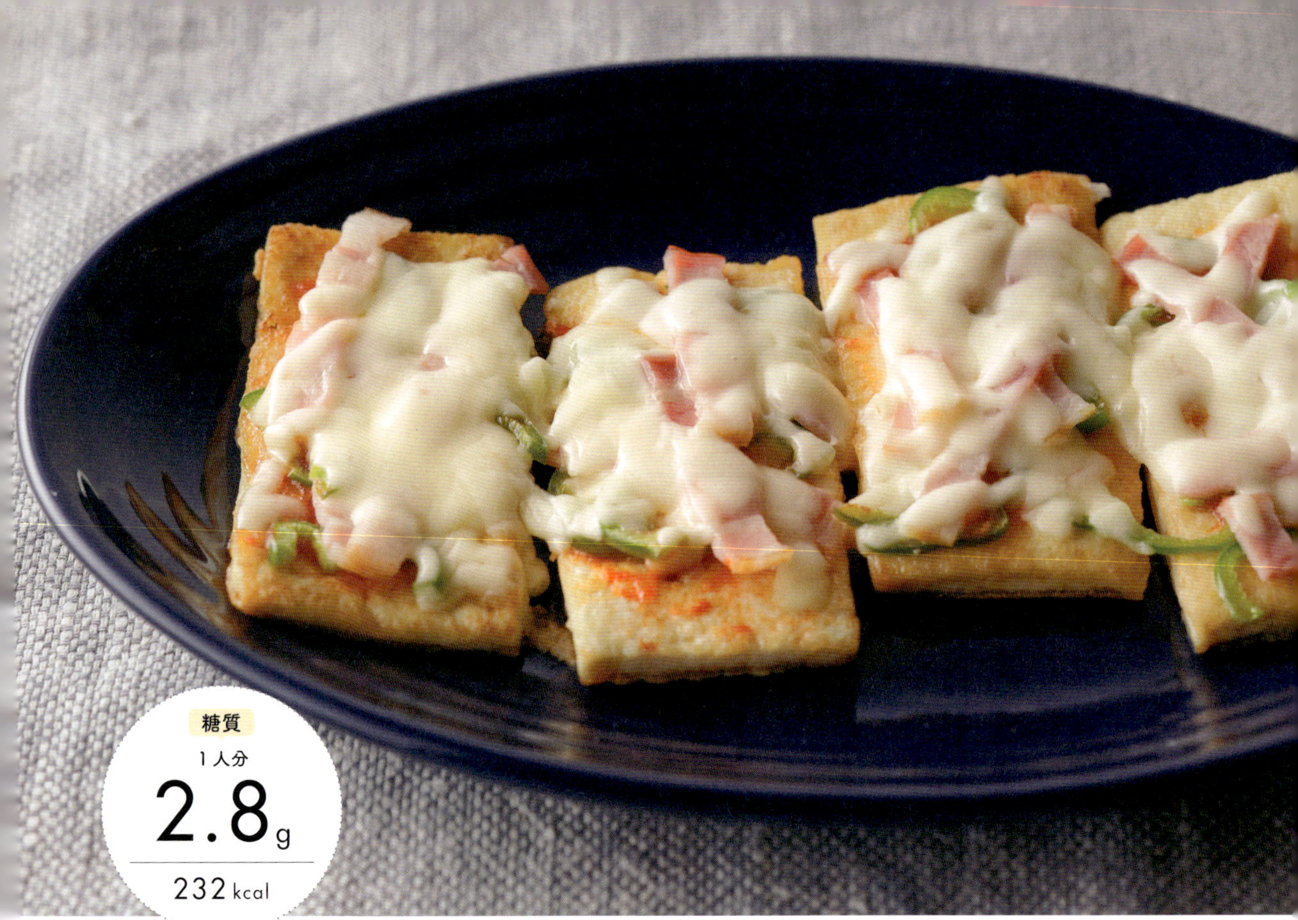

糖質
1人分
2.8g
232kcal

小腹がすいたときのスナックとしても！

豆腐ステーキピザ風

材料（2人分）

木綿豆腐…200g
ピーマン…1/4個（10g）
ベーコン…1枚
サラダ油…大さじ1
トマトケチャップ
　…小さじ2
ピザ用チーズ…30g

作り方

1. 木綿豆腐は1cm厚さに切り、トレーにのせて10分おき、水きりする。水けをふく。
2. ピーマンはへたと種をとって細切り、ベーコンは1cm幅に切る。
3. フライパンに油を温め、豆腐の両面を焼く。フライパンのあいているところでピーマン、ベーコンをさっと炒める。
4. 3の豆腐にケチャップを塗る。ピーマン、ベーコン、チーズをのせ、ふたをしてチーズを溶かす。

脂をオンポイント

高たんぱくで低糖質な豆腐にベーコンとチーズをたっぷりのせたピザは脂質を含み、腹持ちも抜群。簡単に作れるので、あと1品ほしいときにぴったりです。

おいしいメモ

焼く前に水けをしっかりふくと油はねしません。厚揚げや油揚げでも作れます。

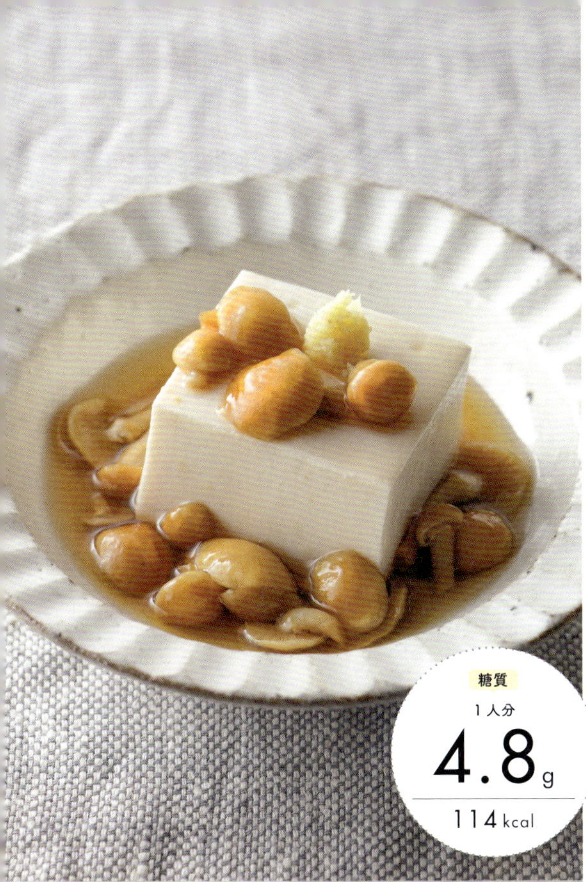

糖質
1人分
4.8g
114kcal

片栗粉は使わずなめこでとろみづけ

温豆腐の
なめこあんかけ

材料（2人分）

絹ごし豆腐…200g
なめこ…1袋（100g）
Ⓐだし…100mℓ
　しょうゆ…小さじ2
　みりん…小さじ1
　バター…10g
しょうが（すりおろす）…1/4かけ分

作り方

1. 豆腐は半分に切る。なめこはさっと洗う。Ⓐは合わせる。
2. 深めの器2個に豆腐、なめこ、Ⓐを半量ずつ入れる。ラップをふんわりとかけ、電子レンジで4分加熱する（1個ずつ加熱する場合は、2分30秒ずつ）。しょうがをのせる。

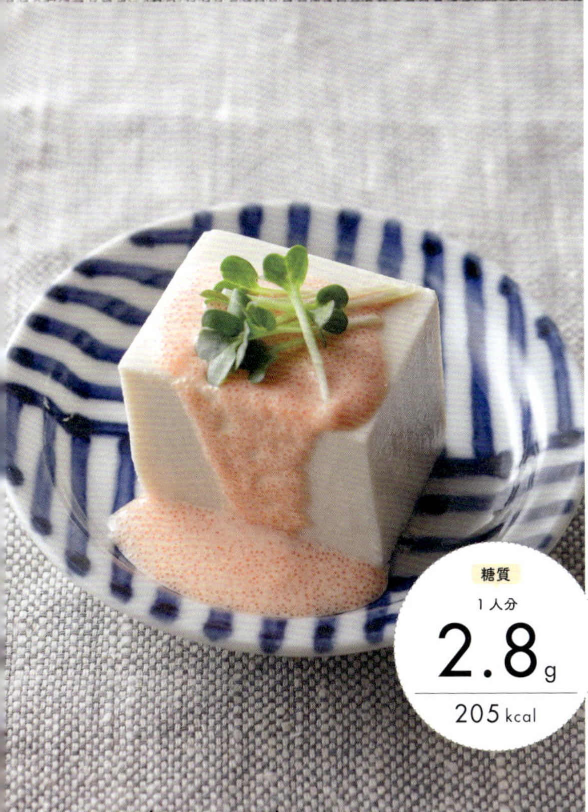

糖質
1人分
2.8g
205kcal

水っぽくならないように
ソースは食べる直前にかけて！

冷奴明太マヨソース

材料（2人分）

絹ごし豆腐…200g
好みのスプラウト…少々
辛子明太子…1/2腹（40g）
マヨネーズ…大さじ3
牛乳…大さじ1/2

作り方

1. 明太子は皮に切り込みを入れ、しごいて薄皮をとる。マヨネーズと牛乳を混ぜる。
2. スプラウトは根元を切り、2～3cm長さに切る。
3. 豆腐は半分に切り、器に盛る。1をかけ、2をのせる。

糖質オフポイント

好みでマヨネーズの量を増やしてもOKです。

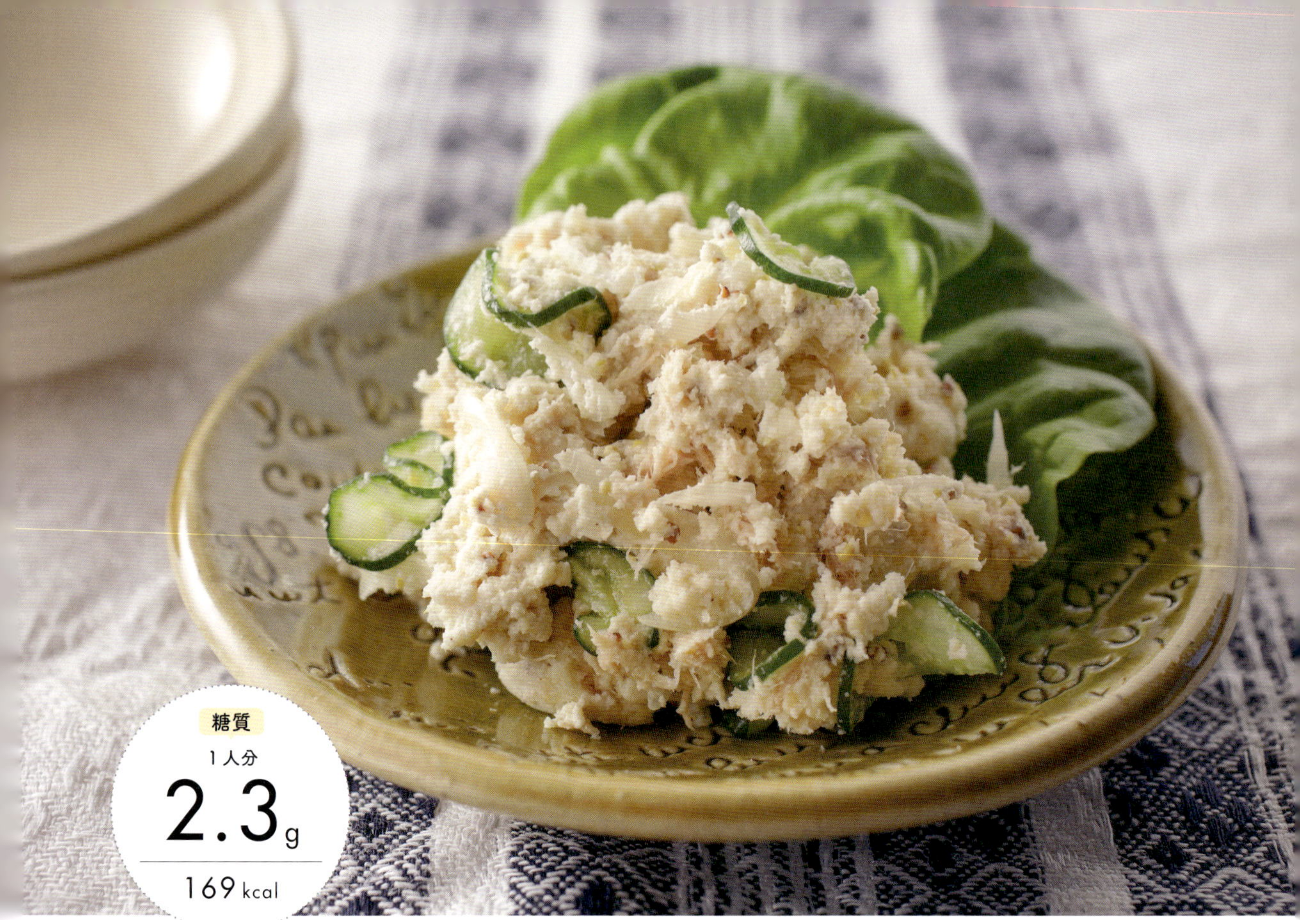

糖質
1人分
2.3g
169 kcal

じゃがいものかわりにおからを使ってポテサラ風に

おからサラダ

材料（2人分）

おから（生）…50ｇ
ツナ（油漬け）
…小1/2缶（35ｇ）
玉ねぎ…1/8個（25ｇ）
きゅうり…1/4本（25ｇ）
サラダ菜…２枚
塩…適量
Ⓐマヨネーズ…大さじ２
粒マスタード…小さじ１
塩、こしょう…各少々

作り方

1. 耐熱皿におからを広げ、ラップをふんわりとかけ、電子レンジで１分加熱する。ラップをとり、冷ます。
2. 玉ねぎは薄切り、きゅうりは小口切りにする。それぞれ塩少々をまぶし、水けをしぼる。
3. ボウルにⒶを合わせ、1、2、ツナを缶汁ごと加えてあえる。器にサラダ菜を敷き、盛りつける。

糖質オフ ポイント

ポテトサラダを食べたいけれど、じゃがいもは糖質が高い。そこでおからをポテトサラダ仕立てに。好みでマヨネーズを増やしても。

脂をオン ポイント

生おからは製品によって水分が多少違うので、パサつくときはマヨネーズの量を増やして調整してください。ツナ缶は、水煮ではなく油漬けを使うと腹持ちがよくなります。ツナは油ごと加えましょう。

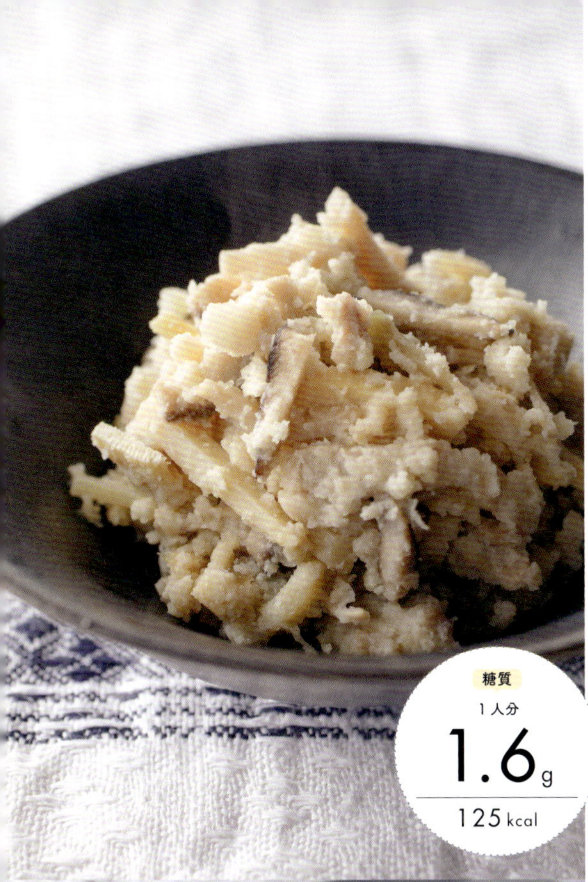

具だくさんにすると
甘みがなくてもおいしい！

中華風うの花

糖質
1人分
1.6g
125kcal

材料（2人分）

おから（生）…50g
豚バラ肉（薄切り）…30g
たけのこ（水煮）…30g
しいたけ…1個
ザーサイ（味つき）…10g
ごま油…大さじ1/2～2
Ⓐ水…150mℓ
　鶏がらスープの素…小さじ1/2
　しょうゆ…小さじ1

作り方

1. 豚肉、たけのこ、石づきをとったしいたけ、ザーサイは細切りにする。
2. 鍋に油を温め、1を肉の色が変わるまで炒める。Ⓐを加え、ふたをして中火で2分煮る。
3. 2におからを加え、煮汁がなくなるまで炒り煮にする。

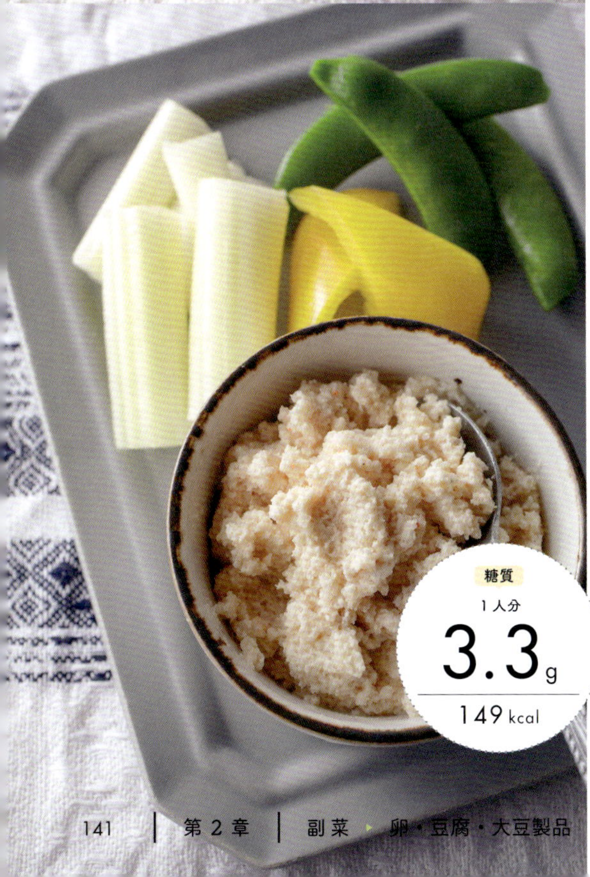

おからをピリ辛ディップに

おから明太ディップ野菜添え

糖質
1人分
3.3g
149kcal

材料（2人分）

おから（生）…50g
辛子明太子…1/2腹（40g）
Ⓐマヨネーズ…大さじ2
　牛乳…大さじ1と1/2
スナップエンドウ…3本
パプリカ…1/6個（30g）
セロリ…1/4本（25g）
塩、こしょう…各少々

作り方

1. 耐熱皿におからを広げ、ラップをふんわりとかけ、電子レンジで1分加熱する。ラップをとり、冷ます。
2. 明太子は皮に切り込みを入れ、しごいて薄皮を除く。Ⓐを混ぜる。
3. 1、2を混ぜ、塩、こしょうで味を調える。
4. スナップエンドウは筋をとり、ゆでる。パプリカ、セロリは食べやすく切る。3をつけて食べる。

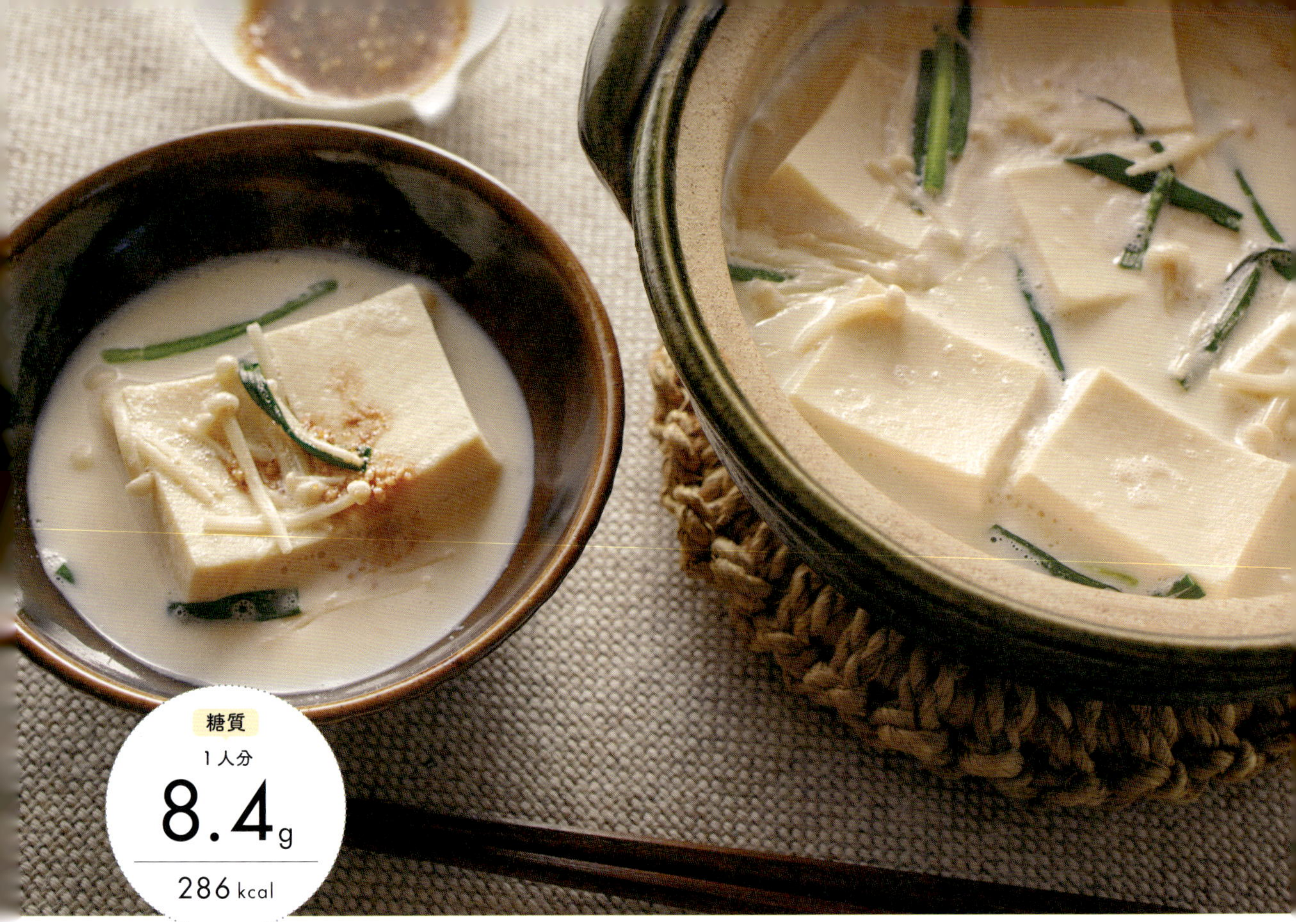

糖質
1人分
8.4g
286kcal

食感がよく豆乳のコクとも合う高野豆腐をたっぷりと

高野豆腐の豆乳鍋

材料（2人分）

高野豆腐…2個
えのきだけ…1/3袋（50g）
万能ねぎ…2本
Ⓐ豆乳（成分無調整）
　…400mℓ
　だし…50mℓ
　塩…小さじ1/3
Ⓑしょうゆ…大さじ1
　しょうが（すりおろす）
　…1/4かけ分
　白すりごま…大さじ1
　ごま油…大さじ1

作り方

1. 高野豆腐は表示通りにぬるま湯で戻す。水けをしぼり、4つに切る。
2. 根元を切ったえのき、万能ねぎは4cm長さに切る。Ⓑを合わせる。
3. 土鍋にⒶ、1、えのきを入れ、火にかける。沸騰し始めたら火を弱め、万能ねぎを加えて1～2分煮る。器にとり、合わせたⒷを少量ずつかけながら食べる。

脂をオン ポイント

高野豆腐は豆腐の栄養が凝縮されています。たんぱく質やミネラルのほか、脂質も1個6.8gと多いのが特徴。油っぽさを感じさせず腹持ちがよい食材なのでぜひ食卓にとり入れてみて。

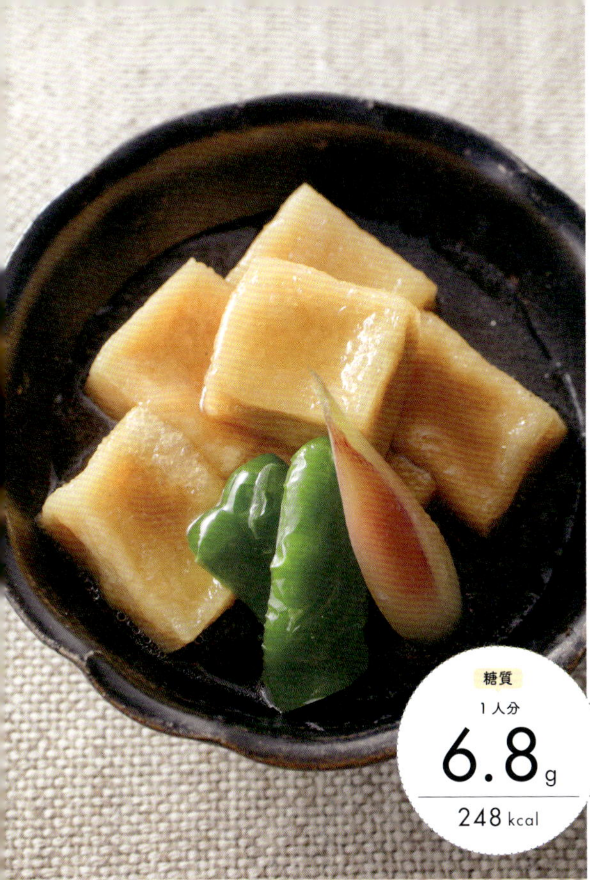

糖質
1人分
6.8g
248kcal

片栗粉はごく薄くまぶして

高野豆腐の揚げだし

材料（2人分）

高野豆腐…2個
みょうが…1個
ピーマン…1個（40g）
片栗粉…大さじ1/2
揚げ油…適量
Ⓐだし…200mℓ
｜しょうゆ…大さじ1
｜みりん…大さじ1

作り方

1. 高野豆腐は表示通りにぬるま湯で戻す。水けをしぼり、6つに切る。
2. みょうがは縦半分に切る。ピーマンはへたと種をとり、4つ割りにする。
3. 鍋にⒶを入れ、ひと煮立ちさせる。
4. 1の高野豆腐に、片栗粉を茶こしでふり、薄くまぶす。揚げ油を170℃に温め、カリッとするまで4～5分揚げる。2をさっと揚げる。両方とも熱いうちに3につける。

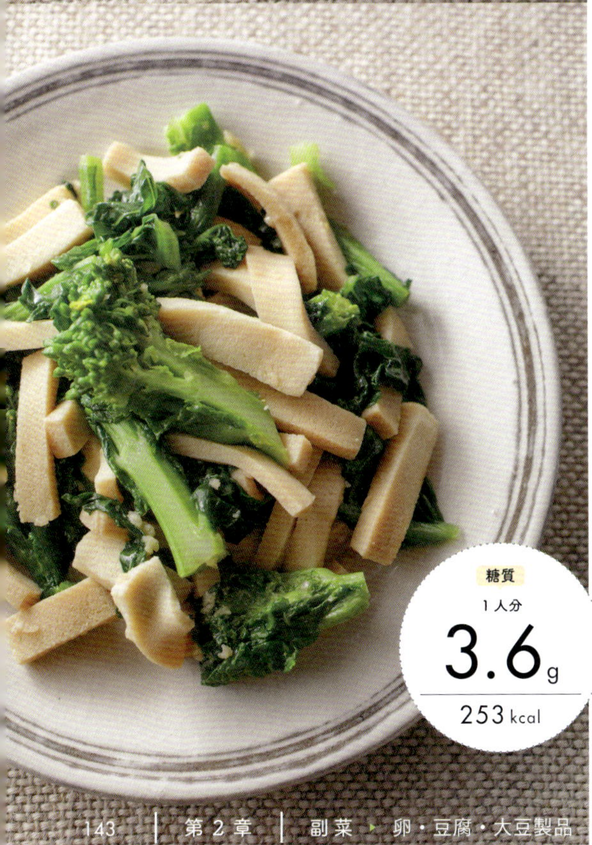

糖質
1人分
3.6g
253kcal

油をしっかりからめながら炒める

高野豆腐と菜の花のガーリック炒め

材料（2人分）

高野豆腐…2個
菜の花（小松菜でも可）
…100g
にんにく…1片
サラダ油…大さじ2
Ⓐ湯…70mℓ
｜スープの素…小さじ1/2
Ⓑしょうゆ…小さじ2
｜酒…小さじ2

作り方

1. 高野豆腐は表示通りにぬるま湯で戻す。水けをしぼり、厚みを半分にし短冊切りにする。合わせたⒶにひたす。
2. 菜の花は4cm長さに切る。茎が太いときは、茎を2～4つ割りにする。にんにくはみじん切りにする。Ⓑは合わせる。
3. フライパンに油を温め、にんにくを弱火で炒める。香りが出たら菜の花、1を加え、強火でややしんなりするまで炒める。Ⓑを加えてさっと炒め合わせる。

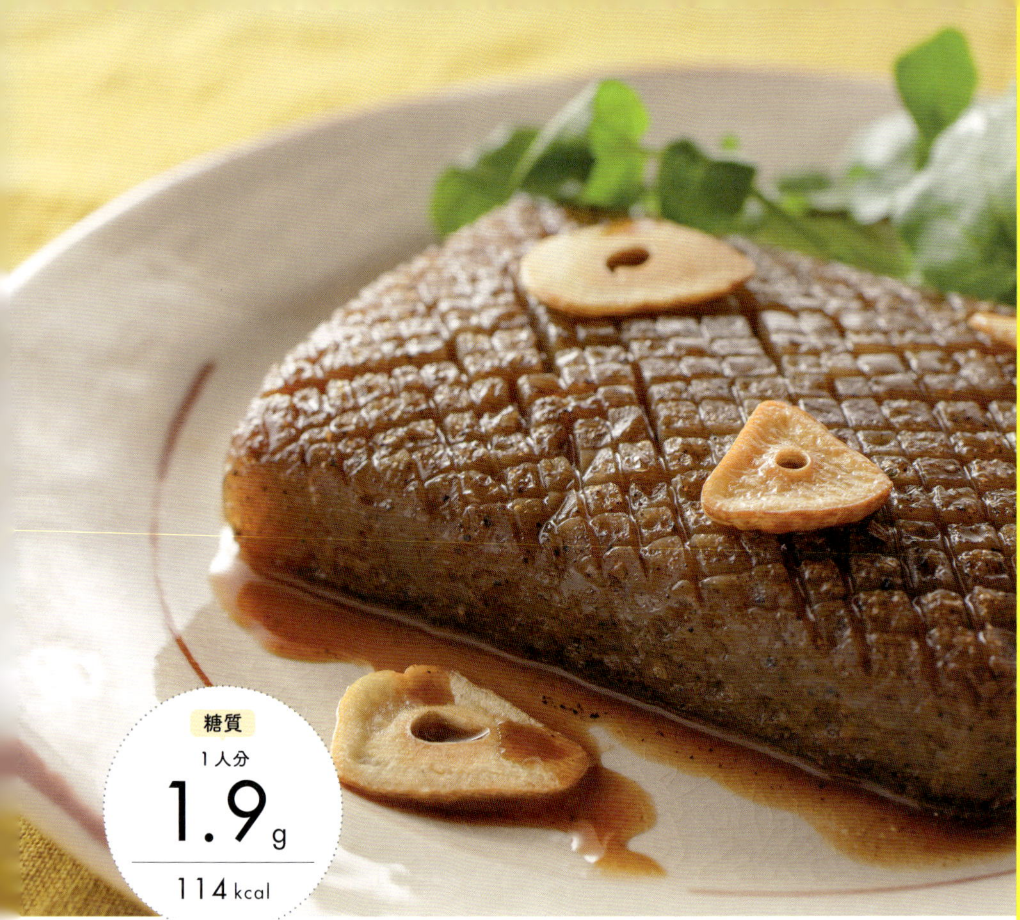

糖質
1人分
1.9g
114kcal

砂糖もみりんも使わないのでたっぷり食べてOK!

こんにゃくステーキ

材料（2人分）

こんにゃく…1枚（200g）
クレソン…1枝（5g）
にんにく…1片
バター…10～20g
こしょう…少々
サラダ油…大さじ1
Ⓐしょうゆ…小さじ2
　酒…小さじ2

作り方

1. こんにゃくは両面に浅い切り込みを格子状に入れる。ゆでてアク抜きする。
2. にんにくは薄切りにする。Ⓐは合わせる。
3. フライパンに油、にんにくを入れて弱火で炒め、色づいたらにんにくをとり出す。1を入れ、強火で両面をこんがりと焼く。
4. Ⓐを回し入れ、両面にからめる。火を止め、バターを加え、こしょうをふる。
5. 器に4を盛り、にんにく、クレソンを添える。フライパンに残ったたれをかける。

脂をオンポイント

食べるときはバターソースをこんにゃくにからめながら食べると、ムダなく油をとることができます。

加工品

こんにゃくやしらたき、ツナ缶やさば缶、ひじきなど、低糖質で使い勝手のよい食材を活用することも糖質オフ生活が続くコツです。

ツナ

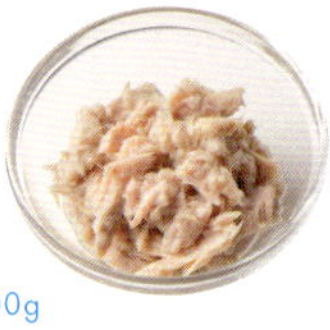

100g

糖質	脂質
0.1g	26.6g

ツナ缶は必ず油漬けのものを使う

ひじき

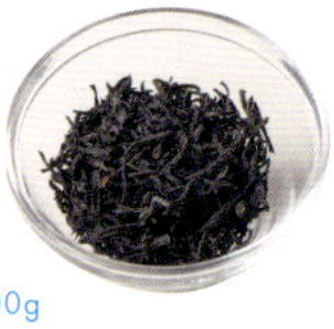

100g

糖質	脂質
6.6g	3.2g

カルシウムや食物繊維ビタミンAが豊富

こんにゃく

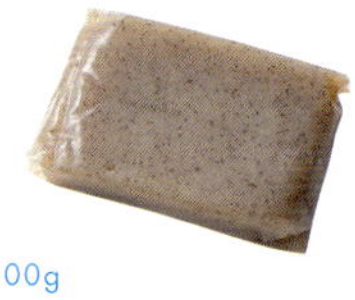

100g

糖質	脂質
0.3g	0g

食物繊維を含み、便秘解消に役立つ

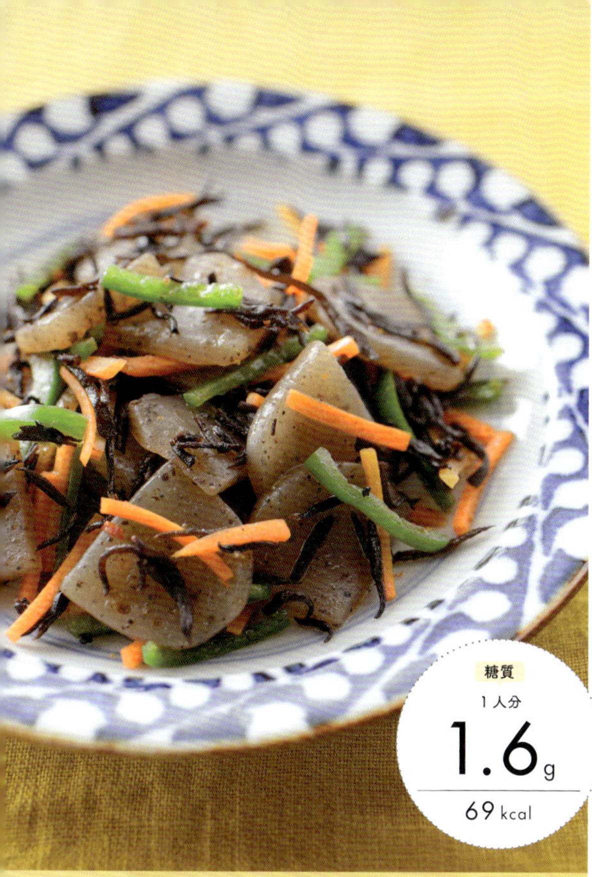

糖質
1人分
1.6g
69 kcal

油をしっかりからめて炒りつける

こんにゃくとひじきのピリ辛炒め

材料（2人分）

こんにゃく…1/2枚（100ｇ）
芽ひじき（乾燥）
…大さじ1強（3ｇ）
にんじん…2㎝（20ｇ）
ピーマン…1/2個（20ｇ）
豆板醤…小さじ1/4
サラダ油…大さじ1～2
Ⓐ鶏がらスープの素
…小さじ1/2
しょうゆ…大さじ1/2
水…大さじ2

作り方

1. ひじきはさっと洗い、たっぷりの水につけて10分おく。水けをよくきる。
2. こんにゃくは2㎝角の薄切りにし、ゆでてアク抜きする。にんじん、ピーマンはせん切りにする。
3. 鍋に油、豆板醤を入れ、弱火で炒める。香りが出たら1、2を入れ、中火で炒める。油が回ったらⒶを加え、強火で汁けがなくなるまで炒める。

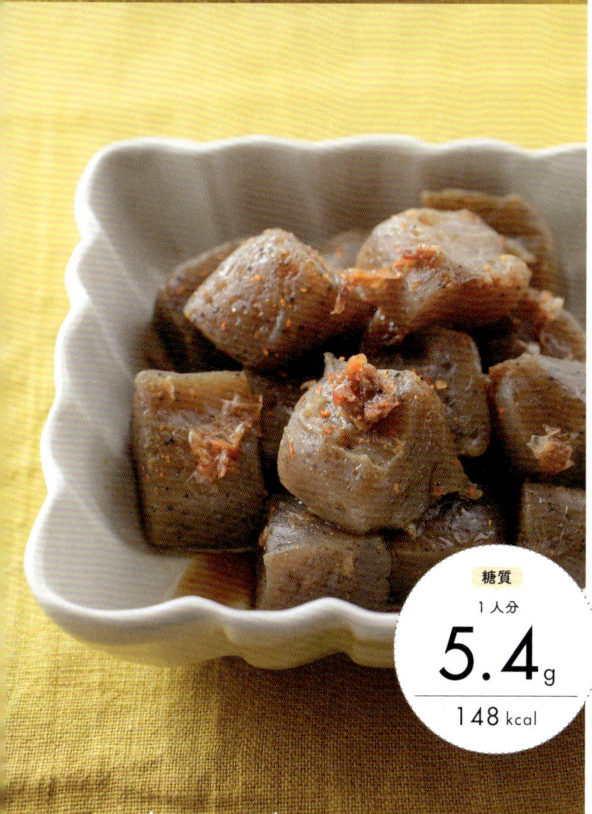

糖質
1人分
5.4g
148 kcal

常備菜にもなって便利！

かみなりこんにゃく

材料（2人分）

こんにゃく…1枚（200ｇ）
一味唐辛子…少々
削りがつお…少々
サラダ油…大さじ2
Ⓐしょうゆ
…大さじ1と1/2
みりん…大さじ1
水…大さじ2

作り方

1. こんにゃくは2.5㎝角くらいにちぎり、ゆでてアク抜きする。
2. 鍋に油を温め、強火で1を炒める。表面が白っぽくなったらⒶを加え、強火のまま煮汁がなくなるまで炒りつける。一味唐辛子をふり、削りがつおをまぶす。

糖質オフポイント

冷蔵庫で3日間保存できます。

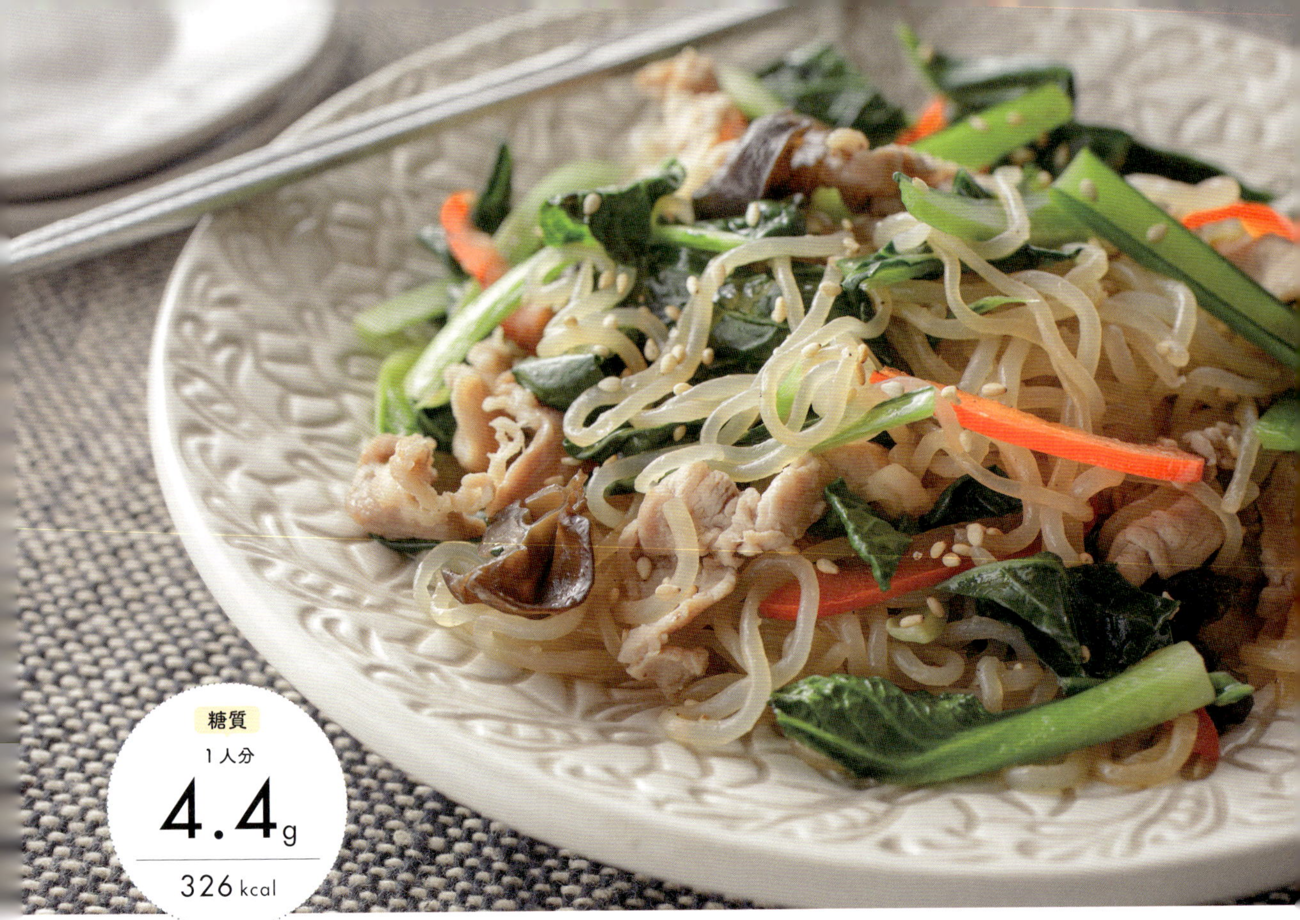

糖質
1人分
4.4g
326kcal

春雨のかわりのしらたきをたっぷり

しらたきチャプチェ

材料（2人分）

しらたき…200g
小松菜…1/4袋（50g）
パプリカ（赤）…1/6個（30g）
きくらげ…1g
豚こま切れ肉…80g
白炒りごま…大さじ1
サラダ油…大さじ3
塩、こしょう…各少々
Ⓐにんにく（すりおろす）
　…1/2片分
　砂糖…小さじ1
　しょうゆ…大さじ1
　酒…大さじ1

作り方

1 きくらげはたっぷりの水に10〜15分つけて戻す。しらたきは食べやすい長さに切り、ゆでてアク抜きする。
2 小松菜は4cm長さに切る。パプリカは種をとって細切り、きくらげと豚肉は1cm幅に切る。
3 Ⓐを合わせ、1/3量を豚肉にもみ込む。
4 フライパンに半量の油を温め、小松菜、パプリカを炒める。しんなりしたらとり出し、塩、こしょうをふる。フライパンに残りの油を足し、3を入れ、炒める。
5 肉の色が変わったらしらたき、きくらげ、残りのⒶを加え、汁けがなくなるまで炒める。4の小松菜、パプリカを戻し、混ぜ合わせる。ごまをふる。

糖質オフ ポイント

本来チャプチェには春雨を使いますが、糖質が高い食材なので、ここではしらたきにしています。食物繊維もとれ、便秘解消にも役立ちます。

脂をオン ポイント

淡白なしらたきはたっぷりの油で炒めて腹持ちもおいしさもアップさせます。

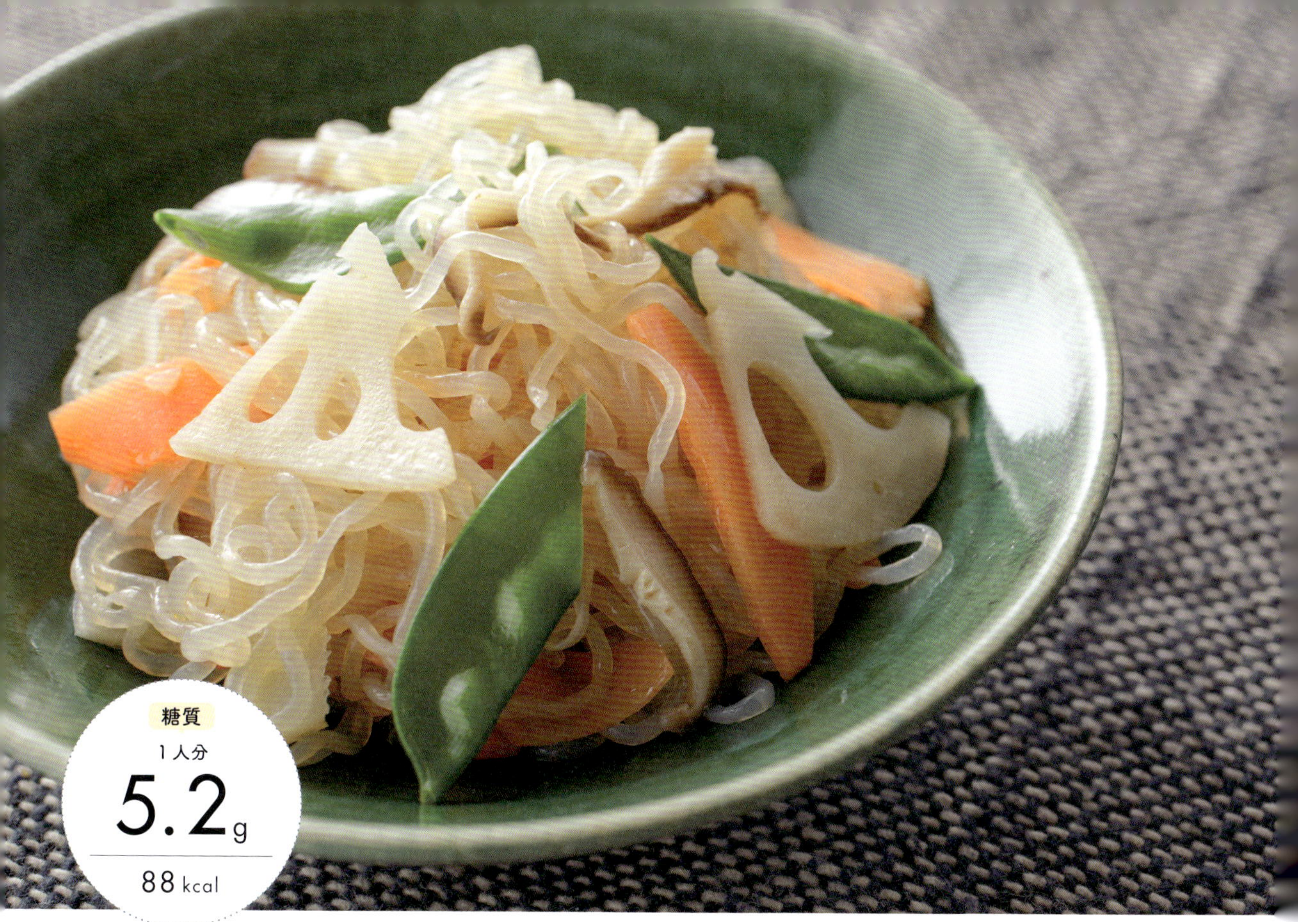

糖質
1人分
5.2g
88 kcal

砂糖を使わず多めの具材をたっぷりの油で炒めて味わい深く

しらたき炒めなます

材料（2人分）

しらたき…100g
にんじん…30g
れんこん…2cm(20g)
しいたけ…1個
絹さや…3枚
サラダ油…大さじ1～3
Ⓐ塩…小さじ1/4
　しょうゆ…小さじ1
　酢…大さじ1
　みりん…大さじ1/2
　だし…大さじ2

作り方

1. にんじんは縦半分に切って斜め薄切り、れんこんはいちょう切りにして水にさらす。しいたけは軸をとり、薄切りにする。
2. 絹さやはゆでて、斜め半分に切る。しらたきは食べやすい長さに切り、ゆでてアク抜きする（絹さやをゆでた後の湯で続けてゆでる）。
3. 鍋に油を温め、しらたき、1を中火で炒める。油が回ったらⒶを加え、汁けがなくなるまで強火で炒り煮にする。絹さやを加え、ひと混ぜする。

糖質オフ ポイント

「なます」は、砂糖をたっぷり使った甘酸っぱいおかずですが、ここでは、だしの風味をきかせて甘味料はみりん大さじ1/2のみ。糖質高めの根菜も控えめに使いバランスをとります。

脂をオン ポイント

和食は油が不足しがちなので、油を使った副菜を組み合わせて献立にしましょう。

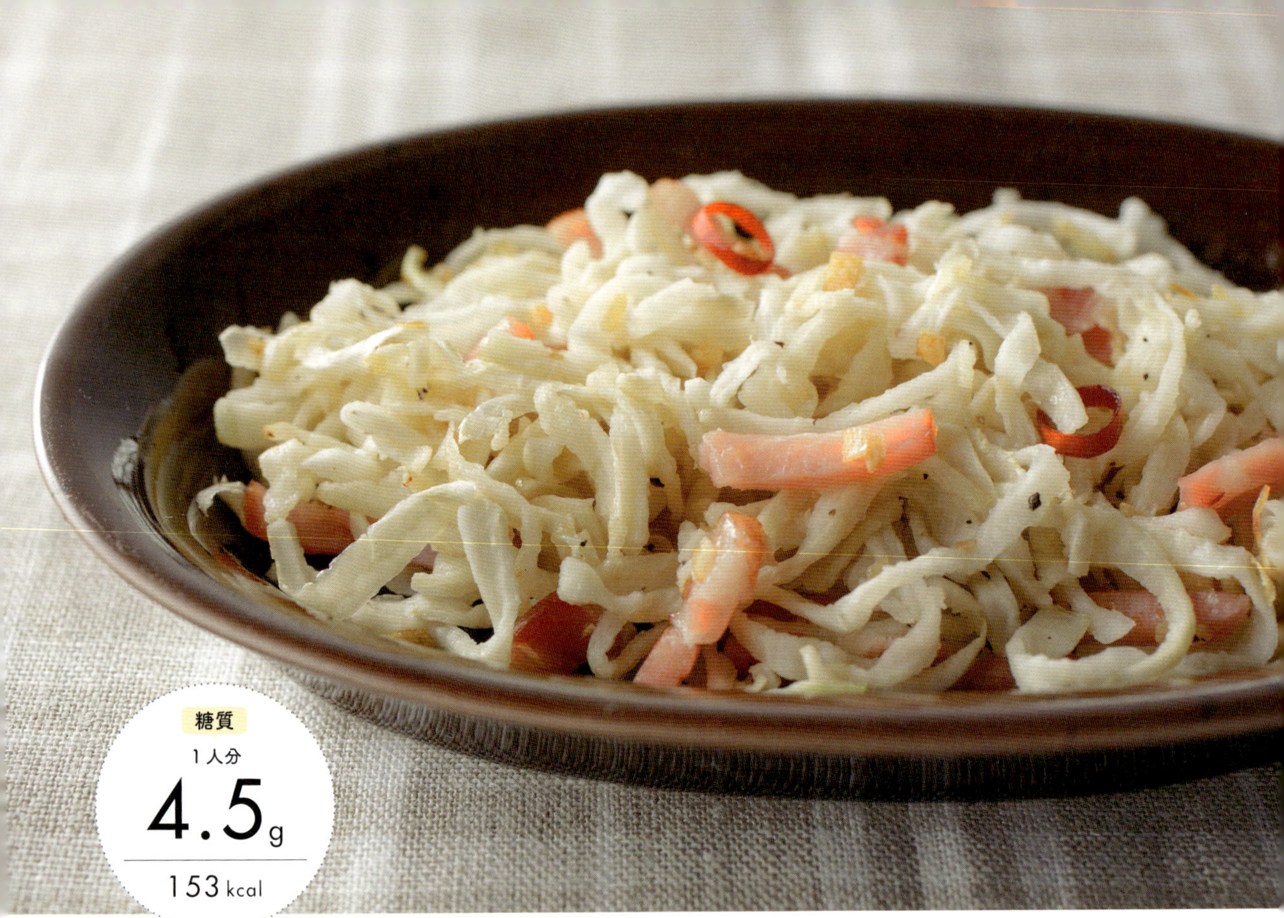

糖質
1人分
4.5g
153kcal

切り干し大根はにんにくをきかせ塩、こしょうで洋風に

切り干し大根のペペロンチーノ

材料（2人分）

切り干し大根…15g
ベーコン…1枚
にんにく…1片
赤唐辛子…1/4～1/2本
塩…小さじ1/6
こしょう…少々
オリーブ油
　…大さじ1と1/2～3

作り方

1 切り干し大根はさっと洗い、水に約10分つける。水けをしぼる。
2 にんにくはみじん切りにする。唐辛子は種をとって小口切りにする。ベーコンは5㎜幅に切る。
3 フライパンに油を温め、にんにく、唐辛子を弱火で香りが出るまで炒める。ベーコン、1を加え、中火で炒める。塩、こしょうで味を調える。

糖質オフ ポイント

切り干し大根はミネラルと食物繊維が豊富で、定期的に食べたい食材です。糖質が100gあたり48.4gと多めなので煮物ではなく炒め物にすると砂糖の使用を控えることができます。

脂をオン ポイント

腹持ちをアップさせたいときは、ベーコンを増やしてみてください。

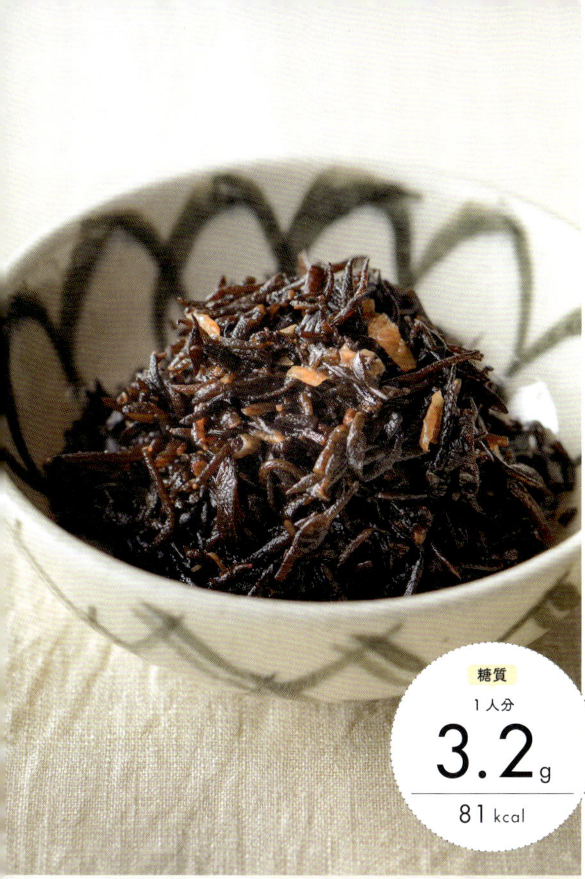

糖質
1人分
3.2g
81 kcal

梅干しの甘酸っぱさがポイント

ひじきの梅煮

材料（2人分）

芽ひじき（乾燥）…10g
梅干し…1個（10g）
サラダ油…大さじ1～2

Ⓐだし…100mℓ
砂糖…小さじ1
しょうゆ…小さじ1
酒…小さじ2

作り方

1. ひじきはさっと洗い、たっぷりの水につけて10分おく。水けをよくきる。
2. 梅干しは種をとり、刻む。
3. 鍋に油を温め、1を炒める。Ⓐを加え、ふたをして弱めの中火で約10分煮る。
4. ふたをとり、2を種とともに加え、混ぜながら汁けがなくなるまで煮る。種はとり出す。

糖質オフポイント

塩分の高い梅干しを使うときは量を控えめにし、みりん少々を加えてください。

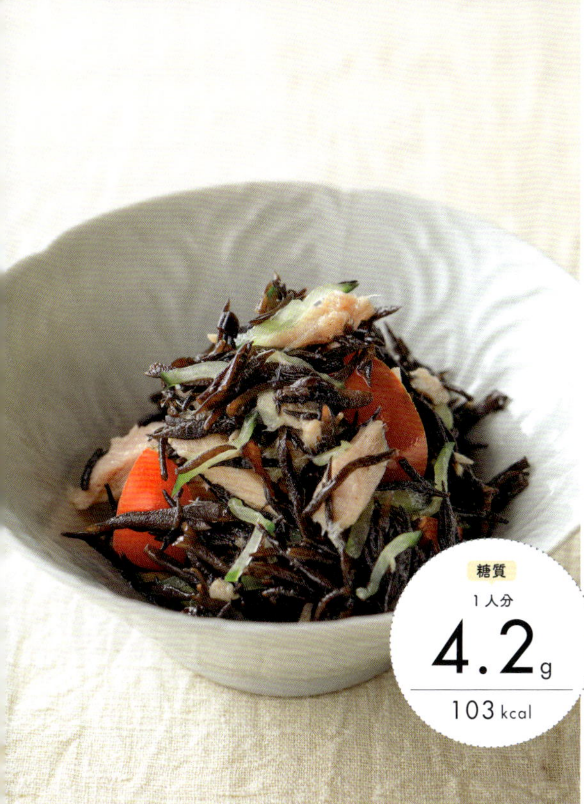

糖質
1人分
4.2g
103 kcal

甘さ控えめのわさび酢であえて

ひじきとツナのわさびあえ

材料（2人分）

芽ひじき（乾燥）
　…大さじ2と1/2（7g）
ツナ（油漬け）
　…小1/2缶（35g）
きゅうり…1/2本（50g）
ミニトマト…3個

塩…少々
Ⓐ練りわさび…小さじ1/2
しょうゆ…大さじ1/2
みりん…小さじ1
酢…小さじ2
サラダ油…大さじ1/2～2

作り方

1. ひじきはさっと洗い、たっぷりの水につけて10分おく。熱湯で1分ゆで、ざるにとる。
2. きゅうりはせん切りにし、塩をふり、しぼる。ミニトマトは4つ割りにする。
3. ボウルにⒶを合わせ、1、2、ツナをあえる。

脂をオンポイント

ツナは油ごと加えましょう。

糖質の低い食材を
組み合わせたグラタン

ツナのアボカドココット

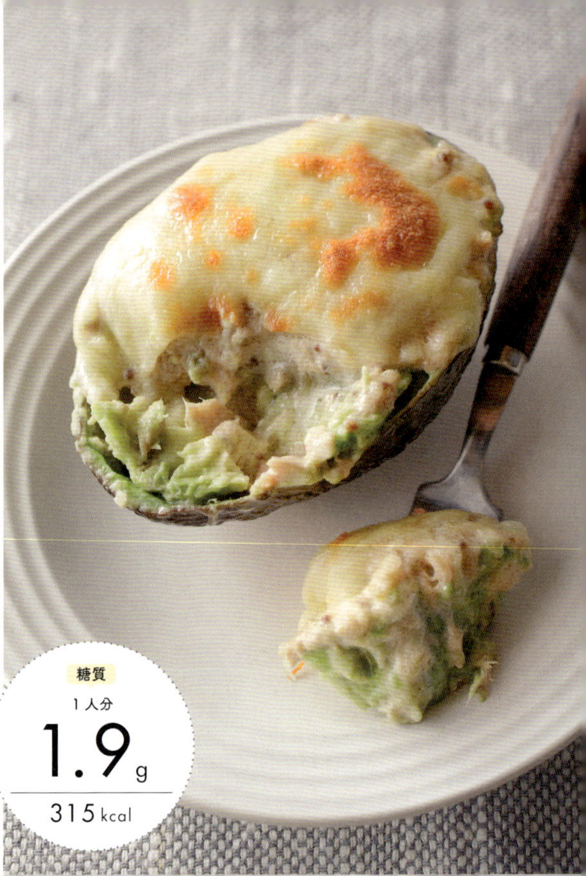

糖質
1人分
1.9g
315kcal

材料（2人分）

ツナ（油漬け）
　…小1缶（70g）
アボカド…1個（200g）
塩、こしょう…各少々
ピザ用チーズ…20g
玉ねぎ（みじん切り）…10g
Ⓐマヨネーズ…大さじ1
　粒マスタード
　　…大さじ1/2

作り方

1. ツナは、玉ねぎ、Ⓐを混ぜる。
2. アボカドは半分に切って種を除く。中身をスプーンでくりぬき、塩、こしょうをふり、1と混ぜる。
3. アボカドの皮を器にし、2を入れ、チーズをのせる。オーブントースターで約5分、チーズが溶けるまで焼く（オーブンの場合は250℃に予熱してから5分焼く）。

ツナの旨みで味つけは最小限に

ツナと小松菜のナムル

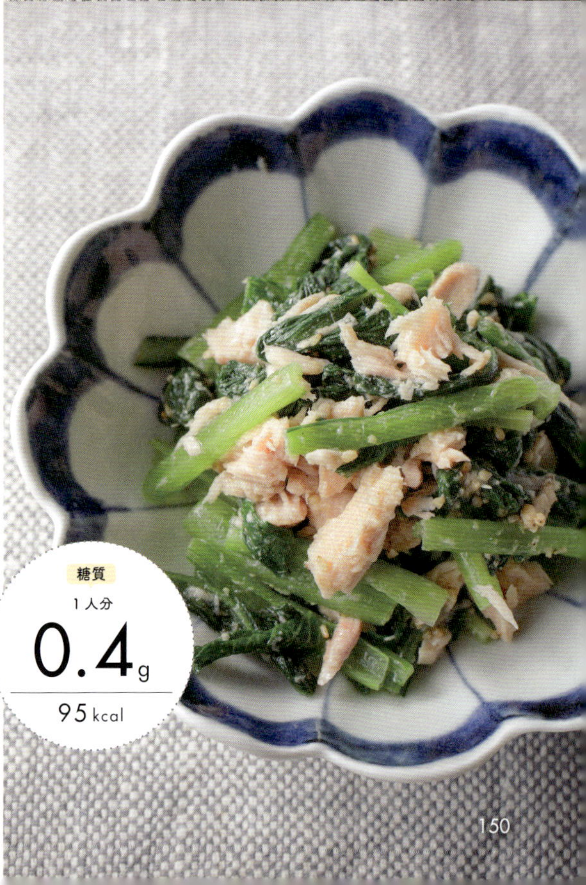

糖質
1人分
0.4g
95kcal

材料（2人分）

ツナ（油漬け）
　…小1/2缶（35g）
小松菜…3/4袋（150g）
Ⓐ塩…小さじ1/4
　白すりごま…大さじ1/2
　ごま油…大さじ1/2

作り方

1. 小松菜は約1分ゆでて、3～4cm長さに切る。
2. ボウルにⒶを入れて混ぜ、ツナ、小松菜をあえる。

脂をオンポイント

ツナ缶は、水煮のものではなく油漬けのものを使うことで腹持ちがよくなります。オイルもしっかり料理に加えて。

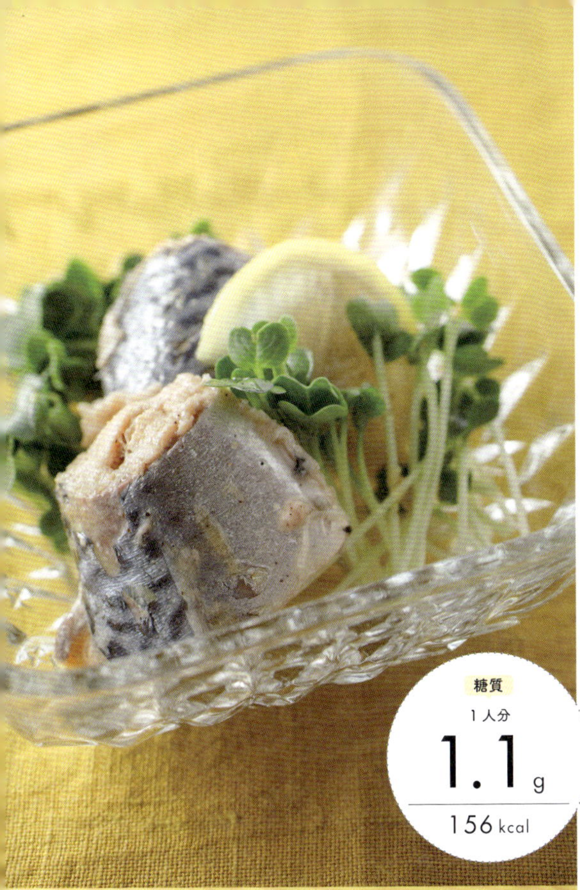

糖質
1人分
1.1g
156kcal

低糖質で食べごたえもある
さば缶はおすすめ

さば缶の
レモン風味サラダ

材料（2人分）

さば水煮缶…1/2缶（100ｇ）
貝割れ大根…1/2パック
レモン…1/2個
しょうゆ…小さじ1/2
こしょう…少々
オリーブ油…大さじ1～2

作り方

1. レモンは薄切りを1枚をとり、半分に切る。残りは大さじ1程度の果汁をしぼる。貝割れは根元を切る。
2. レモン果汁、しょうゆ、こしょう、油を順に混ぜる。
3. 器にさば、貝割れ、薄切りにしたレモンを盛る。2をかける。

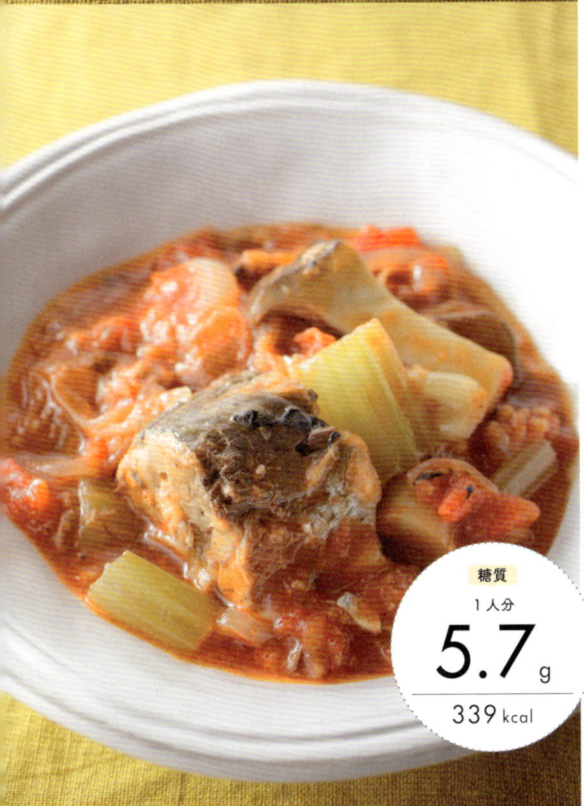

糖質
1人分
5.7g
339kcal

トマトの甘みと酸味で
さばのくせをやわらげて食べやすく

さば缶のトマト煮込み

材料（2人分）

さば水煮缶
…1缶（150～200ｇ）
エリンギ…1本（50ｇ）
セロリ…1/2本（50ｇ）
玉ねぎ…1/4個（50ｇ）
にんにく…1片
塩、こしょう…各少々
オリーブ油…大さじ2
Ⓐトマト缶（カット）
…100ｇ
白ワイン…大さじ1

作り方

1. エリンギは長さを半分にし、縦4つ割りにする。セロリは2㎝長さに切る。玉ねぎは薄切り、にんにくはみじん切りにする。
2. 厚手の鍋に油を温め、1を炒める。しんなりしたらさば（缶汁ごと）、Ⓐを加える。
3. ふたをして、弱めの中火で10分煮る。塩、こしょうで味を調える。

油断大敵！ とりすぎ注意の食品

果物＆ジュース編

果物

みかん
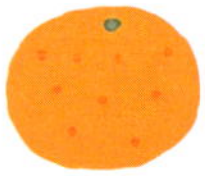
100g（1個）あたり
糖質 8g

グレープフルーツ
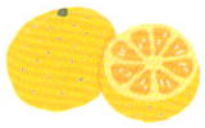
300g（1個）あたり
糖質 19g

りんご
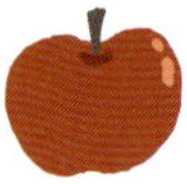
300g（1個）あたり
糖質 34g

バナナ

120g（1本）あたり
糖質 16g

いちご
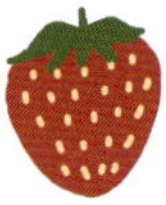
20g（3粒）あたり
糖質 1g

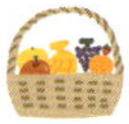

ジュース

トマトジュース

200mℓあたり
糖質 14g

野菜ミックスジュース
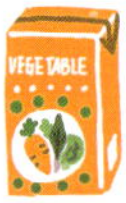

200mℓあたり
糖質 16g

りんごジュース（100％）
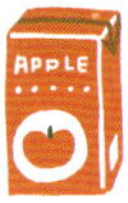

200mℓあたり
糖質 22g

オレンジジュース（100％）
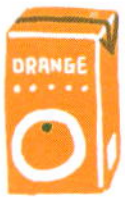

200mℓあたり
糖質 21g

果物は食べても大丈夫？

糖質が高い食材といえば果物があげられます。でも「果物は健康にいいはず」と信じて、あえてたくさん食べるようにしている、そんな人も多いようです。

多くの研究から、果物の摂取が多いほど死亡リスクが減ることが分かっています。一方、果物摂取量が増えると、糖尿病患者さんは一時的に悪化しますが、一般の人は糖尿病発症リスクが上がらないのが定説なので、大量に食べなければ問題はありません。ただし、柿とぶどうに含まれる糖質量は特に多いので注意してください。

結論 果物は、糖質摂取量を考えながら食べる。

ただしフルーツジュースには注意！

一方、フルーツジュースは別です。フルーツジュースの摂取量が増えるほど糖尿病発症のリスクが上がるので、果物はそのまま食べるほうがよいです。

フルーツジュースの糖質量は果物そのものより少なく見えますが、液体の方が吸収しやすいこともあり、フルーツジュースを飲んだ後の血糖値やインスリンの分泌は果物を食べるよりはるかに高くなります。

また、よくある勘違いが、果汁100％のストレートジュースや、自宅でジューサーにかけて作る自家製フルーツジュースならよいだろうというもの。どちらも市販のフルーツジュースと同じく控えてください。

さらに、トマトやにんじんなど糖質高めの食材が使われた野菜ジュースも少し控えましょう。市販の野菜ジュースを飲むときは、パッケージの成分表を必ず見て糖質量を確認してください。

結論 フルーツジュースは控えたほうがよい。

3

栄養バランスを整える

汁もの

1品で満足感のあるスープは、忙しいときの糖質オフに欠かせません。

体を温め、たんぱく質とともに、不足しがちな野菜も手軽に補えるのもいいところ。

ごま油や、ごまなど脂質の高い食材をトッピングして、腹持ちをよくする工夫もしています。

主菜や副菜と組み合わせることでバランスのよい食卓が作れるので献立に困ったら、このページを開いてみてください。

糖質をとりすぎてしまった翌日の、調整メニューとしても役立ちます。

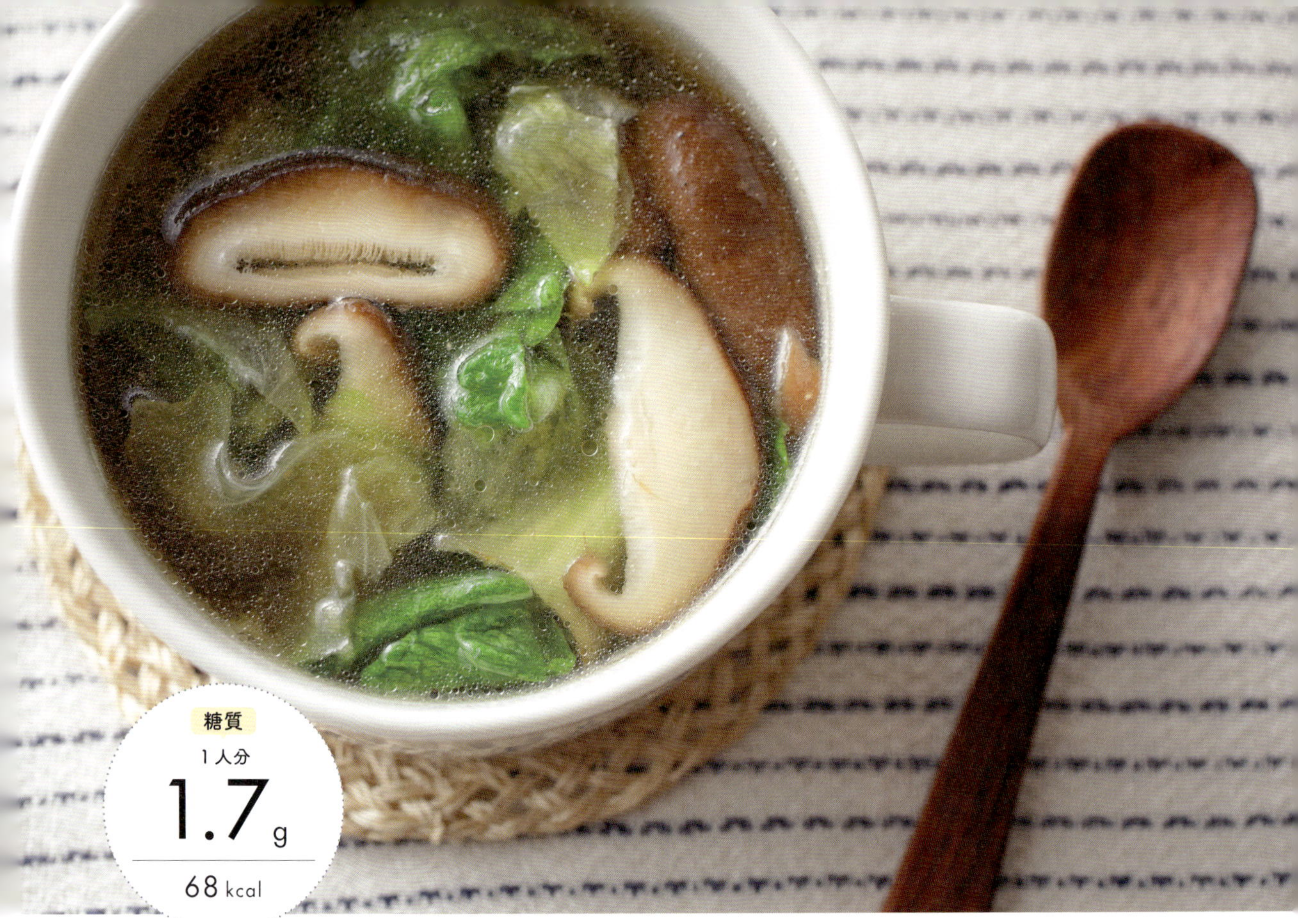

糖質
1人分
1.7g
68kcal

レタスのシャキッとした食感を生かして

レタススープ

材料（２人分）

レタス…1/4個（75ｇ）
しいたけ…２個
Ⓐ湯…300㎖
　固形スープの素…１個
　こしょう…少々
サラダ油…大さじ１

作り方

1. レタスは２㎝幅、４～５㎝長さの短冊切りにする。しいたけは軸をとり、薄切りにする。
2. 鍋に油を温め、しいたけを炒める。しんなりしたらⒶを加え、沸騰したらレタスを加えて火を止める。

糖質オフ ポイント

レタスの糖質は100ｇ中1.7ｇ、しいたけの糖質は1.5ｇと、どちらも糖質の低い食材です。食物繊維も豊富です。

脂をオン ポイント

スープを作るときは、具を油で炒めるほか、仕上げに油やバター、ごまを加えても腹持ちをよくできます。

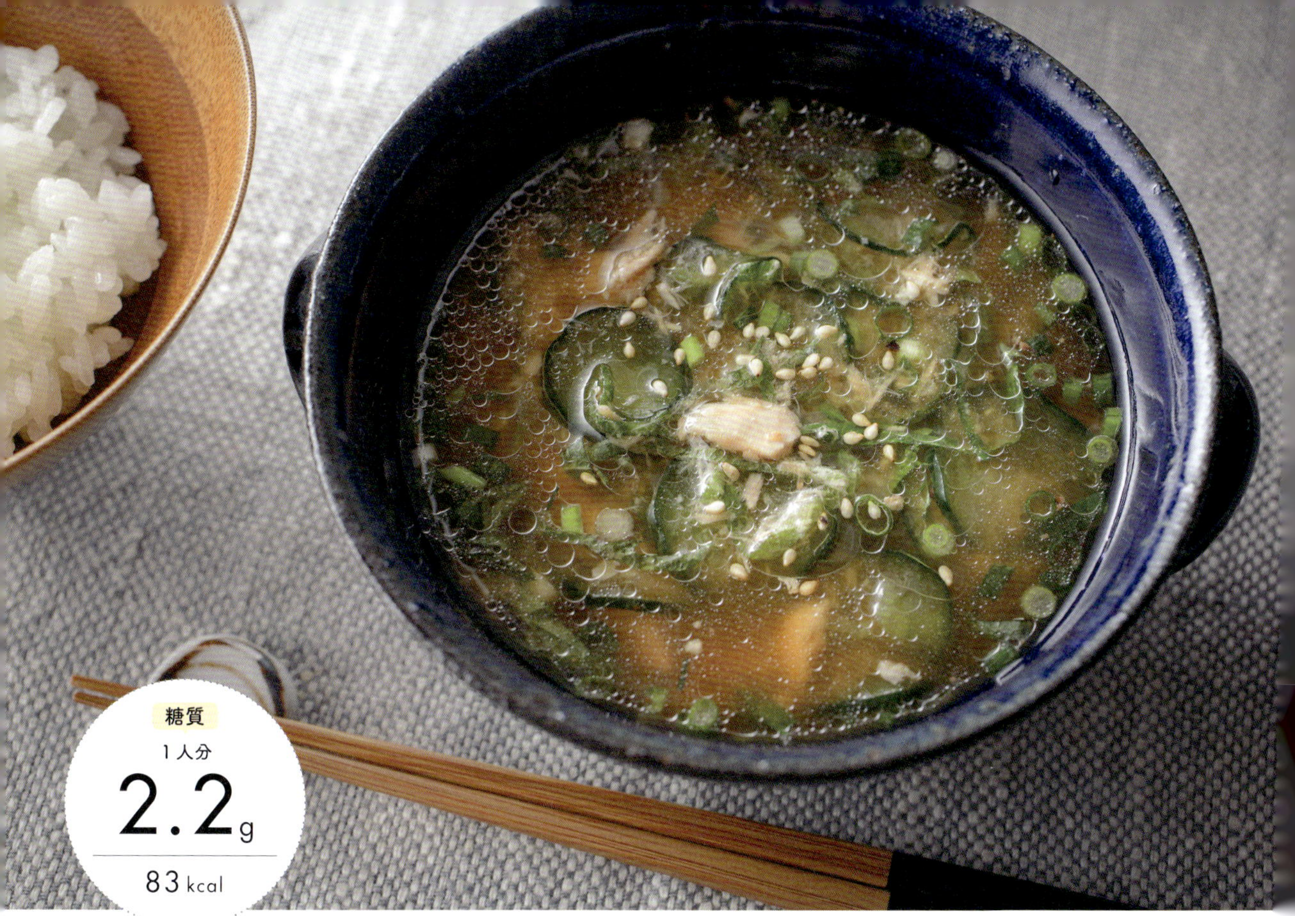

糖質
1人分
2.2g
83kcal

焼きみその香ばしさをプラス

きゅうりの冷や汁

材料（2人分）

きゅうり…1/2本（50g）
青じそ…3枚
万能ねぎ…2本
ツナ（油漬け）
…小1/2缶（35g）
水…300mℓ
みそ…大さじ1
白炒りごま…小さじ1

作り方

1. きゅうりは小口切りにし、塩少々（分量外）をふって5分おき、水けをしぼる。
2. 青じそは縦半分に切ってせん切り、万能ねぎは小口切りにする。
3. アルミ箔に油（分量外）を塗り、みそを塗り広げ、グリルなどで焦げ目がつくまで3～4分焼く。
4. ボウルに3のみそを入れ、水を少しずつ入れて溶きのばす。ツナ、1、2を入れて混ぜ、器に盛りつけてごまをふる。

糖質オフ ポイント

みそはやや糖質の高い調味料なので控えめにしたいもの。焼きつけて香ばしさを際立たせると、少量でも満足のいく味に。

おいしいメモ

だしをとらなくてもツナ缶の旨みが加わるので水で十分おいしくいただけます。

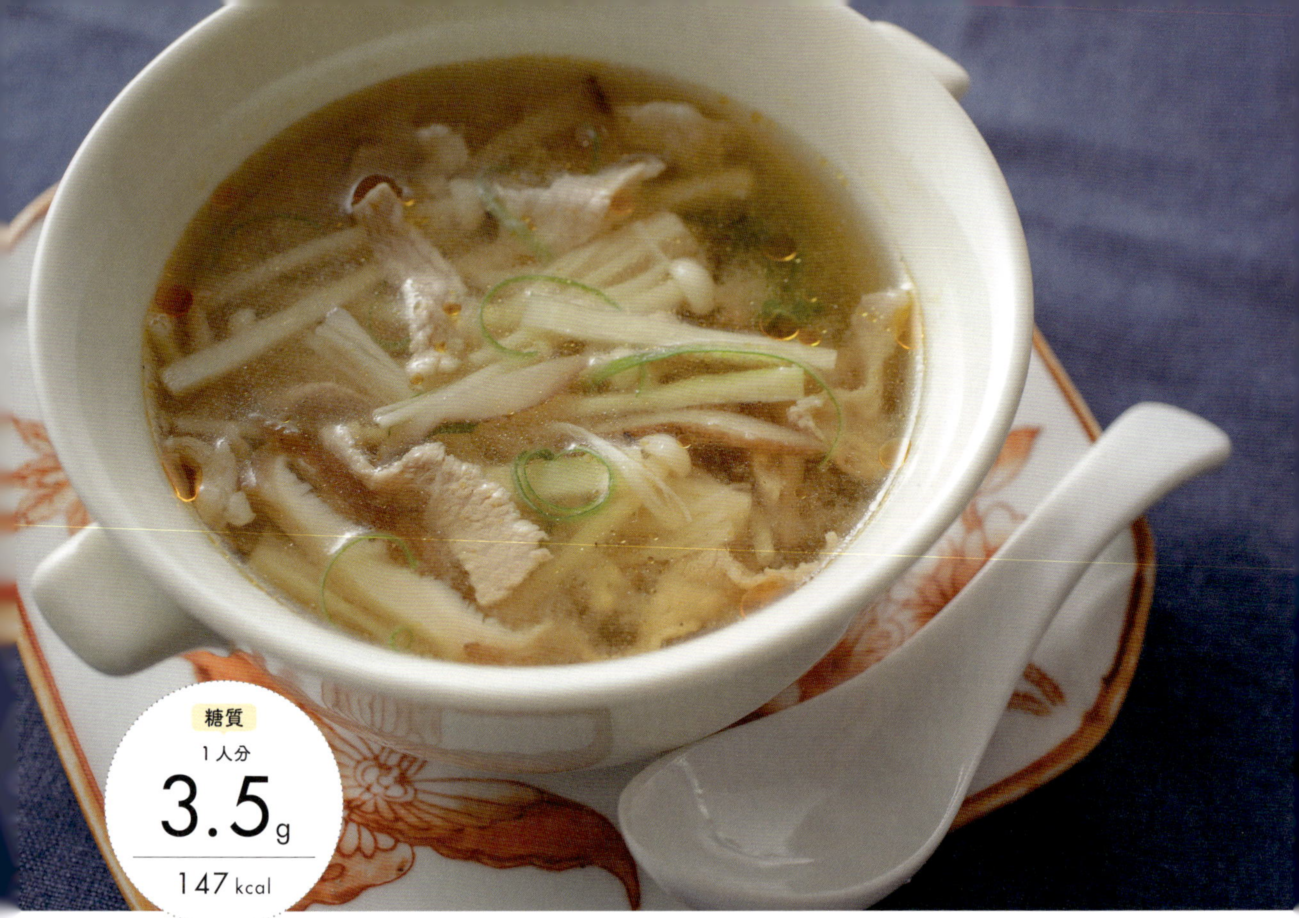

糖質
1人分
3.5g
147 kcal

ボリュームのあるおかずスープ。酸味、辛みはお好みで

豚こまサンラータン

材料（2人分）

えのきだけ…1/3袋(50g)
たけのこ(水煮)…30g
しいたけ…2個
長ねぎ(緑の部分)…3cm
豚こま切れ肉…50g
片栗粉…小さじ1/2
Ⓐ湯…400mℓ
　鶏がらスープの素
　　…大さじ1/2
Ⓑしょうゆ…小さじ1/2
　酢…小さじ2
　ラー油、こしょう
　　…各少々
　ごま油…大さじ1

作り方

1. えのきは根元を切り、長さを半分に切る。たけのこ、しいたけ、長ねぎは細切りにする。
2. 豚肉は細切りにし、片栗粉をまぶす。
3. 鍋にⒶを入れ、沸騰したら1、2を加え、中火で5分煮る。Ⓑを加え、味を調える。

糖質オフポイント

豚肉につける少量の片栗粉で肉はぷるっとやわらかくなり、とろみもつきます。

脂をオンポイント

肉や野菜を使った具だくさんスープは腹持ちも抜群。ラー油がないときはごま油と一味唐辛子少々で代用します。

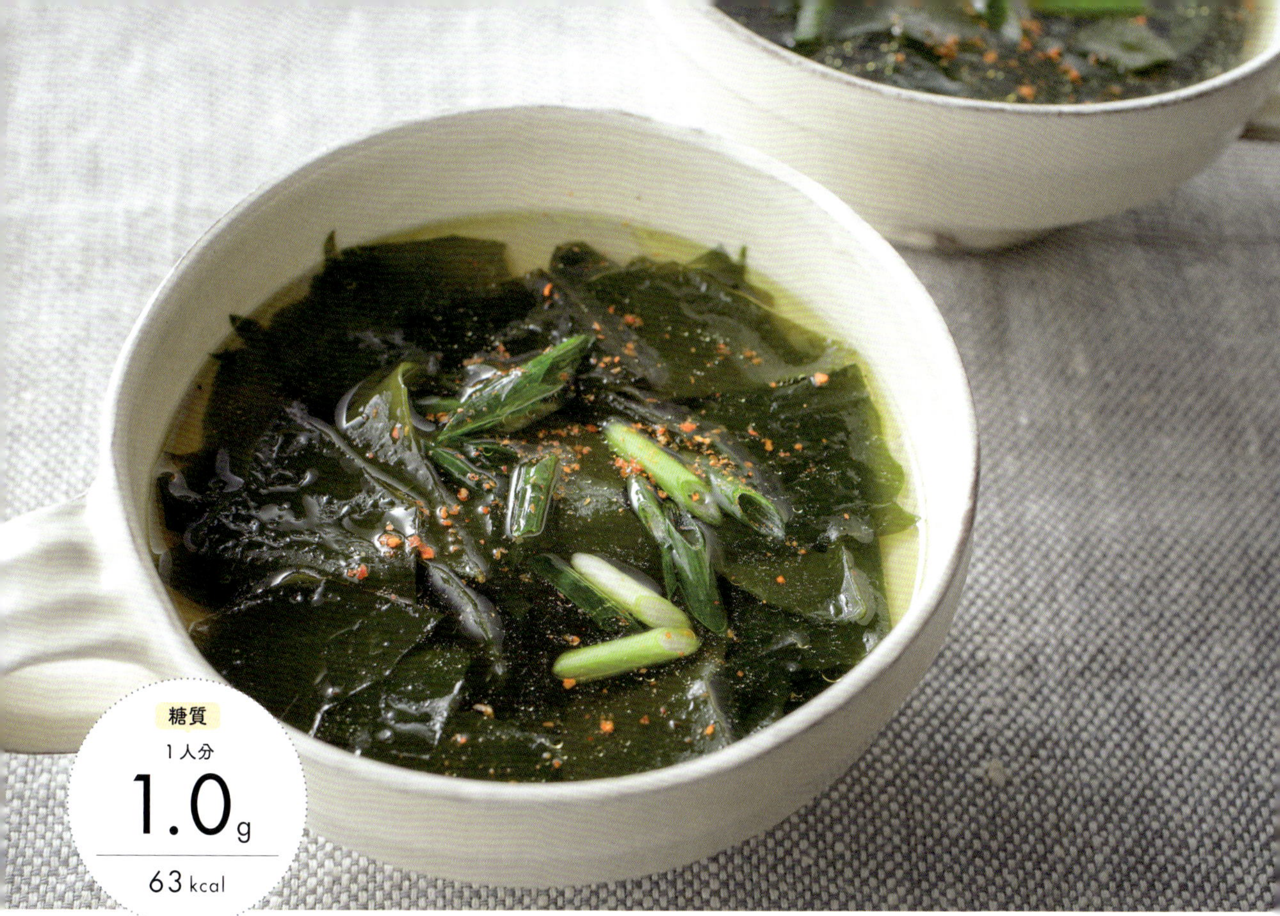

糖質
1人分
1.0g
63kcal

ごま油が風味とコク、食べごたえをプラス

わかめのスープ

材料（2人分）

わかめ（塩蔵）…20g
万能ねぎ…2本
ごま油…大さじ1～2
Ⓐ水…300mℓ
固形スープの素…1個
塩、こしょう…各少々
一味唐辛子…適量

作り方

1. わかめは洗い、水に5分つけて戻し、3cm長さに切る。万能ねぎは2cm長さの斜め切りにする。
2. 鍋に油を温め、わかめを炒める。油が回ったらⒶを加える。沸騰したら火を止め、器に盛りつける。万能ねぎをちらし、好みで一味唐辛子をふる。

糖質オフ ポイント

わかめは食物繊維が多く低糖質なので主菜や副菜と合わせて積極的に食べたい食材です。

脂をオン ポイント

腹持ちアップのためには、ごま油を増やしても。

おいしいメモ

わかめを炒めてからスープにするとふやけず、たくさん食べられます。

みそ控えめでも卵と野菜でコクをプラス

落とし卵のみそ汁

材料（２人分）

卵…２個
にら…３本
えのきだけ…1/3袋（50ｇ）
だし…300mℓ
みそ…大さじ１
白炒りごま…少々

作り方

1. にら、えのきは４cm長さに切る。
2. 鍋にだしを温め、卵を割り入れてふたをし、２～３分煮る。
3. ２に１を加えてひと煮立ちさせる。みそを溶き入れる。器によそい、ごまを指先でつぶしながらふる。

脂をオンポイント

ごまの分量は好きなだけ増やしてOK。

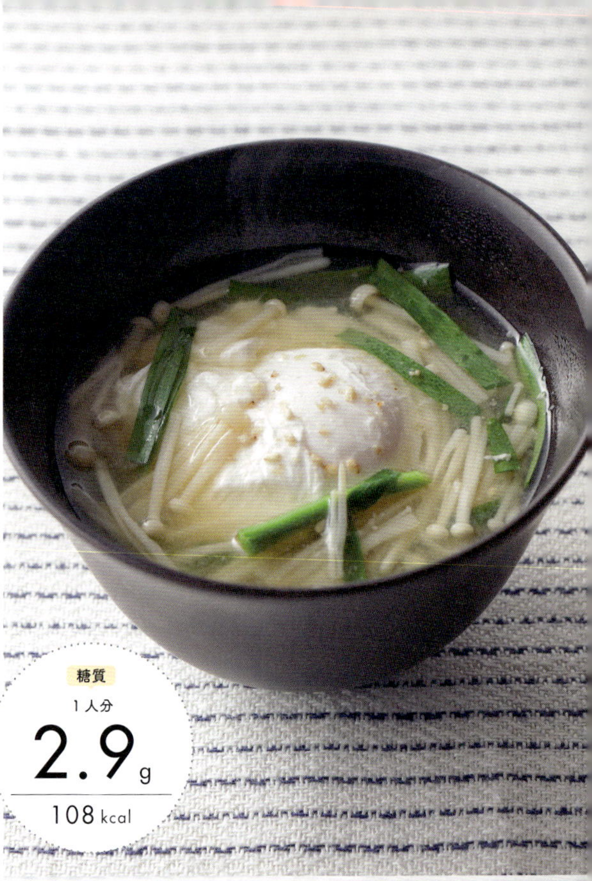

糖質
１人分
2.9g
108 kcal

切り干し大根の旨みが味に深みを加える

切り干し大根のみそ汁

材料（２人分）

切り干し大根…８ｇ
油揚げ…1/4枚
万能ねぎ…１本
だし…300mℓ
みそ…大さじ１

作り方

1. 切り干し大根はさっと洗い、ざく切りにする。油揚げはせん切りに、万能ねぎは斜め切りにする。
2. 鍋にだし、切り干し大根、油揚げを入れ、ふたをして３分煮る。
3. みそを溶き入れ、万能ねぎをちらす。

脂をオンポイント

献立に物足らなさを感じたときは、汁物に油をONするのも手。ごま油やオリーブ油をたらしてもよいでしょう。

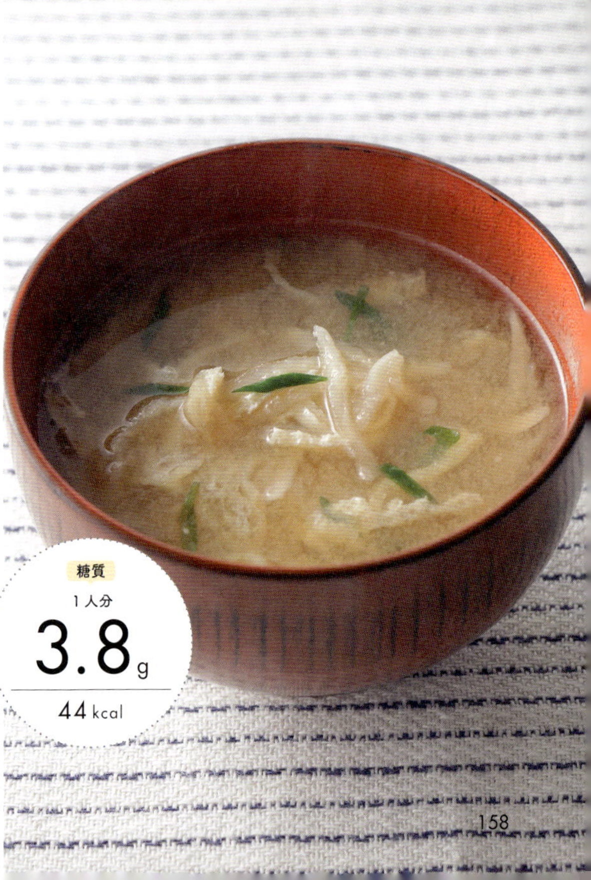

糖質
１人分
3.8g
44 kcal

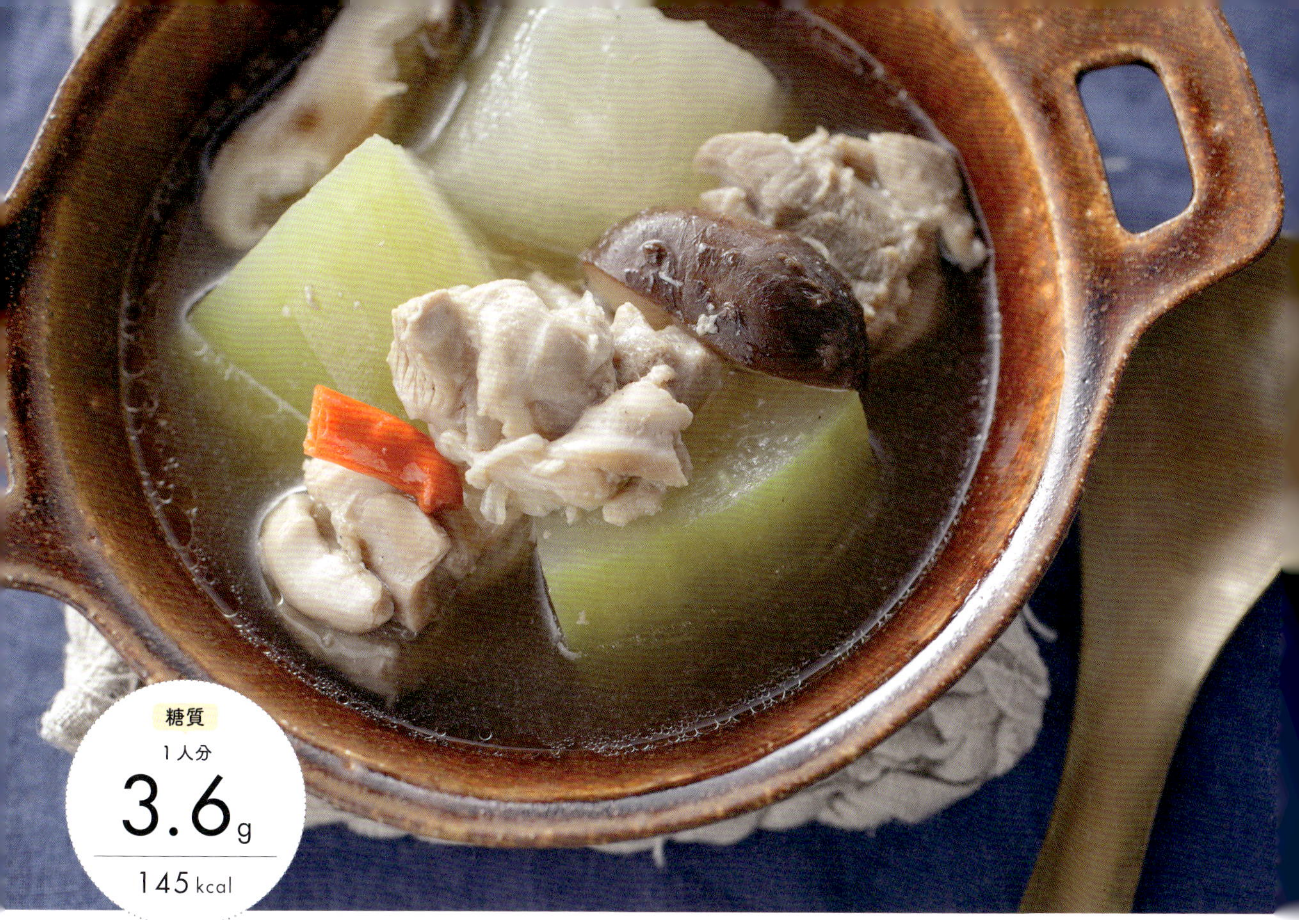

糖質
1人分
3.6g
145kcal

大きめに切った肉と野菜に味がしっかり染み込んでおいしい

冬瓜と鶏肉のスープ煮

材料（2～3人分）

冬瓜…300ｇ
鶏もも肉…150ｇ
干ししいたけ…3個
しょうが…1かけ
赤唐辛子…1/4～1/2本
Ⓐ塩、こしょう…各少々
　ごま油…大さじ1/2～1
Ⓑ水…400㎖
　固形スープの素…1個
　塩、こしょう…各少々

作り方

1 冬瓜は皮をむいて5㎝角に切り、約3分ゆでる。干ししいたけは水に約1時間つけて戻し、軸をとって半分に切る。鶏肉はひと口大のそぎ切りにし、Ⓐをもみ込む。しょうがは皮をこそげ薄切りにする。唐辛子は種をとる。

2 鍋にⒷを入れて火にかける。沸騰したら鶏肉を入れる。再び沸騰したらアクをとり、残りの1を加える。ふたを少しずらしてのせ、弱火で約30分煮る。

脂をオン ポイント

スープは不足しがちな栄養素を補う糖質オフにぴったりな料理です。具に肉やベーコン、卵、油揚げなど脂質を含む食材を使うことで、腹持ちもよくなります。腹持ち具合に合わせてごま油を増やしてもOK。

おいしいメモ

冬瓜は下ゆですることでアクがとれて味が染み込みやすくなります。

油断大敵！ とりすぎ注意の食品

アルコール＆ソフトドリンク編

飲んでいいお酒 ダメなお酒

糖質を含まない蒸留酒の焼酎、泡盛、ブランデー、ウイスキーは飲んでも問題ありません。

一方、日本酒やワインなどの醸造酒であっても辛口日本酒（日本酒度７度以上）や辛口赤ワイン、辛口白ワインならばほとんど血糖値は上がらないこと、その結果、インスリンは分泌されにくいことが分かってきました。

糖質オフには蒸留酒だけでなく辛口の醸造酒を組み込むことができます。

一方、甘口の日本酒やワイン、ビールなどはかなり血糖値が上がりインスリンも分泌されるのでお薦めできません。

また飲酒による死亡リスクは、大量に飲む人、まったく飲まない人、ほどよく飲む人の順に高いことがわかっています。

〝ほどよく飲む〟とは週にアルコール量１００～２５０ｇ程度。毎日ならビール５００㎖缶１～１・５本、日本酒なら２合、焼酎なら１合、ワインなら２杯程度です。

結論 蒸留酒だけでなく辛口の醸造酒なら飲んでもよい。

飲んでもいい蒸留酒

ブランデー

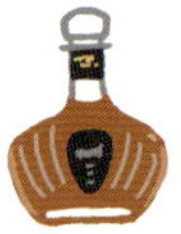

泡盛

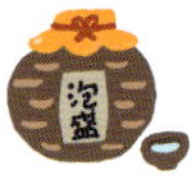

ウイスキー

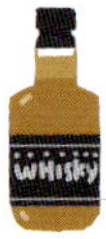

焼酎

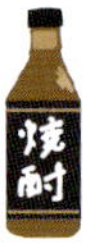

飲んでもいい醸造酒

辛口白ワイン

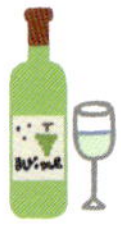

辛口赤ワイン

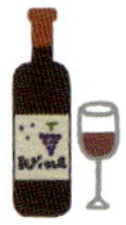

辛口日本酒

ソフトドリンクはどれくらい飲んでもいい？

アメリカで、砂糖がたっぷり入ったソフトドリンクと病気の関係が、大規模に研究されました。その結果、すべてのソフトドリンクは、肥満、メタボリック症候群、糖尿病発症に大きく悪い影響を及ぼすことが判明したのです。

結論 砂糖が入ったソフトドリンクは、糖質オフを始めるにあたって真っ先にやめるべき食品

ソフトドリンク

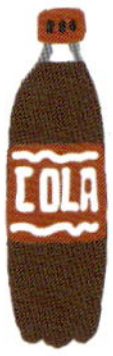

500㎖あたり
糖質 60g

4

ランチにもぴったり

麺とごはん

糖質オフで恋しくなるメニューといえば、パスタ、うどん、ラーメン、やきそばなどの〝麺〟。ここでは糖質ゼロ麺としらたきを使った、低糖質麺のメニューを紹介しています。

日々の献立の1品としてはもちろん、ランチや夜食にもおすすめ。豚バラ肉を使ったり、油をしっかりからめるなどして、腹持ちをよくすることがポイントです。

また、糖質低めのごはんものメニューがほしいという糖質オフ経験者からのリクエストにこたえて、低糖質ごはんメニューを「ごほうびレシピ」としてのせました。リゾットにしたり、スープごはんにしてボリュームアップする工夫もしているので、ストレスや罪悪感を覚えることなく楽しめます。

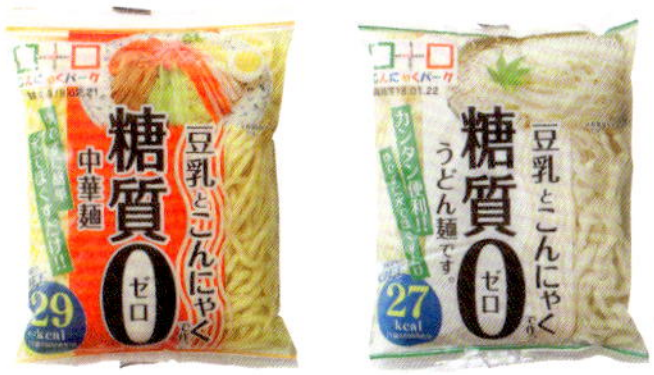

こんにゃくやおからをベースにして作られた糖質ゼロの「糖質ゼロ麺」は、うどんタイプや中華麺タイプなど、種類も豊富です。糸こんにゃくのような食感が特徴で、時間がたつと味が落ちるので作りたてを食べてください。複数のメーカーから出ており、大手スーパーやネットショップで購入することができます。

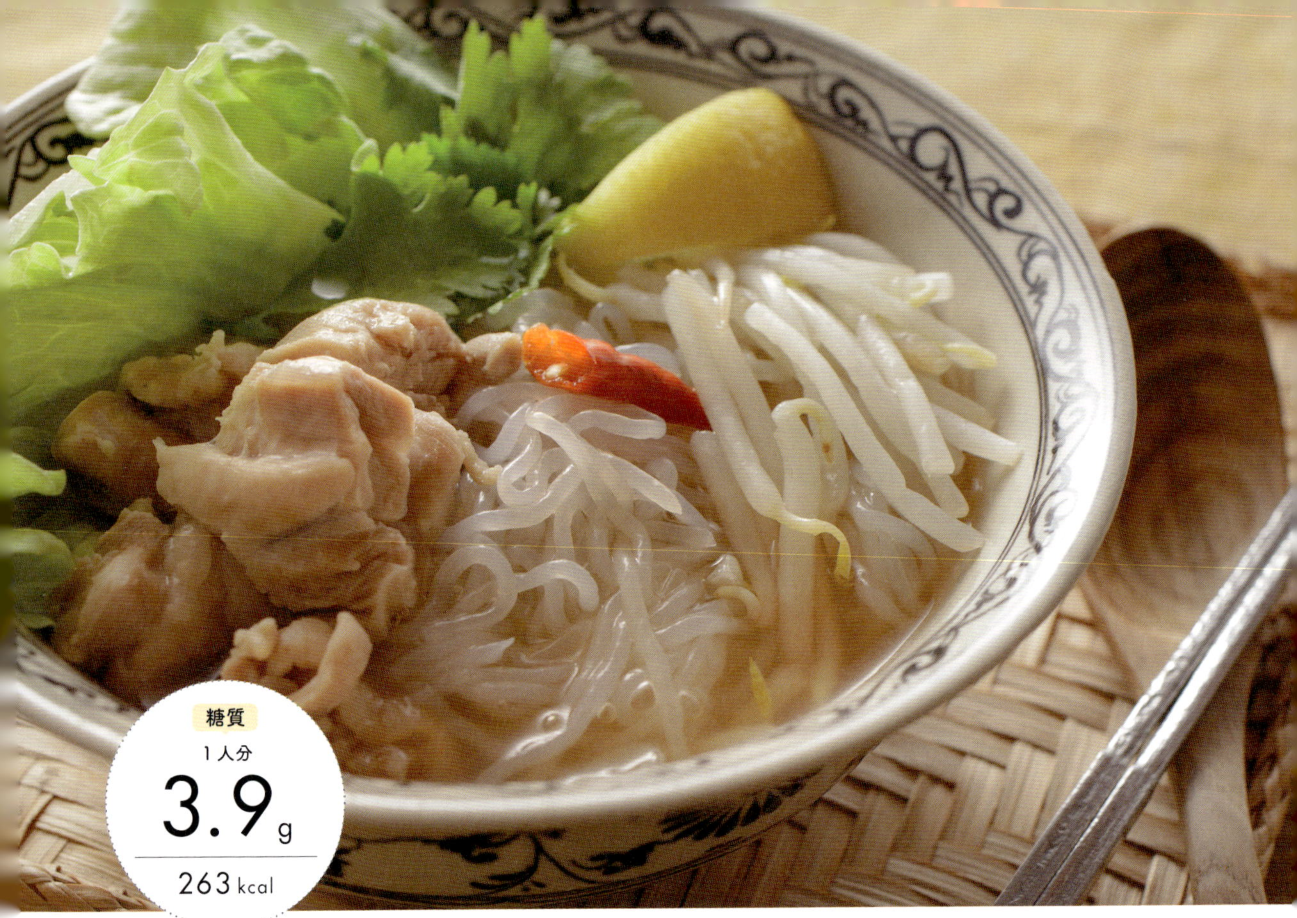

糖質

1人分

3.9g

263kcal

人気のベトナム麺をしらたきで再現

鶏肉としらたきのフォー風

材料(2人分)

しらたき…150g
鶏もも肉…1/2枚(120g)
もやし…1/2袋(100g)
サラダ油…大さじ2
レタス…20g
香菜《シャンツァイ》(あれば)…少々
レモン(くし形切り)…1/6個
Ⓐ水…500mℓ
　鶏がらスープの素…大さじ1/2
　酒…大さじ1/2
　しょうが(薄切り)…1/2かけ分
　長ねぎ(緑の部分)…10cm
　赤唐辛子…1/2本
Ⓑ砂糖…小さじ1/2
　塩…小さじ1/4
　しょうゆ…小さじ1
　こしょう…少々

作り方

1. もやしはひげ根をとり、油で炒める。鶏肉は2～3cm大に切る。
2. しらたきは食べやすい長さに切り、塩小さじ1/2(分量外)をもみ込み、5分おく。
3. 鍋にⒶを入れ、沸騰したら鶏肉を入れる。アクをとり、中火で5分煮る。しょうがと長ねぎをとり除く。汁にⒷを加え、味を調える。
4. 2をゆで、水けをよくきり、器に盛る。熱い3を注ぐ。もやし、レタス、香菜を食べやすく切ってのせ、レモンを添える。

糖質オフ ポイント

米粉麺のフォーは糖質が高いのでしらたきで作ります。

おいしいメモ

ナンプラーのかわりに身近なしょうゆで作るレシピ。ナンプラーがあれば、Ⓑの塩としょうゆをナンプラー大さじ1/2にかえるとよりエスニックテイストに。

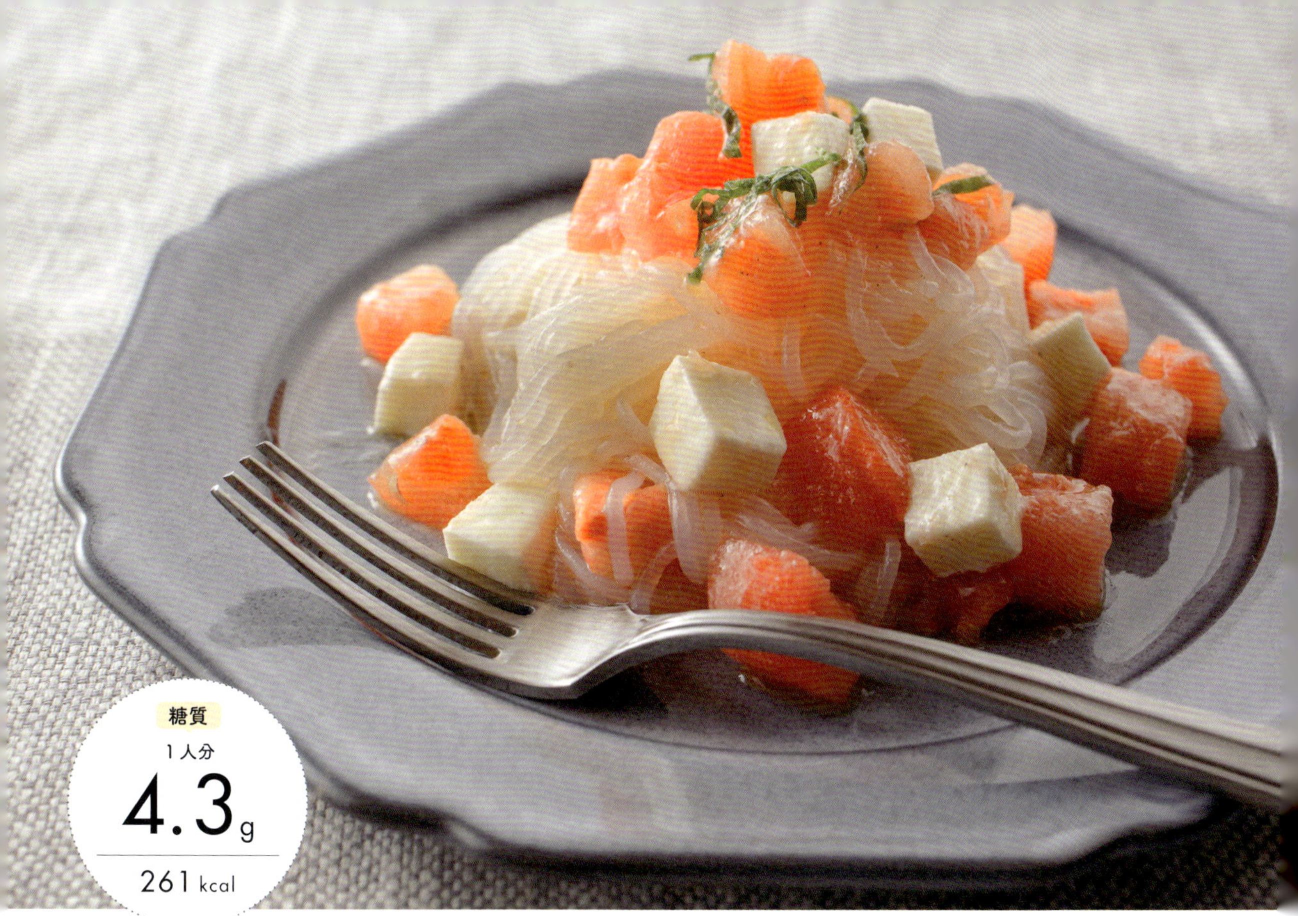

糖質
1人分
4.3g
261 kcal

パスタをしらたきにかえてさっぱりと

トマトとモッツァレラのしらたきパスタ

材料（2人分）

しらたき
…大1袋（350ｇ）
トマト…1個（150ｇ）
青じそ…1枚
モッツァレラチーズ
…1/2個（50ｇ）
Ⓐにんにく（すりおろす）
…1/8片分
レモン果汁…大さじ1/2
オリーブ油
…大さじ3～4
塩…小さじ1/3
こしょう…少々

作り方

1. しらたきは食べやすい長さに切り、塩小さじ1（分量外）をもみ込み、5分おく。
2. 鍋にたっぷりの湯を沸かし、トマトを熱湯に10秒程度つけて水にとり、皮をむく。
3. 同じ湯でしらたきをゆで、水けをよくきる。塩、オリーブ油各少々（各分量外）であえ、冷やす。
4. トマト、モッツァレラチーズは1㎝角に、青じそはせん切りにする。混ぜ合わせたⒶとあえ、しらたきを加えてさっとあえ、器に盛る。

糖質オフ ポイント

糖質の高いパスタをしらたきで代用。冷製にしてサラダ感覚で食べられます。

おいしいメモ

青じそをバジルにかえても。

豚バラ肉をチャーシューがわりに

しょうゆラーメン

材料（１人分）

糖質ゼロ麺…１袋
豚バラ薄切り肉…２～３枚
水菜…1/2株（10ｇ）
ゆで卵…1/2個
味つけメンマ…15ｇ
塩、こしょう…各少々

Ⓐだし…400mℓ
固形スープの素…１個
しょうゆ…小さじ１
ごま油…大さじ1/2～１

作り方

1. 豚肉は５～６cm幅に切る。塩、こしょうをふる。
2. Ⓐを鍋で温め、1をゆでる。肉はとり出し、汁のアクをとる。丼に湯を入れて温め、湯を捨てる。
3. Ⓐに麺を入れて温める。熱くなったら丼に汁ごと盛り、豚肉、ゆで卵、メンマ、４cm長さに切った水菜をのせる。

脂をオンポイント

こってり派は、豚バラ肉を倍量に増やしても。

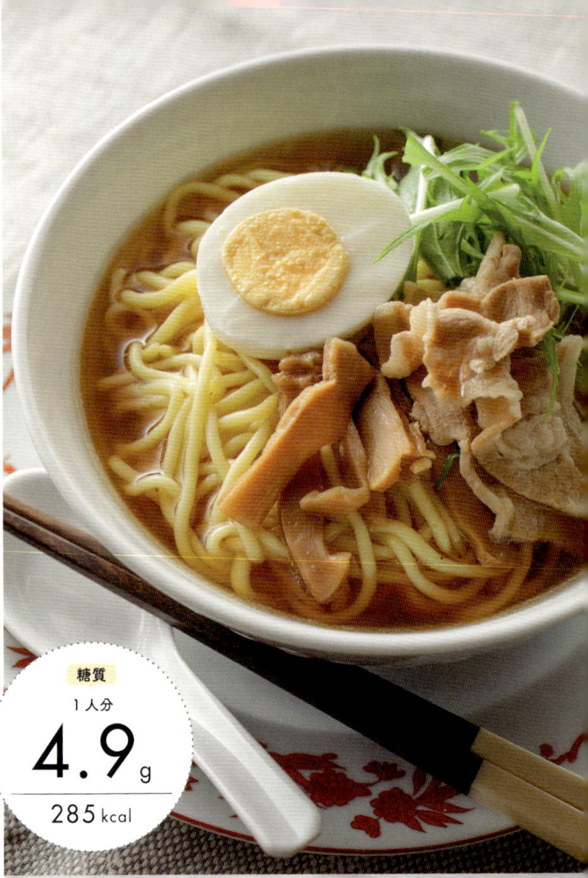
糖質
１人分
4.9g
285kcal

手作りダレで糖質ダウン

冷やし中華

材料（１人分）

糖質ゼロ麺…１袋
ロースハム…１枚
きゅうり…1/2本（50ｇ）
トマト…1/4個（35ｇ）
貝割れ大根…10ｇ
溶き卵…1/2個分
塩…少々

Ⓐスープの素
…小さじ1/2
熱湯…大さじ１
砂糖…小さじ1/2
しょうゆ…小さじ2
ごま油…大さじ１～２
酢…大さじ１

作り方

1. 麺は水で洗い、水けをきって器に盛る。Ⓐは混ぜる。
2. ハム、きゅうりは４cm程度のせん切り、トマトはくし形に切る。貝割れは根元を切る。
3. 溶き卵に塩を加えて混ぜる。フライパンにサラダ油（分量外）を薄くひき、薄焼き卵を焼いて４cm長さのせん切りにする。1の麺に2と薄焼き卵を彩りよく盛り、Ⓐをかける。

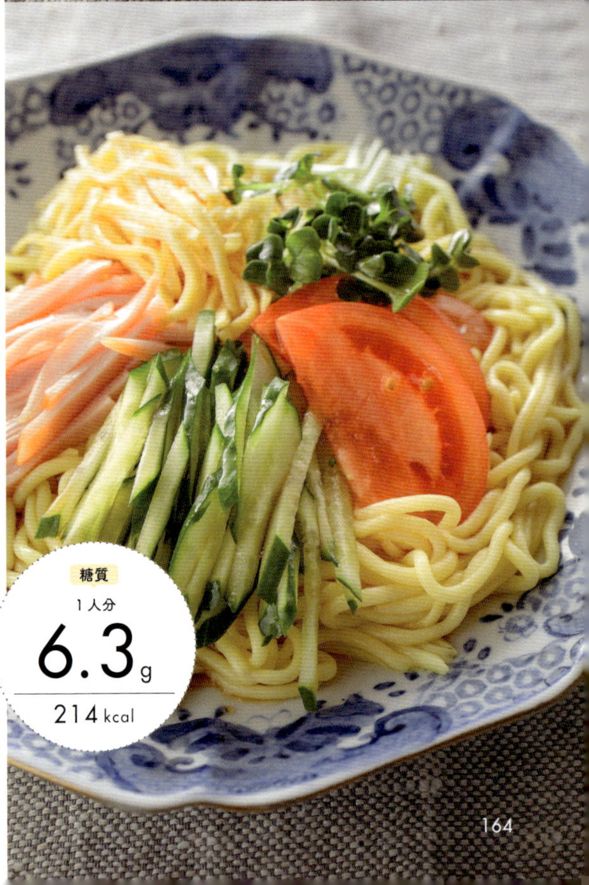
糖質
１人分
6.3g
214kcal

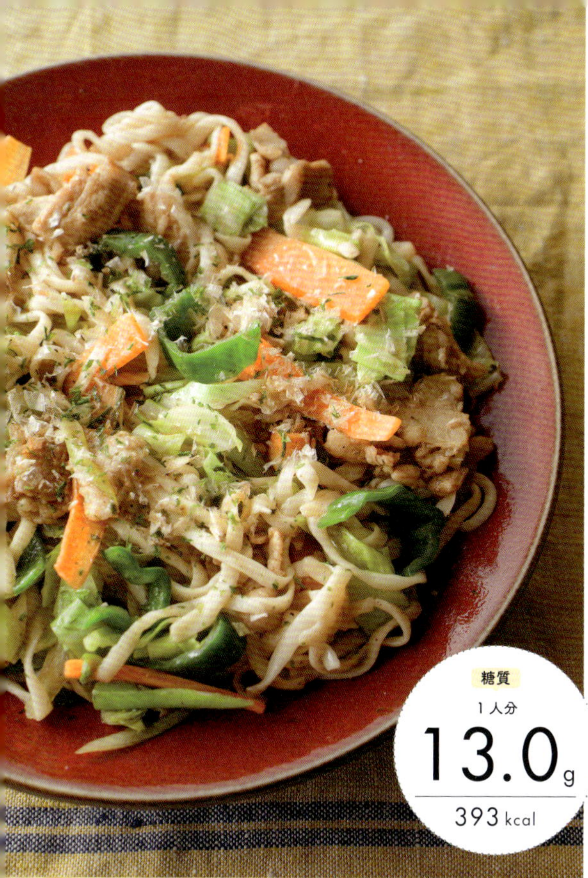

糖質

1人分

13.0g

393kcal

ウスターソースが味に深みを加える

ソース焼きそば

材料（1人分）

- 糖質ゼロ麺…1袋
- 豚薄切り肉…50ｇ
- キャベツ…1枚（50ｇ）
- ピーマン…1個（40ｇ）
- にんじん…2cm（20ｇ）
- 長ねぎ…10cm
- スープの素…小さじ1/2
- ウスターソース…大さじ1と1/2～3
- サラダ油…大さじ1と1/2
- 青のり（あれば）、削りがつお…各少々

作り方

1. 麺は水けをきる。豚肉は3cm幅、キャベツ、ピーマン、にんじんは1cm幅、4cm長さの短冊切りにする。長ねぎは縦半分に切り、斜め薄切りにする。
2. フライパンに油を温め、豚肉を強火で炒める。肉の色が変わったら野菜を加えてさらに炒める。
3. 野菜がしんなりしたら麺を加えてさらに炒め、水分が少なくなったらスープの素とソースを加えて混ぜる。器に盛り、青のりと削りがつおをかける。

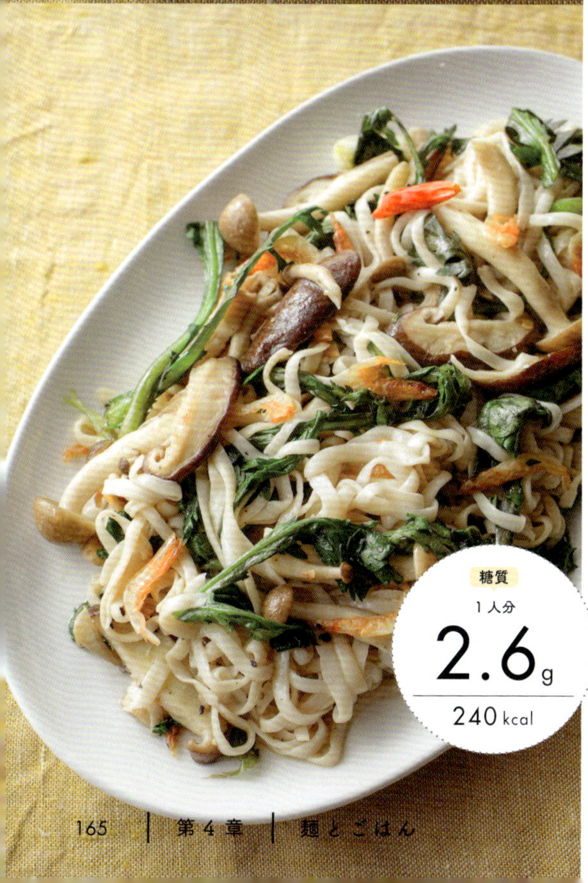

糖質

1人分

2.6g

240kcal

桜えびときのこで旨みアップ

桜えびと春菊のパスタ

材料（1人分）

- 糖質ゼロ麺…1袋
- 桜えび…大さじ1
- しめじ…1/2パック（50ｇ）
- しいたけ…2個
- 春菊…20ｇ
- にんにく…1/2片
- 赤唐辛子…1/4本
- 塩…小さじ1/6
- しょうゆ…小さじ1
- オリーブ油…大さじ1と1/2～3

作り方

1. 麺は水けをきる。しめじは根元を切り、小房に分ける。しいたけは薄切りにする。春菊は葉を摘む。にんにくは包丁の腹でつぶす。
2. フライパンに油、にんにく、種をとった唐辛子を入れて温める。香りが出たらきのこ、麺を入れて炒める。
3. きのこがしんなりしたら、桜えび、春菊の葉、塩を加えて混ぜ、しょうゆを回しかける。

〈ごほうびごはん〉

糖質オフを実践しているときに、いちばん食べたくなるのが「丼」という人、多いようです。そこで、一般的な丼に比べてぐっと糖質を抑えたレシピを紹介します。朝食やランチタイムに取り入れてくださいね。

＊ごはんの量は、１人分100ｇ（糖質36.8ｇ）で計算していますので、ご自分の糖質量に合わせて調整してください。

野菜もしっかりとれる砂糖控えめレシピ

牛そぼろのビビンバ丼

材料（２人分）

ごはん…200ｇ
牛ひき肉…100ｇ
もやし…60ｇ
にんじん…２㎝(20ｇ)
にら…1/5束(20ｇ)
ごま油…大さじ1/2

Ⓐごま油…小さじ１
　塩、こしょう…各少々
Ⓑ砂糖…小さじ１
　にんにく(すりおろす)…1/2片分
　しょうゆ…小さじ２

作り方

1. もやしはひげ根をとる。にんじんはせん切り、にらは４㎝長さに切る。
2. 鍋に湯を沸かし、もやし、にんじん、にらの順に入れ、さっとゆでる。ざるにとり、水けをしっかりきる。Ⓐであえる。
3. フライパンに油を温め、ひき肉をパラパラになるまで炒める。Ⓑを加え、汁けがなくなるまで炒める。
4. 器にごはん100ｇずつ盛り、2、3を半量ずつのせる。

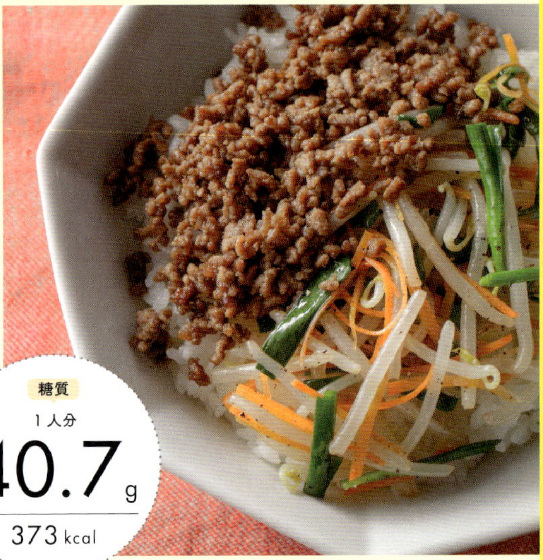

糖質
１人分
40.7g
373 kcal

少量のごはんをスープでボリュームアップ

鶏とキムチのスープかけごはん

材料（２人分）

ごはん…200ｇ
鶏もも肉…150ｇ
チンゲン菜…1/2株(40ｇ)
しめじ…1/3パック(30ｇ)
白菜キムチ…30ｇ
しょうゆ…小さじ1/2
こしょう…少々
Ⓐ水…500㎖
　鶏がらスープの素…大さじ1/2
　酒…大さじ1/2

作り方

1. チンゲン菜は４つ割りにし、４㎝長さに切る。しめじは小房に分け、キムチと鶏肉はひと口大に切る。
2. 鍋にⒶを沸騰させ、鶏肉を入れる。再び沸騰したらアクをとり、中火で２～３分煮る。チンゲン菜、しめじ、キムチを加え、さらに２～３分煮る。
3. 味をみてしょうゆを加え、こしょうをふる。器に盛ったごはんにかける。

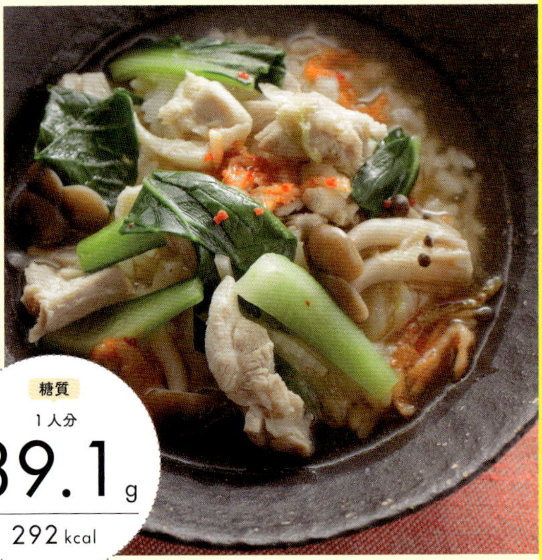

糖質
１人分
39.1g
292 kcal

マヨネーズをかけてもおいしい

野菜たっぷりタコライス

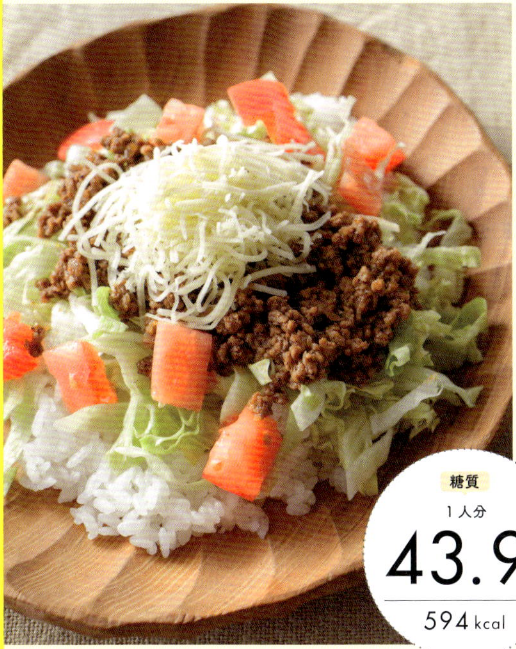

糖質
1人分
43.9g
594kcal

材料（2人分）

ごはん…200g
牛ひき肉…200g
玉ねぎ…1/4個（50g）
レタス…50g
トマト…1/2個（75g）
ピザ用チーズ（生食用）…30g
塩、こしょう…各少々
サラダ油…大さじ1
Ⓐチリパウダー…大さじ1/2
　トマトジュース（無塩）
　　…100mℓ
　スープの素…大さじ1/2

作り方

1. 玉ねぎはみじん切りにする。フライパンに油を温め、玉ねぎを炒める。ひき肉を加え、さらに炒める。
2. 1にⒶを加え、混ぜながら中火で汁けがなくなるまで煮る。塩、こしょうで味を調える。
3. レタスは細切りにする。トマトは1.5cm角に切る。
4. 器にごはんを盛り、3、2、チーズの順にのせる。

なすに油をしっかり吸わせてコクを出す

なすのドライカレー

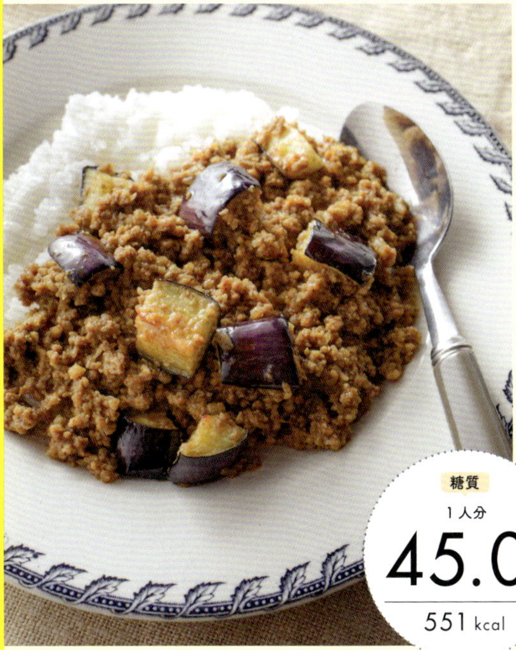

糖質
1人分
45.0g
551kcal

材料（2人分）

ごはん…200g
合いびき肉…200g
玉ねぎ（みじん切り）
　…1/4個分（50g）
なす（2cm角）…1本分
しょうが（みじん切り）
　…1かけ分
塩、こしょう…各少々
サラダ油…大さじ1と1/2
Ⓐカレー粉…大さじ1
　クミンパウダー（あれば）
　　…小さじ1/2
Ⓑ水…100mℓ
　スープの素…小さじ1
　ウスターソース…大さじ1/2
　トマトケチャップ…大さじ1

作り方

1. フライパンに油大さじ1を温め、なすを強火で炒め、とり出す。残りの油を足し、玉ねぎ、しょうがをしんなりするまで炒める。ひき肉を加え、よく炒める。Ⓐを加えてさっと炒め、Ⓑを加える。
2. ふたをして中火で8分、汁けがなくなるまで混ぜながら煮る。なすを戻し入れ、塩、こしょうで味を調える。器にごはんを盛り、かける。

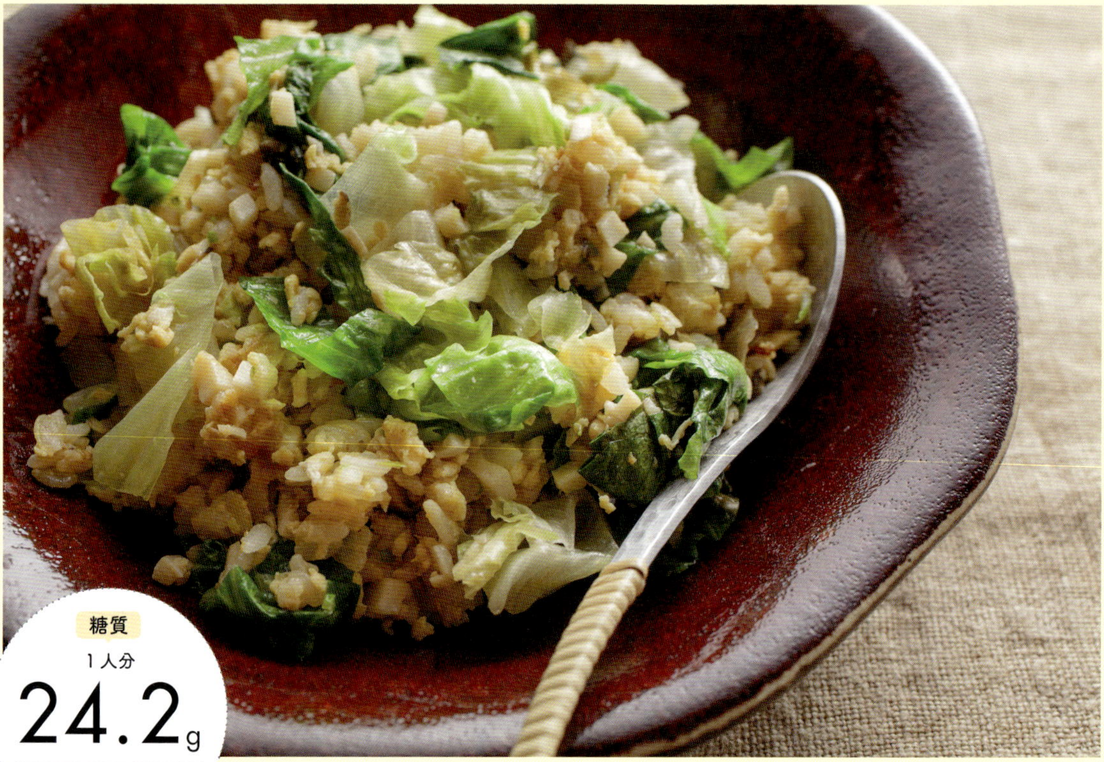

糖質
1人分
24.2g
346 kcal

細かく刻んだエリンギで低糖質ごはんの完成

レタスときのこたっぷりチャーハン

材料（1人分）

ごはん…50g
レタス…1/4個（75g）
エリンギ…1本（50g）
長ねぎ…5cm（10g）
しょうが…1/2かけ
卵…1個
サラダ油…大さじ1
ごま油…小さじ1
しょうゆ…小さじ1
Ⓐスープの素…小さじ1
　塩、こしょう…各少々

作り方

1. レタスは1cm幅、4～5cm長さの短冊切りにする。エリンギは粗みじん切り、長ねぎ、しょうがはみじん切りにする。
2. 卵は溶きほぐす。
3. フライパンにサラダ油を温め、長ねぎ、しょうがを炒め、香りが出たらエリンギを加えて約1分炒める。Ⓐを加えて混ぜ、卵、ごはんの順に続いて加え、よく混ぜながら炒める。
4. レタスを加えて色が変わったら、ごま油、しょうゆを回し入れて混ぜ、盛りつける。

糖質オフ ポイント

弾力のあるエリンギをみじん切りにして加えると、ごはん50gでも十分なボリュームになります。

おいしいメモ

卵を入れたらすぐにごはんを入れ、エリンギとごはんに卵をからめながら炒めるとパラリとしたチャーハンの完成です。

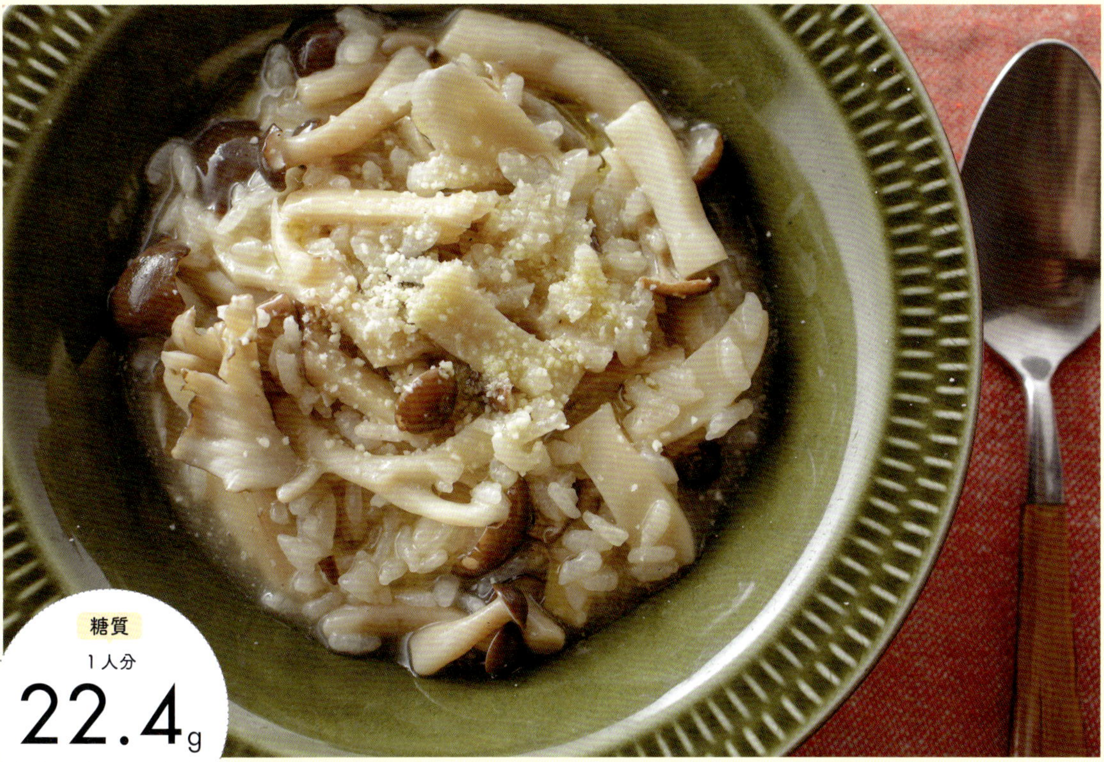

糖質
1人分
22.4g
206 kcal

少量のごはんでもきのこたっぷりで大満足

きのこリゾット

材料（1人分）

ごはん…50g
しめじ…1/2パック（50g）
まいたけ
…1/2パック（50g）
エリンギ…1本（50g）
粉チーズ…大さじ1/2
オリーブ油…小さじ2
Ⓐ水…300mℓ
固形スープの素…1個
塩、こしょう…各少々

作り方

1 しめじ、まいたけは小房に分ける。エリンギは3cm長さの短冊切りにする。
2 ごはんはざるに入れて、ざっと洗う。
3 鍋にⒶ、1を入れて火にかける。沸騰したら2を加え、ふたをして中火で10〜15分煮汁がほとんどなくなるまで煮る。器に盛り、粉チーズ、油をかける。

糖質オフ ポイント

ごはんは、ゆっくり加熱すると水分をたっぷり含んで大きくふくらみますから、少量のごはんで、十分満足できます。お米好きの方にリゾットはおすすめです。低糖質のきのこをたっぷり使ってかさ増ししましょう。

おいしいメモ

ごはんを洗ってから加えると、煮ても粘りが出にくくなります。

ノンカロリーの人工甘味料はダメ

人工甘味料は肥満予防の役に立たない

ノンカロリーの人工甘味料は一時、肥満や糖尿病予防のために砂糖の代用になるという研究もあったので、現在も様々な食品に添加され販売されています。

しかし、その1種であるアスパルテームやスクラロースなどが、腸内細菌の撹乱を通して糖尿病を発症させるという詳細な研究が2014年『Nature』に掲載されました。

その後、企業から研究資金をもらっていない公平な研究の多くは肥満や糖尿病の予防には人工甘味料が役立たないという結果となっています。

砂糖やみりんの量を自分で調整するのがよい

腸内細菌が撹乱されると、肥満や糖尿病だけでなく様々な慢性疾患を発症させる可能性があります。最近、人工甘味料摂取は高血圧、糖尿病、脳梗塞、認知症などのいろいろな成人病のリスクを上げるという報告が増えています。

このような現状で人工甘味料が含まれているあらゆる食品を推薦することはできません。砂糖やみりんなどを使って、その総量をグラムで管理するのが賢い糖質オフです。

多い量でなければ使用OKな甘みのある調味料

はちみつ

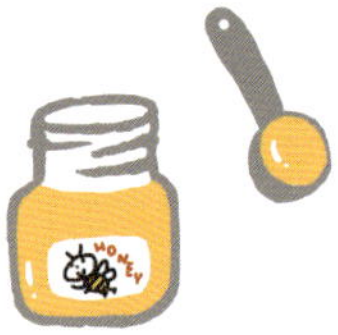

大さじ1（20g）あたり
糖質 17g

みりん

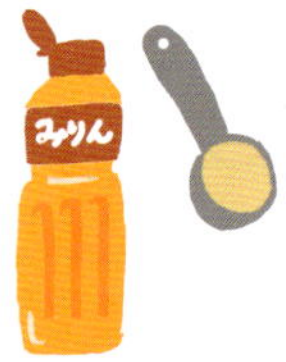

大さじ1（18g）あたり
糖質 8g

上白糖

大さじ1（10g）あたり
糖質 9g

結論

- 人工甘味料は肥満や糖尿病の予防には役立ちません。
- 糖尿病、高血圧、脳梗塞、認知症が増えるという報告があり、人工甘味料の使用をお薦めできません。

5

人工甘味料を使わないおやつ

人工甘味料なしで作れて市販のスイーツよりも糖質の低いおやつを紹介します。

我慢することなく、安心して、しっかり糖質コントロールをするために、ぜひ、おやつも手作りしてください。

お菓子作り初心者さんでも、気軽にトライできる簡単なものばかりです。

ごまきな粉、おからせんべいなどは、職場などに持って行って、間食用にしてもよいでしょう。

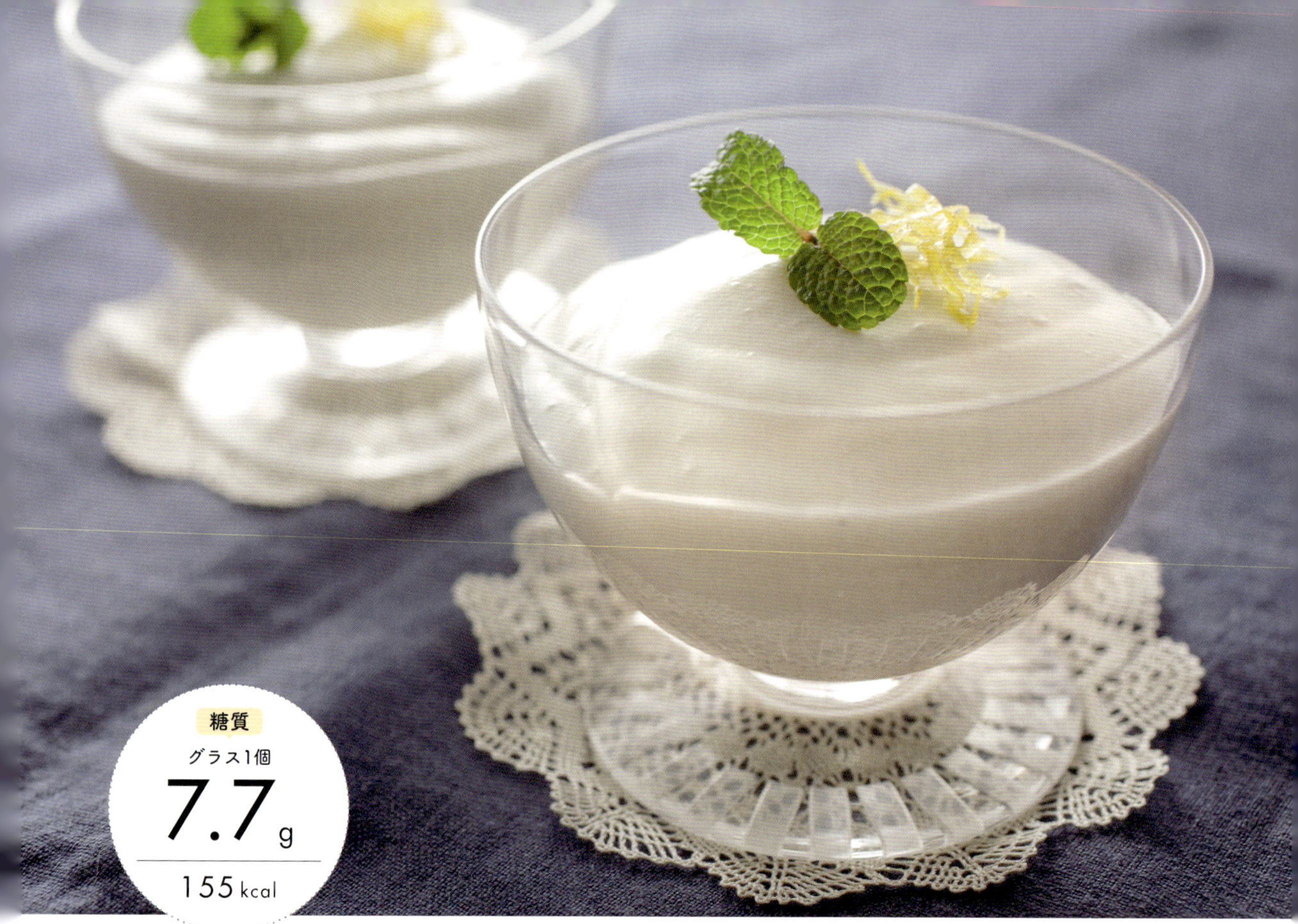

糖質
グラス1個
7.7g
155kcal

レモンの風味を楽しむ甘さ控えめのなめらかムース

レモン風味のヨーグルトムース

材料（容量80㎖のグラス４個分）

プレーンヨーグルト（無糖）…150ｇ
レモン…1/2個
生クリーム…100㎖
砂糖…大さじ２
粉ゼラチン…５ｇ
冷水…大さじ２
ミントの葉…少々

作り方

1 ゼラチンは冷水にふり入れ、15分おく。
2 レモンは皮を飾り用に少々削り、砂糖少々（分量外）をまぶす。果汁をしぼる（約大さじ１分とれる）。
3 生クリームは砂糖を加え、氷水にあてながら七分立てに泡立てる。
4 1を湯せんにかけて溶かし、ヨーグルトに混ぜる。レモン果汁、3を加えて混ぜる。グラスにつぎ分け、冷やしかためる。レモンの皮、ミントの葉を添える。

糖質オフ ポイント

スイーツには、使った砂糖の分量が目に見えてわかる「手作り」がおすすめ。１人分、砂糖大さじ1/2程度でも満足するので、ぜひ試してみて。市販のヨーグルトムースグラス１個分の糖質は約15ｇです。

おいしいメモ

七分立ては、泡立て器ですくったときにやわらかく、ツノがツンと下にたれ下がる状態です。

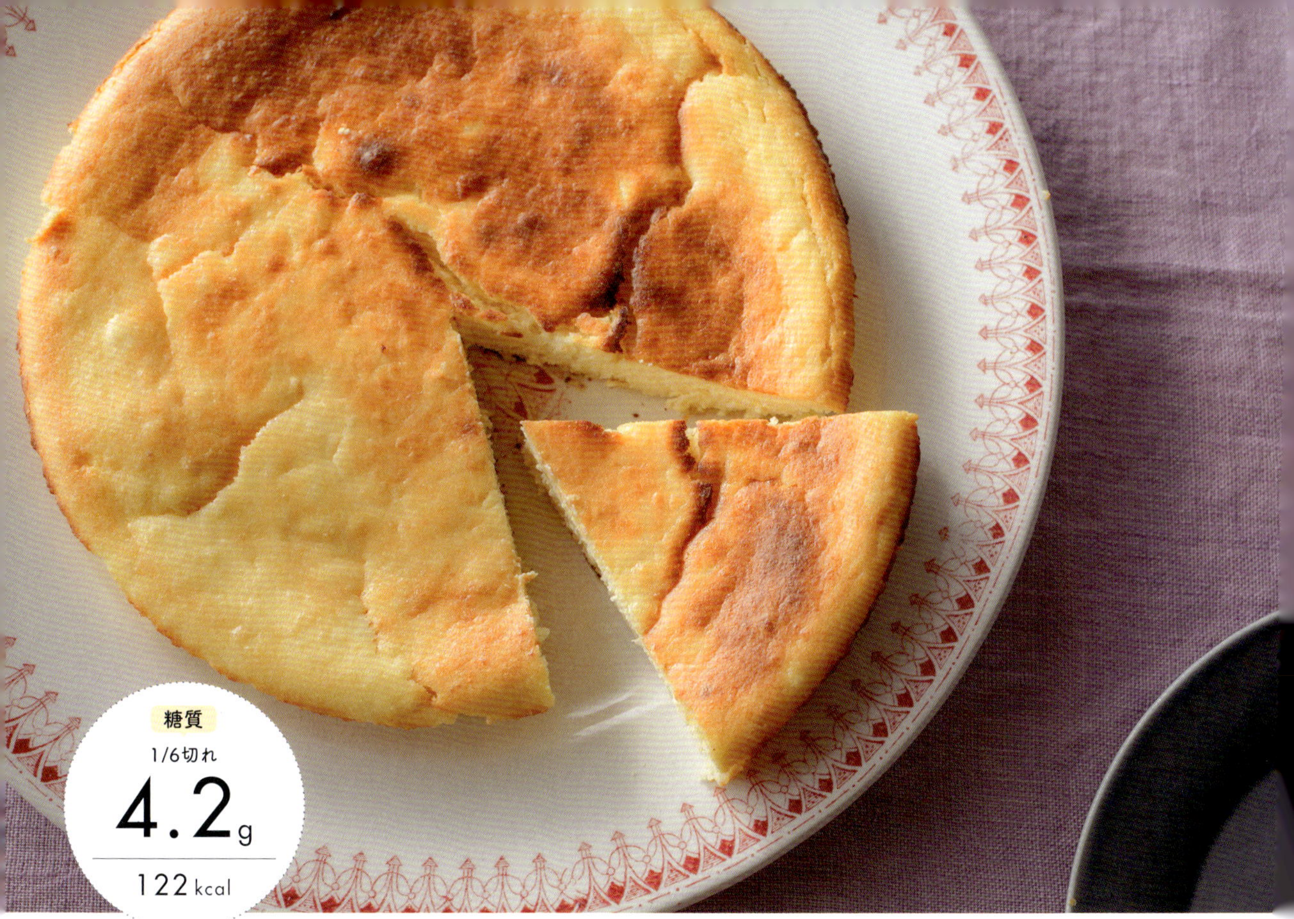

糖質
1/6切れ
4.2g
122kcal

小麦粉のかわりにおからを使って大幅糖質オフ

おからチーズケーキ

材料
（直径15㎝の丸型１台分）

おから（生）…50ｇ
クリームチーズ…150ｇ
砂糖…20ｇ
溶き卵…１個分
レモン果汁…大さじ1/2

作り方

1. クリームチーズは室温に戻すか電子レンジで30秒加熱し、やわらかくする。
2. ボウルに1と砂糖を入れ、泡立て器で混ぜ、なめらかにする。溶き卵、おから、レモン果汁を順に加え、そのつどよく混ぜる。
3. 2を190℃に予熱したオーブンで25分焼く。竹串で刺して生っぽい生地がつかなくなり、表面に焼き色がつくまでが目安。色づかないときは10～20℃上げ、５分程度様子を見ながら焼き足す。
4. 粗熱がとれたら、冷蔵庫で冷やす。

糖質オフポイント

小麦粉は一切使わず、おからで代用。砂糖も一般的なチーズケーキの1/2量程度しか加えていません。市販のチーズケーキ1/6切れ分の糖質は約12.5ｇです。

おいしいメモ

冷蔵庫で４～５日間保存可能です。

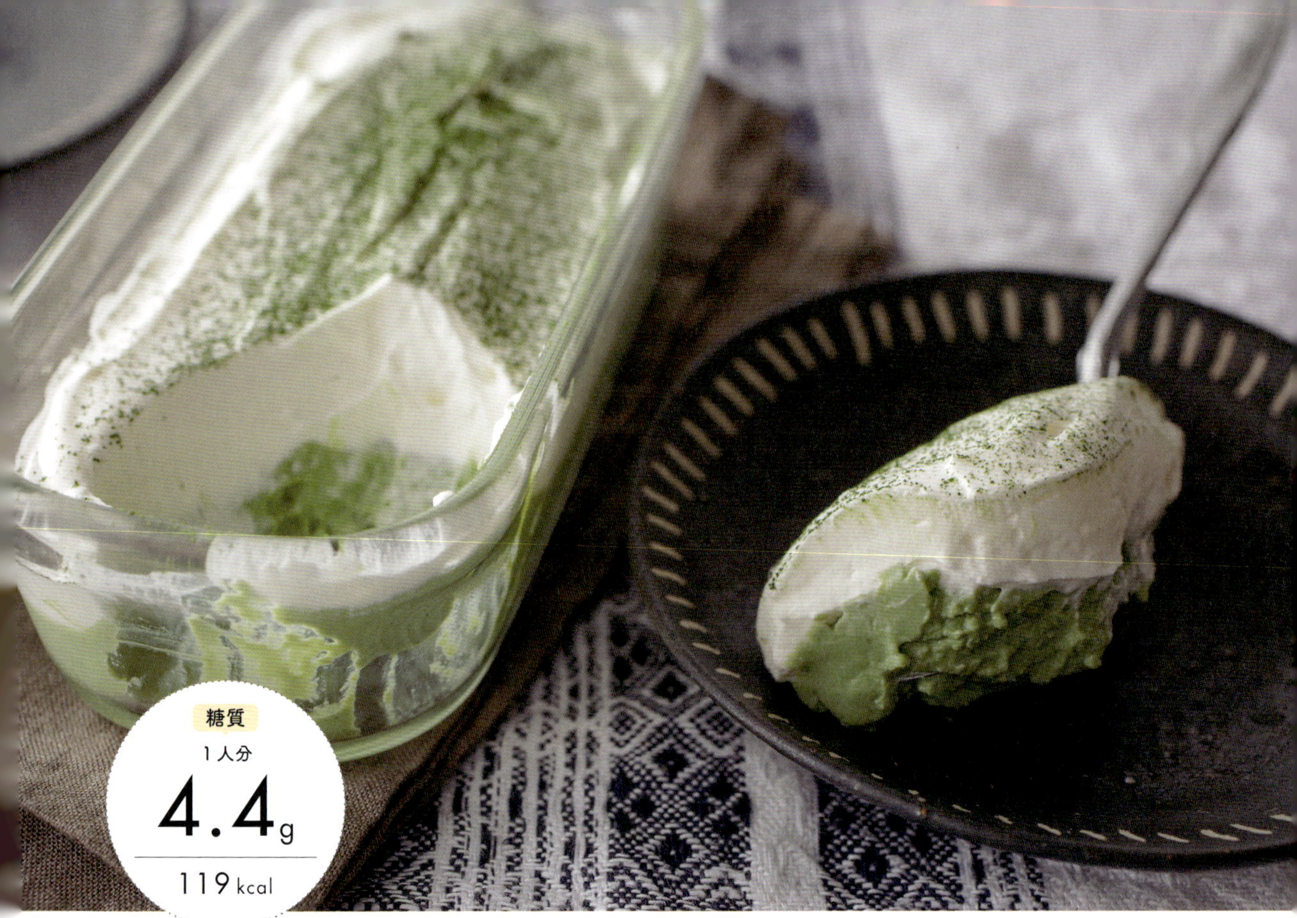

糖質
1人分
4.4g
119kcal

ビスケットのかわりに豆腐クリームで

抹茶豆腐ティラミス

材料（4～5人分）

絹ごし豆腐…200g
マスカルポーネチーズ
…100g
抹茶…適量
Ⓐ砂糖…大さじ1
│抹茶…小さじ1
Ⓑ生クリーム…大さじ2
│砂糖…大さじ1/2

作り方

1. 豆腐はペーパータオルで包み、皿を2～3枚のせて10分ほどおき、水けをきる。つぶしてなめらかにする。Ⓐをよく混ぜてから豆腐と混ぜる。
2. マスカルポーネにⒷを入れて泡立て器で混ぜる。
3. 容器に①を流し、②を重ね入れる。冷蔵庫で冷やしかため、仕上げに茶こしで表面に抹茶をふる。

糖質オフ ポイント

ビスケットのかわりに少し苦みをきかせた抹茶風味の豆腐クリームを敷いて糖質カット。市販のティラミス1人分の糖質は約30gです。

おいしいメモ

Ⓐの抹茶は砂糖とよく混ぜておくとダマになりにくくきれいに混ざります。

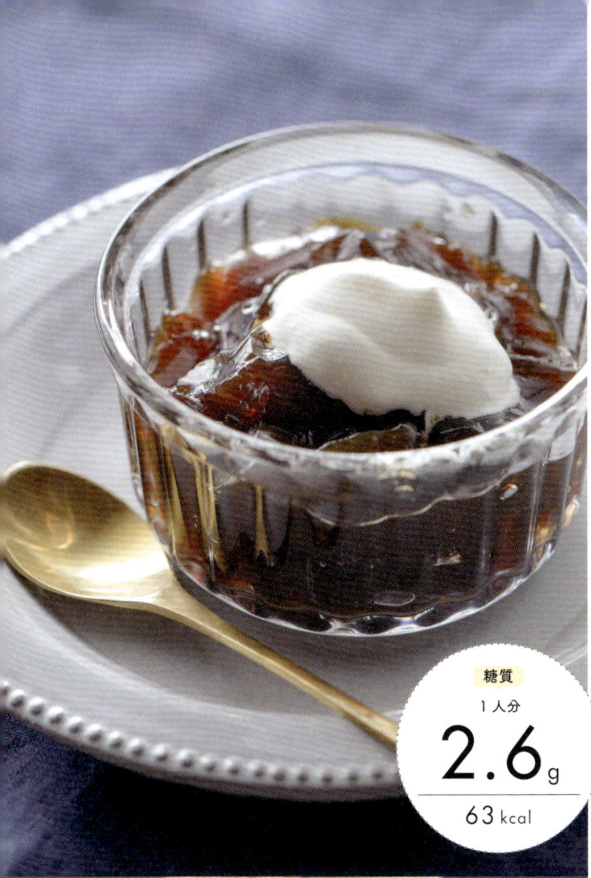

糖質
1人分
2.6g
63 kcal

シロップだけに砂糖を使って糖質カット

コーヒーゼリー

材料（2～3人分）

インスタントコーヒー
…大さじ1と1/2
水…250mℓ
粉ゼラチン…5g
冷水…大さじ2
Ⓐ砂糖…大さじ1/2
水…大さじ1と1/2
ブランデー…小さじ1
生クリーム…大さじ2

作り方

1. ゼラチンは冷水にふり入れ、15分以上おく。
2. 鍋に250mℓ水とコーヒーを入れて火にかけ、沸騰したら火を止める。1を加え、混ぜて溶かす。容器に入れ、冷やしかためる。
3. 耐熱容器にⒶを入れ、電子レンジで30～40秒加熱する。ブランデーを加え、冷やす。
4. 2のゼリーをスプーンですくって器に入れ、3のシロップをかける。軽く泡立てた生クリームをのせる。

糖質オフポイント

市販のコーヒーゼリー1人分の糖質は約10gです。

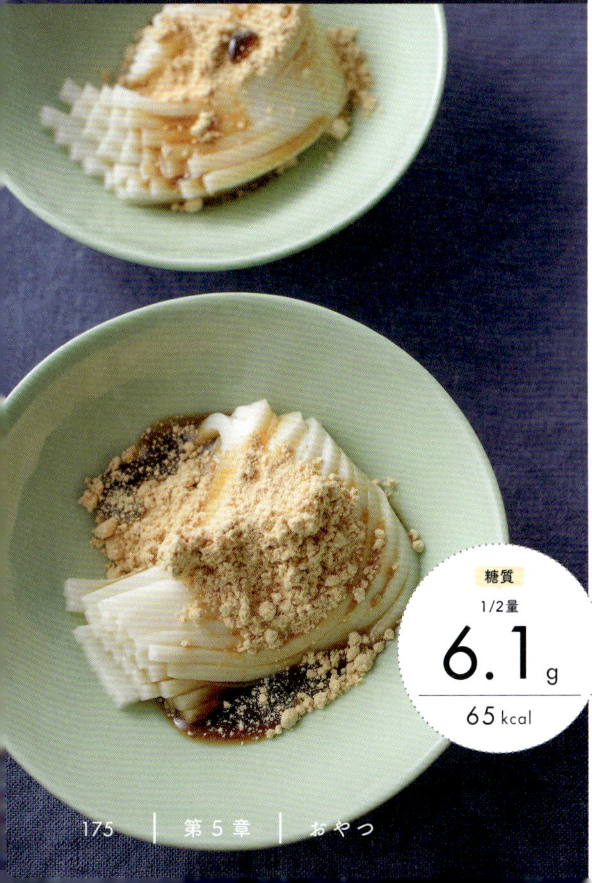

糖質
1/2量
6.1g
65 kcal

ぷるぷるの豆乳寒天に
黒蜜きな粉で和のおやつ

豆乳寒天の葛きり風黒蜜がけ

材料（10×8×4cmの流し缶1個分）
＊密閉容器や調理トレーなどでもよい

粉寒天…小さじ1強（3g）
水…100mℓ
豆乳（成分無調整）…100mℓ
黒蜜…小さじ2
きな粉…小さじ2

作り方

1. 鍋に分量の水と粉寒天を入れて混ぜ、火にかける。混ぜながらよく溶かし、しっかり沸騰させる。
2. 1に豆乳を混ぜながら加え、沸騰直前で火を止める。流し缶などに流し入れ、冷やしかためる。
3. 流し缶からとり出し、5mm角、10cm長さ程度に切り、盛りつける。黒蜜ときな粉をかける。

糖質オフポイント

市販の葛きり1人分の糖質は約30gです。

カッテージチーズでしっとり仕上げる

おから入り チーズパンケーキ

材料（2枚分：直径10〜12㎝のもの）

Ⓐ溶き卵…1個分
　牛乳…大さじ2
　おから（生）…50ｇ
　塩…少々
　カッテージチーズ…40ｇ
サラダ油…少々

Ⓑベビーリーフ…1/4袋
　カッテージチーズ
　　…大さじ1/2
　ドレッシング（市販）
　　…少々

作り方

1. ボウルにⒶを混ぜる。
2. フライパンを温め、油をひく。1の半量を流し、弱めの中火で2〜3分、ふたをして焼く。裏返し、ふたをせずにさらに2〜3分焼く。Ⓑを添える。

糖質オフポイント

小麦粉のかわりにおからを使って糖質オフ。市販のパンケーキ1枚の糖質は約19.4ｇです。

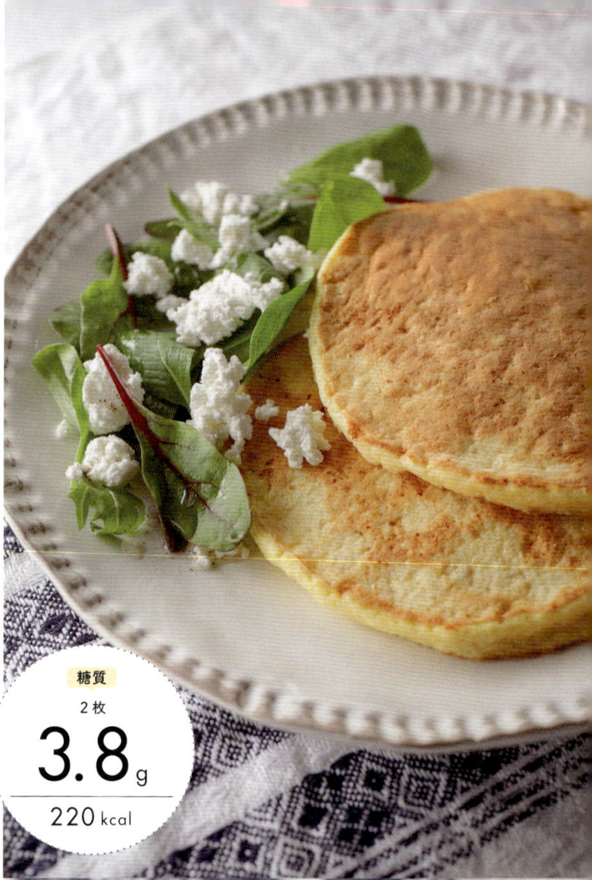

糖質
2枚
3.8g
220kcal

りんごの甘みだけでいただく

りんごの白ワイン煮

材料（8切れ分）

りんご…1個（300ｇ）

Ⓐ水…100㎖
　白ワイン…50㎖
　レモン果汁…小さじ1

作り方

1. りんごはよく洗い、8等分する。皮をむき、芯をとる（皮はとっておく）。
2. 鍋に1、りんごの皮、Ⓐを入れ、ふたをして弱火で10〜15分煮る。途中上下を返す。皮をとり除き、汁ごと冷やす。

糖質オフポイント

市販のりんごの白ワイン煮1人分の糖質は約12.8ｇです。

おいしいメモ

好みで皮は入れなくてもよいです。その場合は白っぽく仕上がります。

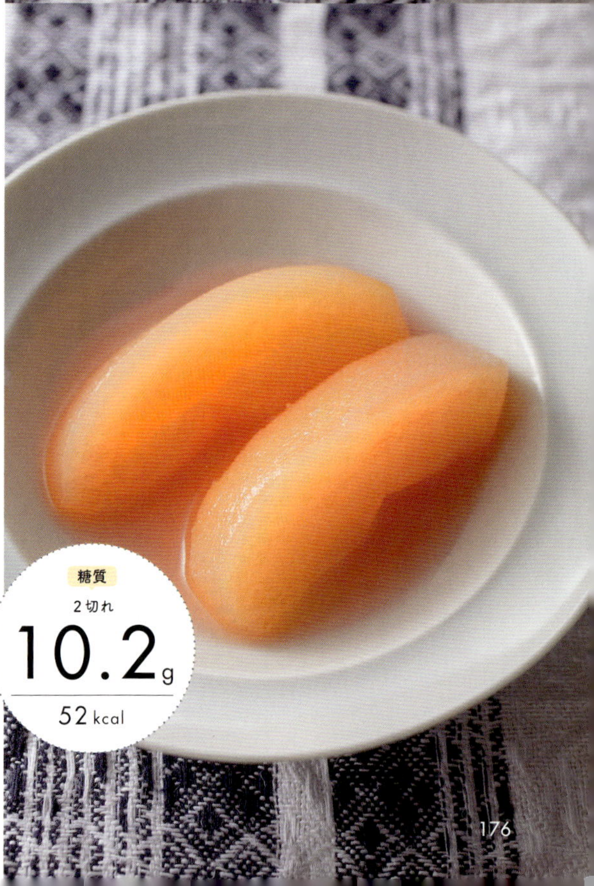

糖質
2切れ
10.2g
52kcal

甘みを強く感じるはちみつを少量使って

ごまきな粉

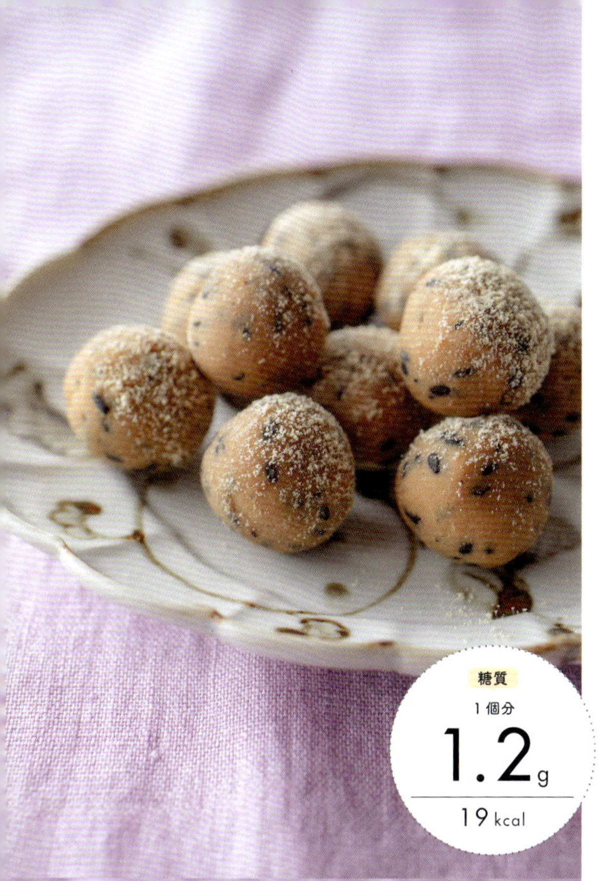
糖質
1個分
1.2g
19kcal

材料（10個分）

きな粉…30ｇ
黒炒りごま…大さじ1/2
はちみつ…大さじ1/2
水…大さじ１と1/2

作り方

1 すべての材料を混ぜ、ひとまとめにする。10個のボール状に丸める。
2 きな粉小さじ1/2（分量外）をふる。

糖質オフポイント

市販のごま団子１個分の糖質は約12.5ｇです。

おいしいメモ

水はきな粉の乾燥具合で異なります。まとまるように増減してください。

小麦粉はつなぎにほんの少しだけ！

おからせんべい風

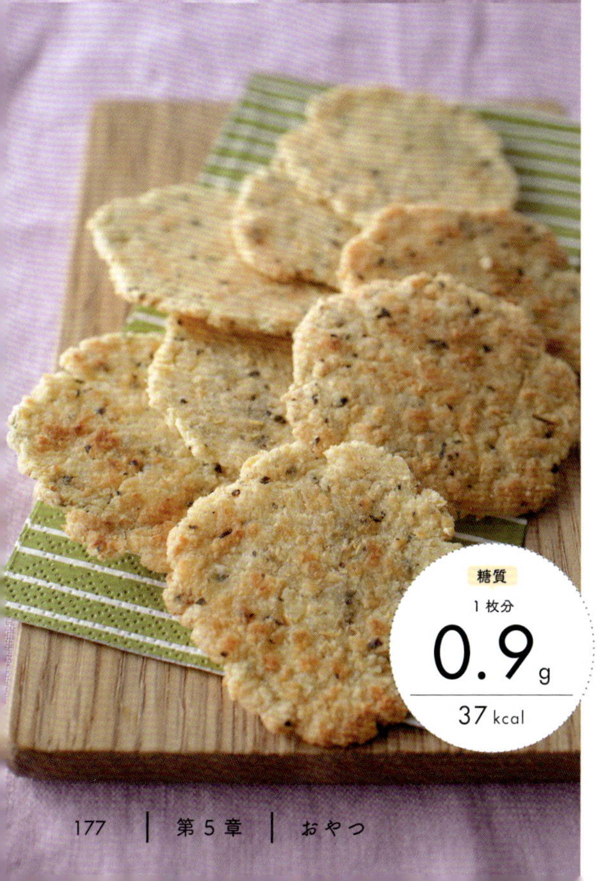
糖質
1枚分
0.9g
37kcal

材料（10枚分）

おから（生）…80ｇ
小麦粉…大さじ１
粉チーズ…大さじ１
オリーブ油…大さじ１
塩…小さじ1/4
バジル（乾燥）…小さじ1/4
粗びき黒こしょう…少々

作り方

1 すべての材料をよく混ぜ、10等分に丸める。
2 直径４～５cmの円形にのばす。
3 フライパンにオリーブ油大さじ1/2（分量外）を温め、2を入れる。フライ返しなどで押しながら、カリッとなるまで４～５分焼く。裏に返し、オリーブ油大さじ1/2（分量外）を回し入れ、さらに４～５分焼く。

糖質オフポイント

市販のごませんべい１枚分の糖質は約8.3ｇです。

リバウンドしない！実践！糖質オフ生活

糖質オフの1日の献立の立て方と注意点を、実例をみながら確認していきましょう。上手に組めばおやつもお酒も楽しめます。

Aさんの場合　糖質260ｇから200ｇへ

食べる量はかわっていないのに、太ってきてしまったので糖質オフにトライしたいと思っています。甘いものが大好きなので、おやつ禁止ではないのがうれしいポイント。

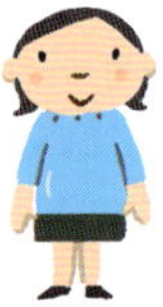

身長158cm
体重60kg

Before / **After**

	普段の食事	糖質量	ゆるやかな糖質オフ
朝食	ごはん１杯（120ｇ）	44ｇ	変更なし！ Advice ごはんのおかわりはダメ。朝はパン食にすると、糖質のとりすぎを防げます。
	だし巻き卵２切れ	5ｇ	
	ほうれん草のみそ汁１杯	3ｇ	
	のりの佃煮10ｇ	2ｇ	
	オレンジジュース200mℓ	21ｇ	
	小計	75ｇ	
間食	緑茶200mℓ	0ｇ	変更なし！ Advice 飲み物は、できればお茶や水など無糖のものにすると、昼食までの血糖値の上昇を防げます。
昼食	チキンカレー（ごはん150ｇ）	75ｇ	変更なし！ Advice 昼食は、丼ものや麺類など、一品料理になりやすいため、糖質量に気をつけて食べます。
	福神漬け20ｇ	6ｇ	
	トマトサラダ	3ｇ	
	イタリアンドレッシング	2ｇ	
	ブレンドコーヒー200mℓ	1ｇ	
	小計	87ｇ	
間食	シュークリーム100ｇ	25ｇ	変更なし！ Advice 間食も糖質が多くなりすぎないように気をつけます。
	ミルクティー	3ｇ	
	小計	28ｇ	
夕食	ごはん１杯（150ｇ）	55ｇ	→ 主食を抜いて糖質オフ（下表）
	豚肉のしょうが焼き	5ｇ	
	かぶと小松菜の炒めもの	4ｇ	
	けんちん汁	6ｇ	
	ほうじ茶	0ｇ	
	小計	70ｇ	
	合計	260ｇ	

主食を抜いて糖質オフ	糖質量
豚肉のわさびマヨ照り焼き（P51）	4ｇ
キャベツのアンチョビカレー炒め（P98）	3ｇ
切り干し大根のみそ汁（P158）	4ｇ
ほうじ茶	0ｇ
小計	11ｇ
合計	201ｇ

マイナス約60ｇに！
夕食のみ糖質オフ食にするだけで１日の糖質量が約200ｇに！

1食の糖質20g以下！

夕食の献立例：Aさんの場合

＊糖質量の計算ですが小数点以下は四捨五入して計算しましょう。神経質になりすぎると続きません。

和食の日

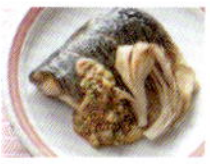
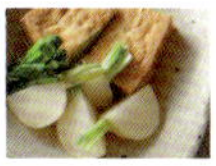
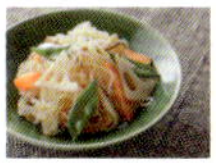

	糖質
さばのねぎごまソース P81	2g
かぶと厚揚げの煮物 P123	6g
しらたき炒めなます P147	5g
合計	13g

Point
和食はボリュームが出にくいので、副菜には厚揚げなどたんぱく質をプラスするとよい。炒めなますは、しらたきと野菜で噛みごたえあり満腹感が出やすい。

洋食の日

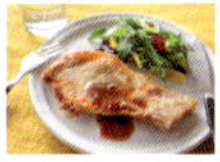
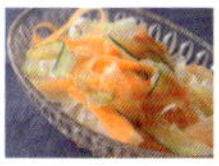
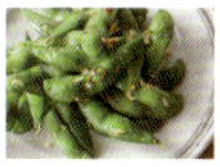

	糖質
豚肉のマスタードソテー P50	3g
にんじんのリボンサラダ P124	3g
枝豆のにんにく風味 P128	1g
合計	7g

Point
お肉たっぷりの主菜には、野菜がとれる副菜を合わせる。

中華の日

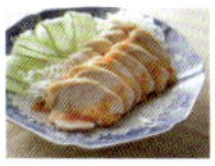
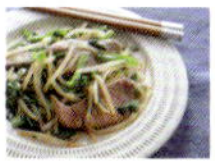
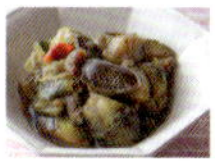

	糖質
ピリ辛バンバンジー P32	7g
豚レバにら炒め P55	5g
なすの中華煮 P116	4g
合計	16g

Point
サラダ仕立ての主菜には、炒めものやコクのある煮物を組み合わせる。

酒ありの日

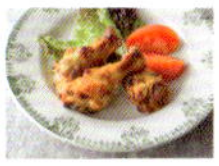
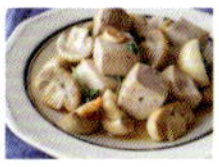
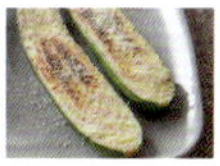

	糖質
タンドリーチキン P39	5g
まぐろのサイコロステーキ P84	1g
ズッキーニのチーズ焼き P118	1g
ハイボール	0g
合計	7g

Point
おかずだけの夕食は、つまみにぴったり。スパイスを効かせた料理やチーズ味もよく合う。

糖質オフのかしこい実践法

本書で薦めている方法は

①1日1食だけ、できれば夕食から主食の米やパン、麺を抜く。

▼18ページ

②本書から主菜1～2品＋副菜1～2品を選び、1食の糖質量20g以下の献立にする。

③なるべく目分量では作らず、素材や調味料の重量をレシピ通りに量ってから料理する。

④食後にお腹がすいたら糖質の少ないゆで卵やするめ、ツナマヨ、チーズ、ナッツなどを食べる。次から夕食のおかずの脂質（油や脂）をもっと増やす。

と、これだけ。上記の献立例を参考に、和洋中さまざまな料理を楽しむことができます。

Bさんの場合　糖質400ｇから300ｇへ

ラーメン、カレー、餃子が大好きで、毎晩の晩酌も欠かさない。最近、会社の健康診断で生活習慣病予備軍と言われ、食事を見直すよう注意されたので糖質オフを始めました。

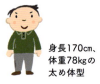

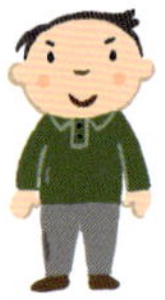

身長170cm、体重78kgの太め体型

Before

	普段の食事	糖質量
朝食	ごはん１杯（150ｇ）	55ｇ
	じゃこ入り卵焼き	4ｇ
	じゃがいもとわかめのみそ汁	7ｇ
	りんごジュース200mℓ	21ｇ
	小計	**87ｇ**
間食	どら焼き１個	39ｇ
	緑茶200mℓ	0ｇ
	小計	**39ｇ**
昼食	みそラーメン	75ｇ
	焼き餃子	17ｇ
	ウーロン茶200mℓ	0ｇ
	小計	**92ｇ**
間食	メロンパン１個	52ｇ
	カフェラテ200mℓ	8ｇ
	小計	**60ｇ**
夕食	ごはん１杯（150ｇ）	55ｇ
	鶏の照り焼き	14ｇ
	かぶと小松菜の炒め物	4ｇ
	ポテトサラダ	23ｇ
	ビール350mℓ	11ｇ
	小計	**107ｇ**
間食	プリン	15ｇ
	合計	**400ｇ**

After

ゆるやかな糖質オフ

朝食

変更なし！

Advice
ジュースは糖質が多く、吸収しやすいので、100％果汁でも、飲みすぎに注意。果物は生を食べた方が糖質少なめです。

間食

変更なし！

Advice
和菓子は、米粉やあんこを使っているものが多く、糖質量が高めです。P184を見て、糖質低めのお菓子を選ぶとよいでしょう。

昼食

変更なし！

Advice
麺類から、定食に切り替え、主食を食べ過ぎないように気をつければ、糖質量は抑えられます。

間食

変更なし！

Advice
自宅で食パンにチーズなどをのせた手作りおやつに変えれば、糖質は半分くらいの量になります。

夕食・間食

主食を抜いて糖質オフ	糖質量
チキンソテー（P24）	2ｇ
ズッキーニのサラダ（P118）	2ｇ
冷奴明太マヨソース（P139）	3ｇ
ビール350mℓ	11ｇ
小計	**18ｇ**
ウーロン茶200mℓ	0ｇ
合計	**296ｇ**

マイナス約100ｇに！
夕食時に適度なアルコールは可ですが、就寝前のスイーツはダメ。無糖のお茶などがよいでしょう。

1食の糖質20g以下！

夕食の献立例：Bさんの場合

＊糖質量の計算ですが小数点以下は四捨五入して計算しましょう。神経質になりすぎると続きません。
＊もっと食べたい場合は、20g以下ならば主菜を増やしたり、2人分を1人分として食べてもOK！

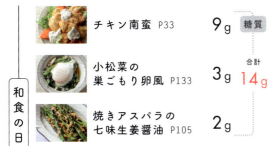

和食の日

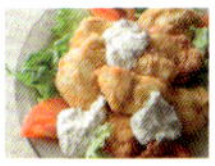
チキン南蛮 P33　9g

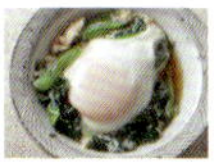
小松菜の巣ごもり卵風 P133　3g

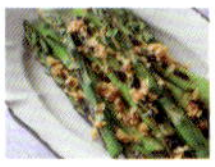
焼きアスパラの七味生姜醤油 P105　2g

糖質 合計 14g

Point
調理法（揚げる、煮る、焼く）が異なる料理を合わせると、道具やガス台も重ならずスムーズに調理できる。

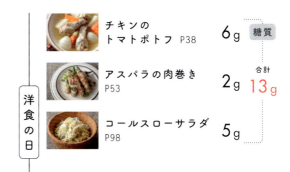

洋食の日

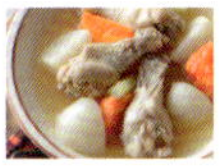
チキンのトマトポトフ P38　6g

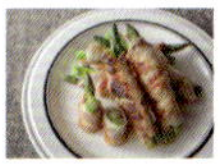
アスパラの肉巻き P53　2g

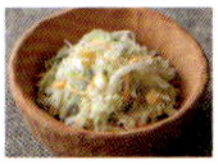
コールスローサラダ P98　5g

糖質 合計 13g

Point
ポトフなどのスープ煮は、汁ものの代わりにもなるので食後の満足感が得られやすい。

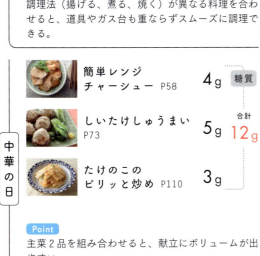

中華の日

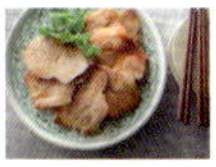
簡単レンジチャーシュー P58　4g

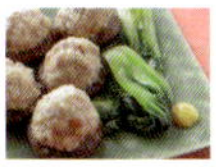
しいたけしゅうまい P73　5g

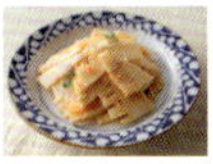
たけのこのピリッと炒め P110　3g

糖質 合計 12g

Point
主菜2品を組み合わせると、献立にボリュームが出やすい。

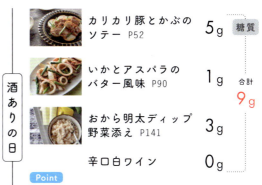

酒ありの日

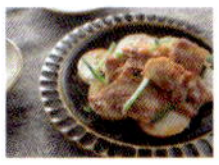
カリカリ豚とかぶのソテー P52　5g

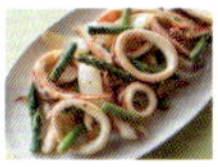
いかとアスパラのバター風味 P90　1g

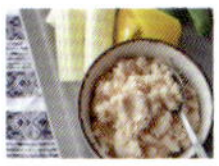
おから明太ディップ野菜添え P141　3g

辛口白ワイン　0g

糖質 合計 9g

Point
油はサラダ油、バター、マヨネーズなど種類をかえると風味に違いが出て飽きがこない。

夕食が外食になる場合はどうする？

外食やファストフード、コンビニエンスストアなどで購入する食事は、糖質が普段よりも多くなってしまうもの。でも上手に利用すれば問題ありません。メニュー選びはP184～187を参考にしてください。

「1日1食糖質オフ生活」からスタートして慣れてきた頃に「もう少し糖質オフできるな」と思ったら、ソフトドリンクやお菓子、昼食の主食（米、パン、麺）の量を少し減らすなど、無理のないよう徐々に調整してください。楽しく、おいしく糖質オフを続けるためにも無理や我慢は禁物です。

糖質オフの悩み 解決アドバイス

糖質オフを始めた人たちから多く寄せられる悩みや疑問に灰本クリニックの管理栄養士、渡邉志帆さんが、アドバイスします。

悩 目標糖質量に届かなかったらどうする？

答 数日単位で考えて、ならしていきましょう

１日の終わりに糖質量を計算してみたら、目標値より低かった。そこで、ラッキーとばかりに、お菓子をつまんでいませんか？　でも、目標値をオーバーしてしまう日もありますよね。届かなかった分は、食べすぎた日の調整用に、大切にとっておきましょう。

悩 お腹がすくんです！

答 それは間違った糖質オフをしているからです

「正しい糖質オフ」をしていれば、絶対にお腹はすきません。この方の場合は、単なる「炭水化物抜き」のメニューにしていました。本書でも繰り返しお伝えしているように、正しい糖質オフは、減らした糖質のカロリー分を脂質で補充しなければ、エネルギー不足になるので、お腹がすきますし、続きません。

悩 目標糖質量をもっと下げてもいい？

答 成果がでたら次のステップへ

糖質摂取量を１日400ｇにしていた方から、だんだん食欲が落ちてきたので、もう少し減らしたいと相談されました。糖質オフを続けると食欲は落ちてくるので、悪いことではありません。血圧、血糖値などが改善し、状態も安定してきたら、50〜100ｇ、また減らしてみましょう。ただし、１日の糖質摂取量が200ｇ以下にならないように注意しましょう。

悩 同じものばかりで飽きる

答 そんなときこそ、この本のメニューを利用して！

肉や魚のソテーや冷奴ばかりで飽きてしまう、という方がとても多いです。本書では、和洋中とバラエティ豊かな主菜と副菜が200品以上載っているのでぜひ、利用してください。

悩 糖質オフをしているのに痩せない！

答 食事日記をつけてみましょう

糖質オフをしたからといって、必ず、やせる方ばかりではありません。でも、血圧や血糖値の改善もみられないなら、もう一度、食事日記をつけてみましょう。夕食は主食抜きだからと、お昼にラーメンライスの大盛りなどを食べている人も。思っている以上に糖質をとっている方、多いんです。

悩 間食の誘惑に勝てない

答 チーズやナッツ、卵、ツナマヨなどがおすすめ

間食しても問題ありません！　脂質が多く糖質の低い、チーズやナッツ、マヨネーズをつけたゆで卵やツナマヨ、スティック野菜、蒸し野菜などをお薦めしています。ただし、ナッツなどはちりもつもれば……ということも心得ておいてください。私は、殻つきの落花生をすすめています。殻をむく間にお腹も満足するので、食べすぎないのです。

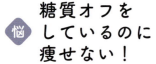

悩 糖質オフ実践中のランチ後眠くなる

答 早食い、ドカ食いしていませんか？

糖質オフ中の夕食時には米を食べないからと、その分を取り戻すような意気込みでランチタイムに糖質の高い米や麺を早食い、ドカ食いしてないでしょうか。大量の糖質を急激に摂取すると血糖値も急上昇して眠くなります。よく噛んでゆっくり食べることを心がけて。

悩 便秘になる！

答 ヨーグルトや野菜をとってみて

糖質オフを始めて便秘になったという方、少なくありません。米、パン、麺や根菜類の摂取が減って便秘がちになるのは確か。糖質低めの野菜を蒸したり、ゆでたりして食べるようにしましょう。朝の無糖ヨーグルトもいいですが、いっしょにジャムやフルーツを食べてしまい、かえって糖質摂取量が増えてしまったという人も多いので注意してくださいね。

悩 ヘルシーだと和食中心にしたら成果がでなかった

答 ごはんと調味料の分量に注意して

昔ながらの和食は、根菜類も多く、みりんや砂糖などの甘い調味料も多く使うので、実は、糖質が高いメニューです。また、何より和のおかずはごはんがすすみます。本書には、糖質量を調整した和食もたくさん載せているので、ぜひ参考にしてください。

悩 野菜不足解消に野菜ジュースは問題ない？

答 大量に飲まないで！

糖質オフすると、つい野菜不足になりがちです。野菜を補うつもりで、野菜ジュースやトマトジュースを毎日飲んでいるという方がとても多いのですが、飲みすぎないように気をつけてください。成分表をみて見ると、糖質量が意外と高いことがわかるでしょう。

悩 糖質オフビールにしたのに太った

答 いっしょに何を食べていますか？

ある方は、毎晩、ごはんを抜き、糖質オフビールにかえてがんばっていたのですが、おかずに大好きな餃子をお腹いっぱい食べていました。餃子の皮は１枚で約3ｇありますから、あっというまに糖質量オーバー。しかも、たっぷりの油で焼いていたので、糖質と脂質が組み合わさって、太ってしまいました。餃子や春巻きの皮、春雨など小麦粉やいもを使って作られた食品には気をつけましょう。

悩 旅行に行くと糖質オフできない

答 旅行に行く前と後で調整して！

旅行に行くと、どうしてもおいしいものを食べる機会が多いので糖質摂取量も増えてしまいがち。でも、旅行前後の数日で調整すればOKです。メリハリをつけて楽しみましょう。

迷ったらどっちを選ぶ？

市販品や外食先を上手に利用することも、無理せず楽しく糖質オフを続けるコツです。

おやつ編

甘いものだって、上手に選べば食べられます。迷ったらどちらを選べばよいのかを知っておくと便利です。

✓バニラアイス VS ようかん

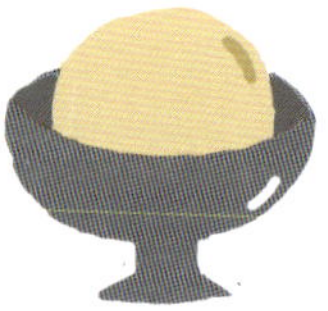

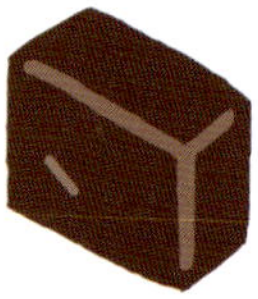

バニラアイス	ようかん
120ｇあたり	50ｇあたり
糖質 27ｇ	糖質 34ｇ

どちらも買い置きしてあるお菓子の代表でしょうか。実は、120ｇのアイスに対して50ｇのようかんの方が糖質は高いんです。とはいえアイスはつい量を食べてしまいがちなので要注意です。

✓チーズケーキ VS 大福

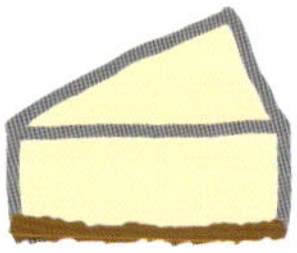

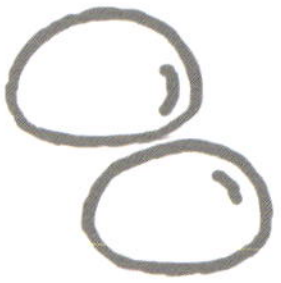

チーズケーキ	大福
50ｇあたり	50ｇあたり
糖質 11ｇ	糖質 25ｇ

糖質の低いチーズを使ったチーズケーキは、腹持ちもよく糖質オフの強い味方です。糖質の高い小豆で作られたあんこを餅で包んだ大福は、糖質のかたまり！　食べすぎないように注意して。

しょうゆせんべい VS ✓ロールケーキ

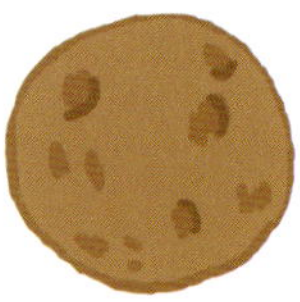

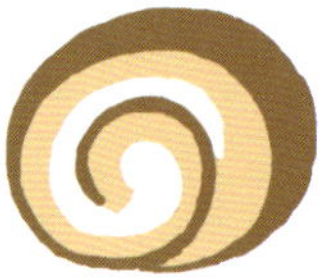

しょうゆせんべい	ロールケーキ
20ｇあたり	45ｇあたり
糖質 17ｇ	糖質 8ｇ

あえて、甘いケーキを我慢しておせんべいを選んでいませんか？　実はロールケーキの方が糖質は約半分。おせんべいは、たった３枚で軽めのごはん１杯分の糖質量になります！

シュークリーム VS ✓焼きプリン

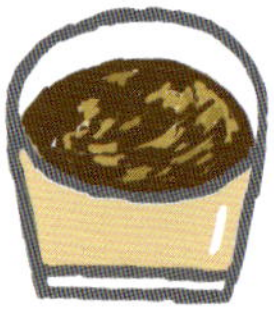

シュークリーム	焼きプリン
100ｇあたり	100ｇあたり
糖質 25ｇ	糖質 15ｇ

どちらも卵をメインにして作られたお菓子ですが、シュークリームは、皮にもクリームにも小麦粉が使われていますので、糖質はプリンより高くなります。迷ったらプリンです。

まとめ

洋菓子と和菓子を迷ったら洋菓子を！

洋菓子と和菓子、迷ったら洋菓子を選んだほうが無難です。市販のお菓子には成分が表示されているものも多いので「炭水化物」量をチェックするくせをつけて。

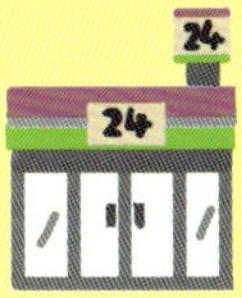

コンビニ編

毎日、コンビニエンスストアを利用するという人も多いよう。もはや、糖質オフの成功とコンビニの賢い利用方法は切り離せません。

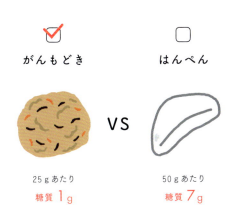

☑ がんもどき　VS　☐ はんぺん

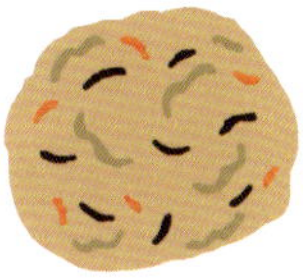

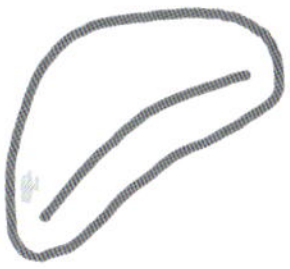

がんもどき：25ｇあたり　糖質 1g

はんぺん：50ｇあたり　糖質 7g

コンビニごはんで、おでんはとても重宝するメニュー。おすすめ具材は卵、しらたき、昆布、がんもどき、大根、つみれなど。反対に糖質高めなので注意したいのはごぼう巻きやちくわぶ。

☐ 肉まん　VS　☑ フライドチキン

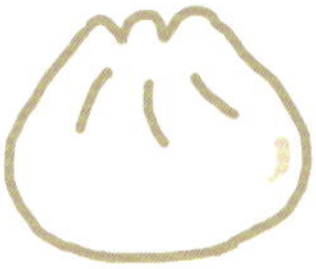

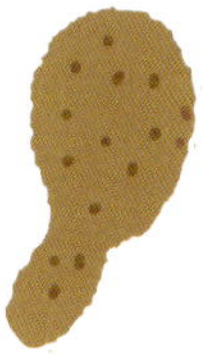

肉まん：110ｇあたり　糖質 44g

フライドチキン：120ｇあたり　糖質 10g

ほぼ同じ重量で糖質は約1/4。肉まん１個に対してフライドチキン４本を食べることができます。チキンの方が脂質は４倍もあり腹持ちもいい。ちなみに、あんまんの糖質は53.4ｇです。

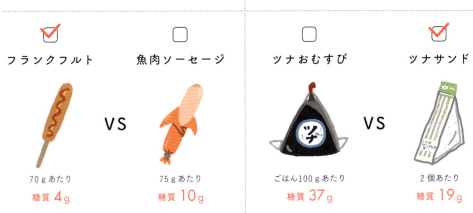

☑ フランクフルト　VS　☐ 魚肉ソーセージ

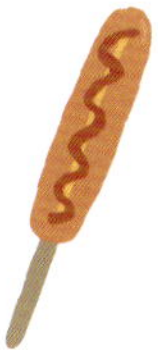

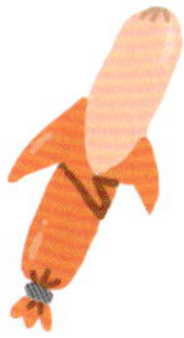

フランクフルト：70ｇあたり　糖質 4g

魚肉ソーセージ：75ｇあたり　糖質 10g

糖質オフビールのおともに魚肉ソーセージを買う人が案外多いのですが、糖質は高いので要注意。どうせならボリュームのあるフランクフルトを選んでください。糖質は約半分です。

☐ ツナおむすび　VS　☑ ツナサンド

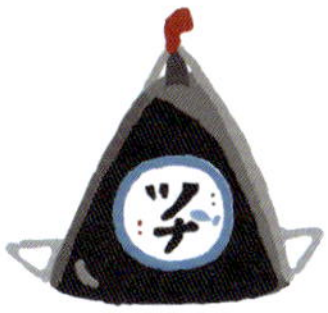

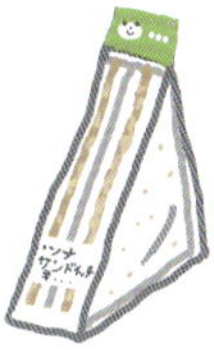

ツナおむすび：ごはん100ｇあたり　糖質 37g

ツナサンド：２個あたり　糖質 19g

同じ具材のおにぎり１個とサンドイッチ１パックで迷ったら？　なんとサンドイッチの糖質は、おむすび１個の約半分。さらにサンドイッチの方が具材が多いので脂質も上手にとれます。

まとめ

おにぎりよりサンドイッチと覚えておく！

コンビニごはんといえばおにぎりとサンドイッチ。迷ったらサンドイッチを選ぶ！　これだけでも覚えておきましょう。そのほかサラダチキンや焼き鳥、サーモン、シーザーサラダ（クルトン抜き）などもおすすめ。

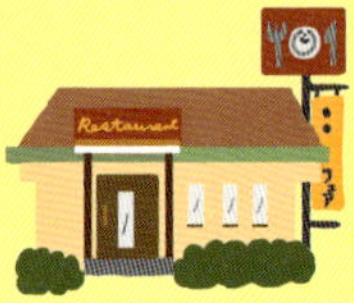

ファミリーレストラン編

和食、洋食、中華となんでも食べられるファミリーレストラン。メニュー選びが上手にできれば、糖質オフの強い味方に！

ビーフカレー VS **ステーキ**（✓）

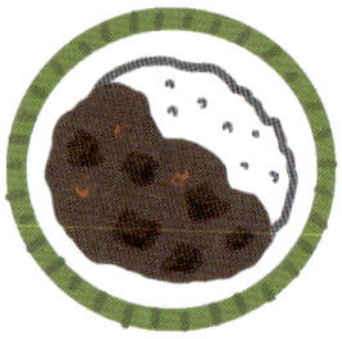

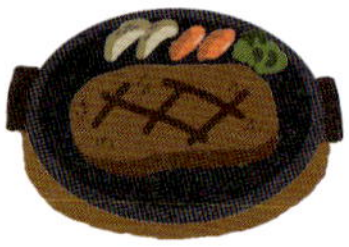

ビーフカレー	ステーキ
1人分あたり	1人分あたり
糖質 80g	糖質 5g

圧倒的に低糖質なのがステーキ。ロールパンやフランスパンを1～2個つけてもなお、カレーより低糖質。カレーはごはんだけでなくルウそのものも糖質が高いので、食べすぎ注意です。

和食御膳 VS **ハンバーグセット**（✓）

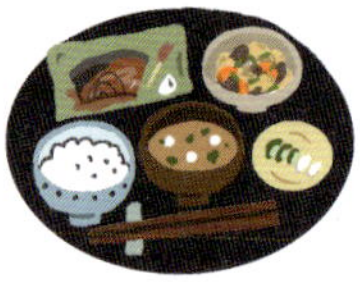

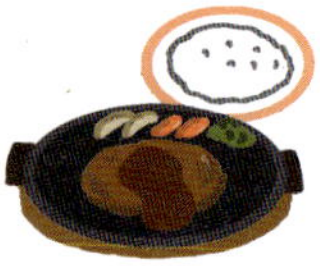

和食御膳	ハンバーグセット
1人分あたり	1人分あたり
糖質 102g	糖質 77g

和食御膳は肉じゃがとぶりの照り焼き、ハンバーグセットはデミグラスハンバーグにごはんで比べました。和食は、調味料にも糖質が含まれているので、糖質高めになると知っておきましょう。

焼き餃子 VS **チンジャオロースー**（✓）

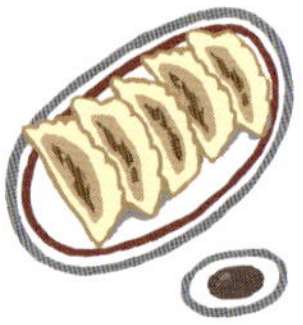

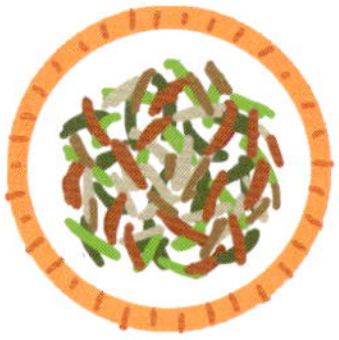

焼き餃子	チンジャオロースー
5個あたり	1人分あたり
糖質 17g	糖質 8g

焼き餃子5個とチンジャオロース、1皿で比べています。焼き餃子は皮の糖質が高いうえに、食べすぎやすい料理なので糖質をコントロールしているときには、注意したいメニューです。

クリームシチュー（✓） VS **ミートソーススパゲティ**

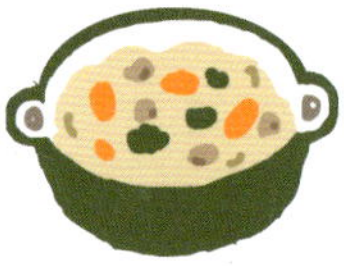

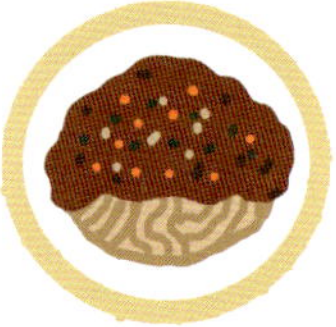

クリームシチュー	ミートソーススパゲティ
1人分あたり	1人分あたり
糖質 25g	糖質 70g

鶏もも肉50g使用のチキンクリームシチューと、スパゲッティ80g使用のミートソースを比べた場合、腹持ちもよく野菜も上手にとれるシチューのほうが約1/5の糖質量になります。

まとめ

定食ならごはんの量で糖質を調整しましょう！

メニューの豊富なレストランでは、丼やサンドイッチ、麺類ではなく脂質の高い肉や魚の料理から選ぶこと。定食ならごはんの量は少なめにしして糖質コントロールを。

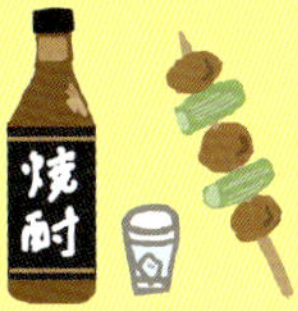

居酒屋編

飲み会が続くと糖質オフができないと思っていませんか？　品数の多い居酒屋こそ、糖質コントロールがしやすいのです。

☑ 焼き鳥のもも塩だれ

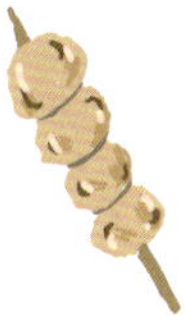

1本あたり
糖質 0g

VS

☐ ポテトサラダ

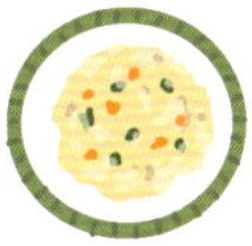

1皿あたり
糖質 3g

焼き鳥は1本、ポテトサラダはじゃがいも130ｇで比べましたが、焼き鳥は糖質は0ｇなので、何本食べても糖質ゼロと嬉しいメニューです。たれになると調味料が甘い分、糖質が少し上がります。

☐ お好み焼き

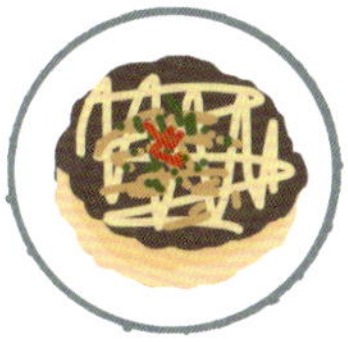

1枚あたり
糖質 40g

VS

☑ から揚げ

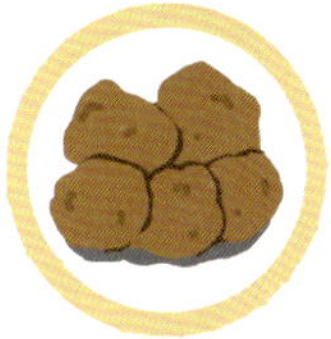

5個あたり
糖質 13g

鶏のから揚げは5個（鶏もも肉150ｇ）、お好み焼きは1枚（薄力粉40ｇ）で比べています。この勝負はから揚げの圧勝。から揚げを倍量食べても、まだお好み焼きの糖質には届きません。

☑ 寄せなべ

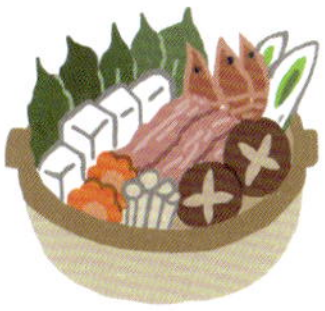

1人分あたり
糖質 15g

VS

☐ チャーハン

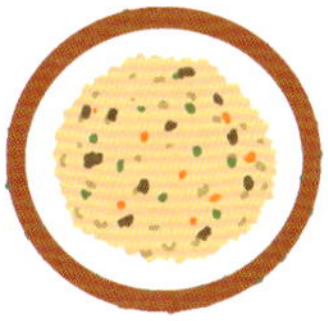

1人分あたり
糖質 60g

えび、肉、野菜がたっぷり入った寄せ鍋1人分と、ごはん150ｇ分のチャーハンでは寄せ鍋の圧勝。鍋には、脂質の高い肉や魚もしっかり入っているので腹持ちも抜群です。

☐ バターコーン

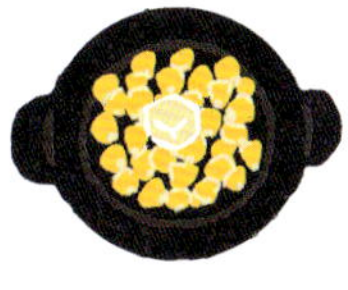

1皿あたり
糖質 12g

VS

☑ ソーセージの盛り合わせ

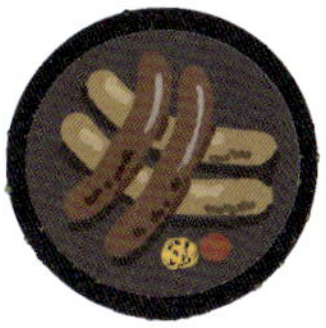

1皿あたり
糖質 3g

つまみに、もうちょっと食べたいときに頼む代表的な2皿を比べてみました。コーンは75ｇ、ソーセージは100ｇの分量です。ソーセージの方が腹持ちもよく、糖質も低いのでおすすめです。

まとめ

居酒屋は糖質オフの強い味方！

居酒屋でのお薦めメニューはサイコロステーキや串焼き、お刺身、アボカドとチーズをあえたもの、オイルフォンデュやチーズフォンデュなど低糖質高脂肪な料理。お酒選び（▶P160）にも注意して！

食品別糖質量一覧

おもな食材の糖質量、脂質量を表記しています。
糖質摂取量の計算をするときなどに
使ってください。

肉・肉加工品

鶏肉	糖質	脂質
鶏ささみ(100g)	0g	0.8g
鶏手羽先(100g)	0g	16.2g
鶏手羽中(100g)	0g	16.2g
鶏手羽元(100g)	0g	12.8g
鶏むね肉(100g)	0.1g	5.9g
鶏もも肉(100g)	0g	14.2g
豚肉		
ベーコン(10g)	0g	3.9g
豚肩ロース肉(100g)	0.1g	19.2g
豚バラ肉(100g)	0.1g	35.4g
ハム(15g)	0.2g	2.1g
豚こま切れ肉(ロース)(100g)	0.2g	19.2g
豚肉(カレー用・肩ロース)(100g)	0.1g	19.2g
豚ヒレ肉(100g)	0.3g	3.7g
豚ロース肉(100g)	0.2g	19.2g
ウインナー(50g)	1.5g	14.3g
豚レバー(100g)	2.5g	3.4g
牛肉		
牛焼き肉用肉(100g)	0.3g	39.4g
牛ロース肉(100g)	0.2g	37.1g
牛薄切り肉(100g)	0.4g	19.6g
牛シチュー用肉(100g)	0.4g	13.3g
牛もも肉(100g)	0.4g	13.3g
ひき肉		
豚ひき肉(100g)	0.1g	17.2g
合いびき肉(100g)	0.2g	19.1g

魚介・魚介加工品

	糖質	脂質
さんま(100g)	0.1g	23.6g
すずき(100g)	0g	4.2g
生たら(100g)	0.1g	0.2g
まぐろ(100g)	0.1g	1.4g
あじ(100g)	0.1g	4.5g
甘塩さけ(100g)	0.1g	11.1g
えび(100g)	0.1g	0.4g
かじき(100g)	0.1g	7.6g
きんめだい(100g)	0.1g	9.0g
さわら(100g)	0.1g	9.7g
たい(100g)	0.1g	9.4g
ツナ油漬け(100g)	0.1g	26.6g
生ざけ(100g)	0.1g	16.1g
ゆでだこ(100g)	0.1g	0.7g
あさり(100g)	0.4g	0.3g
いか(100g)	0.1g	0.8g
かつお(100g)	0.1g	0.5g
さば(100g)	0.3g	16.8g
ちりめんじゃこ(100g)	0.2g	1.6g
ぶり(100g)	0.3g	17.6g
アンチョビフィレ(100g)	0.1g	6.8g
さば水煮缶(100g)	0.1g	6.3g
いわし(100g)	0.2g	9.2g
辛子明太子(100g)	3.0g	3.3g
かき(100g)	4.7g	1.4g
ほたて(100g)	1.5g	0.9g
ちくわ(100g)	13.5g	2.0g

海藻

	糖質	脂質
乾燥わかめ(100g)	6.2g	4.0g
刻み昆布(100g)	6.9g	0.5g
乾燥ひじき(100g)	6.6g	3.2g

野菜・果物

葉茎菜	糖質	脂質
ほうれん草(100g)	0.3g	0.4g
小松菜(100g)	0.5g	0.2g
春菊(100g)	0.7g	0.3g
チンゲン菜(100g)	0.8g	0.1g
ブロッコリー(100g)	0.8g	0.5g
にら(100g)	1.3g	0.3g
レタス(100g)	1.7g	0.1g
セロリ(100g)	2.1g	0.1g
水菜(100g)	1.8g	0.1g
グリーンリーフ(100g)	1.4g	0.1g
白菜(100g)	1.9g	0.1g
グリーンアスパラガス(100g)	2.1g	0.2g
カリフラワー(100g)	2.3g	0.1g
たけのこ水煮(100g)	1.7g	0.2g
キャベツ(100g)	3.4g	0.2g
長ねぎ(100g)	5.8g	0.1g
玉ねぎ(100g)	7.2g	0.1g
果菜類		
大豆もやし(100g)	0g	1.5g
アボカド(100g)	0.9g	18.7g
オクラ(100g)	1.6g	0.2g
ゴーヤ(100g)	1.3g	0.1g
ズッキーニ(100g)	1.5g	0.1g
きゅうり(100g)	1.9g	0.1g
冬瓜(100g)	2.5g	0.1g
ピーマン(100g)	2.8g	0.2g
なす(100g)	2.9g	0.1g

	糖質	脂質
モッツァレラチーズ（20g）	0.8g	4.0g
生クリーム（20g）	0.6g	9.0g
牛乳（100g）	5.1g	4.0g
プレーンヨーグルト（100g）	4.9g	3.0g

穀物類・麺類

うどん（乾麺）（100g）	69.5g	1.1g
糖質ゼロ麺（180g）	0g	0.4g
薄力粉（15g）	11.0g	0.2g
片栗粉（15g）	12.2g	0g
ごはん（100g）	36.8g	0.3g
そば（乾麺）（100g）	63.0g	2.3g
パスタ（乾麺）（100g）	71.2g	1.9g

ナッツ類

アーモンド（100g）	10.8g	51.8g
カシューナッツ（100g）	20.0g	47.6g

調味料　大さじ1あたり

オリーブ油	0g	12.0g
ごま油	0g	12.0g
サラダ油	0g	12.0g
ラー油	0g	12.0g
だし	0g	0g
マヨネーズ	0.5g	9.0g
酢	1.1g	0g
酒	0.7g	0g
ゆずこしょう	0.5g	0.1g
豆板醤	0.7g	0.5g
粒マスタード	1.9g	2.4g
薄口しょうゆ	1.4g	0g
赤ワイン	1.5g	0g
カレー粉	1.6g	0.7g
濃口しょうゆ	1.8g	0g
白ワイン	2.0g	0g
ポン酢しょうゆ	1.4g	0g
鶏がらスープの素	3.3g	0.1g
コンソメ顆粒	3.8g	0.4g
オイスターソース	3.3g	0.1g
みそ	3.1g	1.1g
トマトケチャップ	4.6g	0g
中濃ソース	6.3g	0g
ウスターソース	4.7g	0g
練りわさび	6.0g	1.5g
練りからし	6.0g	2.2g
みりん	7.8g	0g
砂糖	8.9g	0g
甜麺醤	7.0g	1.5g
コチュジャン	7.8g	0.3g
はちみつ	16.7g	0g

	糖質	脂質
コーン（100g）	14.5g	0.5g
トマト（100g）	3.7g	0.1g
パプリカ（100g）	5.6g	0.2g
ミニトマト（100g）	5.8g	0.1g
グレープフルーツ（100g）	9.0g	0.1g
りんご（100g）	14.3g	0.3g
根菜		
大根（100g）	2.7g	0.1g
かぶ（100g）	3.1g	0.1g
にんじん（100g）	6.3g	0.1g
ごぼう（100g）	9.7g	0.1g
長いも（100g）	12.9g	0.3g
れんこん（100g）	13.5g	0.1g
じゃがいも（100g）	16.3g	0.1g

豆・きのこ

さやいんげん（100g）	2.7g	0.1g
枝豆（100g）	3.8g	6.2g
スナップエンドウ（100g）	7.4g	0.1g
まいたけ（100g）	0.9g	0.5g
マッシュルーム（100g）	0.1g	0.3g
しいたけ（100g）	1.5g	0.3g
しめじ（100g）	1.3g	0.6g
なめこ（100g）	1.9g	0.2g
エリンギ（100g）	2.6g	0.4g
えのきだけ（100g）	3.7g	0.2g

卵・豆腐・大豆製品

卵（60g）	0.2g	5.2g
厚揚げ（100g）	0.2g	11.3g
油揚げ（20g）	0g	6.9g
高野豆腐（18g）	0.3g	6.1g
おから（100g）	2.3g	3.6g
納豆（50g）	2.7g	5.0g
きな粉（20g）	2.1g	5.1g
絹ごし豆腐（100g）	1.7g	3.0g
豆乳（100g）	2.9g	2.0g
木綿豆腐（300g）	1.2g	4.2g

加工品

しらたき（100g）	0.1g	0g
こんにゃく（100g）	0.3g	0g
切り干し大根（10g）	4.8g	0.1g

乳製品

バター（20g）	0g	16.2g
スライスチーズ（20g）	0.3g	5.2g
プロセスチーズ（20g）	0.3g	5.2g
粉チーズ（20g）	0.4g	6.2g
クリームチーズ（20g）	0.5g	6.6g

おわりに

２００４年秋、ある糖尿病患者さんに最初の糖質制限食を薦めて劇的に血糖値が下がったのを今も懐かしく思い出します。

現在、灰本クリニックでは糖尿病１０００人、肥満を伴う高血圧や脂質異常症を合わせて数千人の患者さんが管理栄養士とこの食事療法に取り組んでいます。

我が家でも患者さんに薦めるため２００４年から朝、夕食の厳しい糖質制限食を開始しました。油たっぷりの野菜豆腐肉炒め、京揚げを生地としたピザ、豆と豆腐と油たっぷりサラダ、冬には具だくさんスープ。管理栄養士・看護師と相談しながらメニューを開発していきました。そのおかげで体重は58kg（ＢＭＩ21・3）を維持できました。どこでも入手できる食材を使って、日頃の食事を少しかえるだけで十分な糖質制限を実践することができます。

ところが厳しい糖質制限食の裏には、世界的に健康食と言われる和食の海草類、根菜類、里芋、みりん、発酵食品（漬け物、納豆、味噌）など、ごはんと相性抜群の食材が消えていく弱点もかかえていました。それを裏付けるかのように２００７年から厳しく糖質制限食を行うほど死亡リスクが上がるという海外の報告が相次ぎ、２０１４年までにがん死と心筋梗塞死が増えることが世界的に周知されることとなりました。

厳しい糖質制限食への批判と和食を見直すという反省から、我が家は２０１３年から夕食だけの〝ゆるやかな糖質制限食〟へ変更しました。体重は少しずつ増えて現在63kg（ＢＭＩ23・1）です。おりしも２０１１年、日本人男性ではＢＭＩ23・0〜29・9が一番長生きという大規模な研究が発表となり、その後も世界の医学は「やせよりも小太りが長生き」へ大きく変貌しつつあります。

このように糖質制限食の医学的な発展をふり返ってみても、食事と健康の関係は日々進歩し続けています。

このような現状を踏まえて、本書では最も効果的に健康になれる方法とレシピを紹介しています。

読者の皆様も本書に書いてある糖質を制限することの利点と弱点をよく理解して、〝ゆるやかな糖質オフ〟を毎日の生活に上手に組み込んでいただけるとうれしく思います。

灰本　元

監修者 **灰本 元**（はいもと はじめ）

医師、灰本クリニック院長。名古屋大学医学部卒業。関東逓信病院（現 NTT東関東病院）内科、名古屋大学医学部大学院（病理学）、愛知県がんセンター研究所、中頭病院内科（沖縄市）を経て、1991年に愛知県春日井市に灰本クリニックを開業。診療の特徴は高血圧、糖尿病、癌の診断、漢方医学など。2010年ローカーボ食（糖質制限食）の啓蒙や研究を目的としてNPO法人日本ローカーボ食研究会を設立、代表理事に就任。糖質制限食について多くの学術論文を海外専門誌へ発表。著書に『正しく知る糖質制限食』（共著、技術評論社）。

栄養監修 **渡邉志帆**（わたなべ しほ）

灰本クリニック管理栄養士。名古屋経済大学管理栄養学科卒業。料理好きを活かして、長く続けられるローカーボ食を提案し、糖尿病と肥満の治療、低体重患者の栄養管理の指導を行っている。NPO法人日本ローカーボ食研究会事務局を兼務し、ホームページの運営や広報、講演活動も行う。

料理 **松村眞由子**（まつむら まゆこ）

管理栄養士、料理家。日本女子大学非常勤講師。日本女子大学家政学部食物学科卒業。料理が得意な管理栄養士として栄養学、調理科学、食品学などの専門知識をふまえ、「作りやすく、おいしく、体によい料理」を提案。書籍、新聞、雑誌、講演などで幅広く活躍。著書に『きほんの料理』（池田書店）、『英訳つき　世界で人気の和食』（池田書店）など多数。

料理 **小島佐紀子**（こじま さきこ）

管理栄養士、料理家。日本女子大学家政学部食物学科卒業。食品メーカーを経て、大手料理教室に勤務。料理教室の企画・制作、書籍・雑誌・Web等のレシピ開発に携わる。独立後、食育や健康をテーマに活動中。家庭で作りやすく、栄養バランスのとれた料理を得意とする。

撮影	南雲保夫
スタイリング	深川あさり
デザイン	吉村 亮　大橋千恵（吉村デザイン事務所）
イラスト	かつまたひろこ
校正	みね工房、河野道子（夢の本棚社）
編集協力	斯波朝子（オフィスCuddle）、齊藤綾子

医師《いし》が実践《じっせん》する おいしい糖質《とうしつ》オフレシピ216

監修者	灰本 元
発行者	若松和紀
発行所	株式会社 西東社
	〒113-0034　東京都文京区湯島2-3-13
	http://www.seitosha.co.jp/
	営業　03-5800-3120
	編集　03-5800-3121〔お問い合わせ用〕

※本書に記載のない内容のご質問や著者等の連絡先につきましては、お答えできかねます。

ISBN 978-4-7916-2656-4